임상 분자생물학

CLINICAL **MOLECULAR BIOLOGY**

집필진

김봉철 (극동대학교)
김윤식 (동강대학교)
김은중 (충북보건과학대학교)
김지용 (전주기전대학교)
김진관 (중원대학교 의료보건대학)
김현숙 (고려대학교)
김혜영 (신성대학교)
김효신 (대경대학교)
박기호 (서울대학교병원 의생명연구원)
박재승 (서해대학교)
엄용빈 (순천향대학교)
이동섭 (혜전대학교)
이석준 (청주대학교 보건의료대학)
이재식 (혜전대학교)
정석률 (남서울대학교)
정운원 (청주대학교 보건의료대학)
조규봉 (신한대학교)
조윤경 (동남보건대학교)

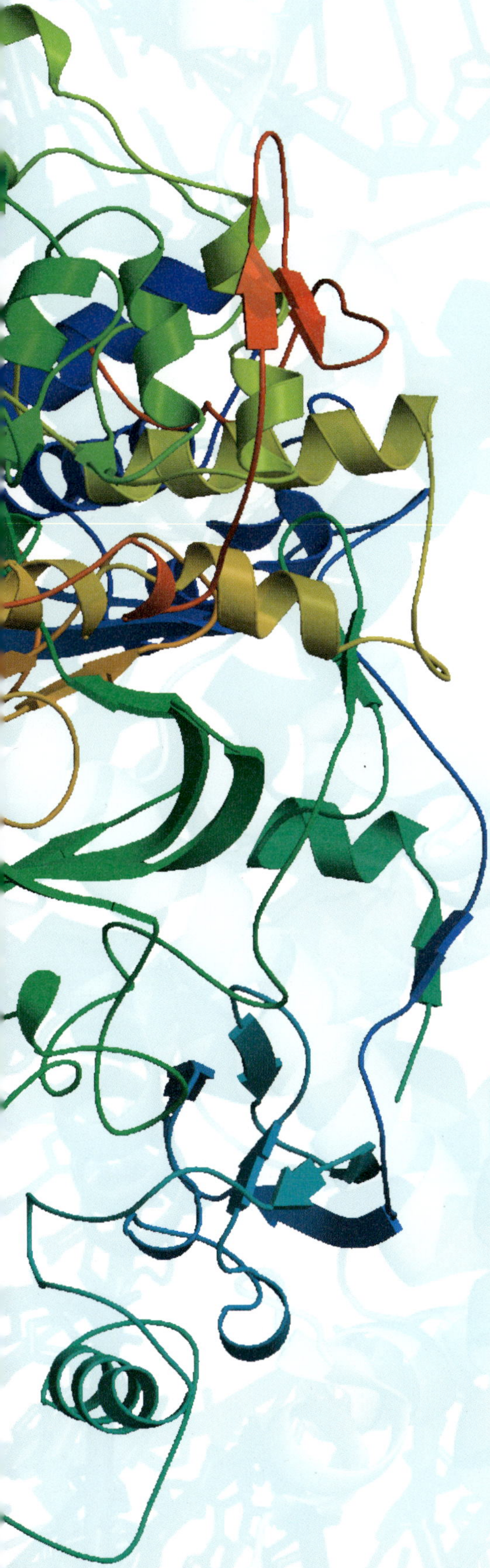

임상 분자생물학

CLINICAL MOLECULAR BIOLOGY

김봉철 · 김윤식 · 김은중 · 김지용 · 김진관 · 김현숙
김혜영 · 김효신 · 박기호 · 박재승 · 엄용빈 · 이동섭
이석준 · 이재식 · 정석률 · 정운원 · 조규봉 · 조윤경

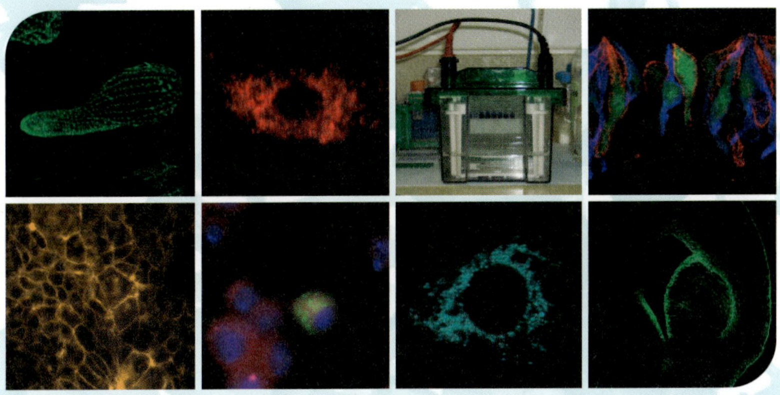

고려의학
KOMB Korea Medical Book Publishing Company

머리말

현대의학의 발달로 인하여 질병의 치료와 진단이 좀 더 복잡한 양상을 보이고 있다. 특히 질병의 양상이 물리적인 손상 뿐 아니라 유전자 등의 결함으로 인한 병의 원인이 다양해지고 있어 이에 대한 적극적인 연구 및 진단법이 기존의 검사방법을 포함하여 새로운 검사법이 개발되어 왔다.

2002년 인간유전체프로젝트가 완성됨에 따라 최신의 진단의학은 그 발전 속도가 그 어느 분야보다도 매우 빠르게 진행되고 있다.

현재 임상병리학검사나 진단의학검사 분야에서도 이러한 추세에 흐름을 같이하여야 한다는 것은 매우 중요한 것이다. 그러나 기존의 검사법과는 방법상에 차이점이 있어 쉽게 접근하기가 어려운 점이 사실이다.

이에 이 책에서는 분자생물학의 기초적인 핵산이론을 바탕으로 하여 다양한 핵산추출법과 중합효소 연쇄반응을 이용한 유전자검출, 유전자 발현분석, 유전자다형성 검출 및 특정의 단백질검출에 대한 실험법, 핵산염기서열법등을 방법론을 중심으로 기술하였다.

이 책은 임상병리학을 전공하는 학생들과 실무에서 분자생물학검사 및 분자유전파트의 실무병리사들에게도 실제적인 도움이 되리라 믿는다. 또한 최신의 방대한 분자생물학정보를 손쉽게 검색하기 위한 컴퓨터프로그램을 활용한 생명정보학부분까지도 할애를 하였다. 그리고 무엇보다도 분자생물학실험에 필수적인 시약조제법 및 사용시약의 위험에 대한 주의사항을 부록으로 할애하여 학생들로 하여금 접근하기 용이하고, 시약 사용시 매우 주의깊게 실험할 것을 주문하도록 구성하였다.

아직은 미흡한 면이 많이 있을 것으로 보이나 기술된 용어 중에 국문으로 표현하기에 부족한 부분은 영문으로 표기한 부분 등이나 오류나 표기 미숙 등은 앞으로 계속 수정 보완할 것을 약속드린다.

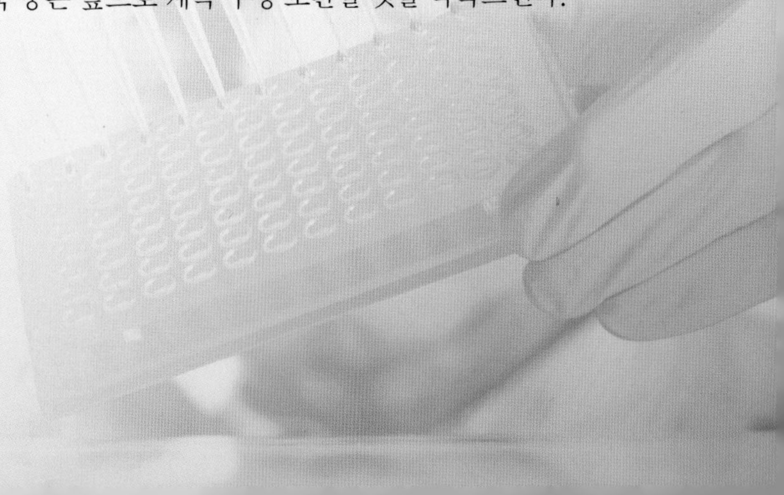

이 책이 임상분자생물학, 유전진단학을 공부하는데 조금이나마 도움이 되길 바랍니다.

끝으로 이 책의 출간에 도움을 주신 여러 선생님들께 감사의 인사를 드리며, 특히 고려의학 사장님과 고려의학 편집실 직원 여러분께 감사를 드리는 바이다.

2014년 3월
편저자

목 차

01. 임상분자생물학의 개요 / 1

02. DNA의 추출법 / 31

03. 중합효소 연쇄반응 / 59

04. 제한효소 / 89

05. 중합효소 연쇄반응-단일쇄 형태구조 다형성(PCR-SSCP) 분석 / 95

06. 역전사-중합효소 연쇄반응 / 109

07. 웨스턴블럿팅 / 121

08. 핵산염기서열분석 / 141

09. 실시간 정량 중합효소 연쇄반응검사법 / 169

10. 임상분자생물학에서의 생명정보학 활용 / 181

11. 최근에 사용되고 있는 분자생물학 기구 / 193

부록 / 217

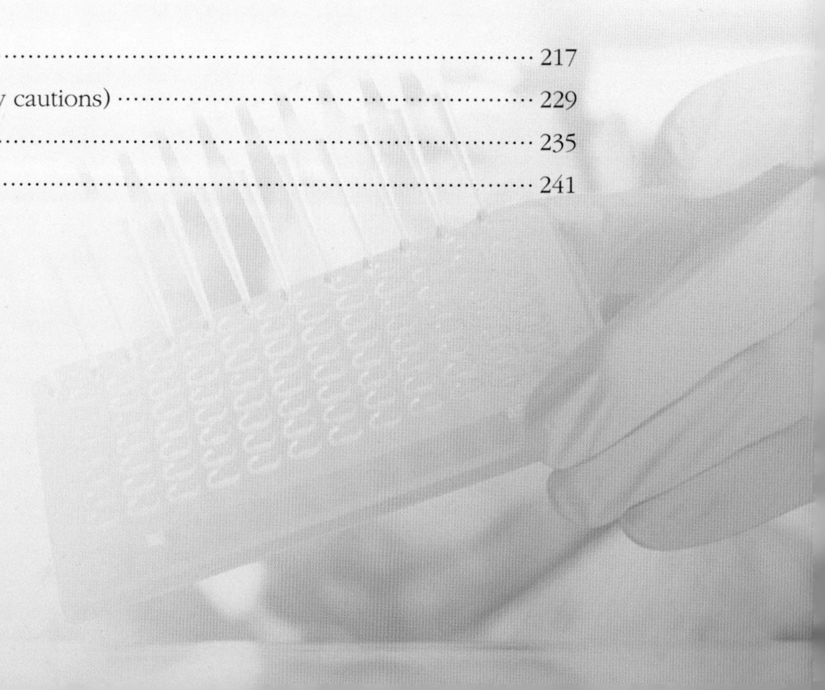

01 CHAPTER

임상분자생물학의 개요

학습목표

1. DNA가 유전 물질로 인정받기까지 과정을 이해하고 분자생물학의 발달사를 이해한다.
2. DNA와 RNA 분자의 구조를 이해하고 차이점을 숙지한다.
3. 유전정보의 흐름인 중심가설을 이해하고 설명한다.

19세기에 정립되어진 멘델의 유전법칙에서 시작된 유전학이 20세기 생명공학분야의 발전에 지대한 영향을 미친 것은 너무나도 당연한 결과이다. 1865년 멘델에 의해서 진행된 완두콩을 사용한 실험에서 유전법칙을 발견하였으나 제대로 평가되지 못하다가 1900년이 되어서야 비로소 인정을 받기에 이르렀다. 멘델은 유전자는 성질(형질)을 담당하는 입자성의 단위가 존재한다고 믿었다. 이것이 현재의 **유전자**라고 명명된 것이다. 1909년에는 이 유전 인자에 요한센(W. Johannsen)이 유전자라는 이름을 처음으로 사용하였다. 그리고 모건(T. H. Morgan)의 초파리 실험에 의해 개념상으로만 존재하던 유전자가 확실히 **염색체**에 있다는 것이 확인되었다.

1928년도에 Federick Griffith라는 영국인은 세균성 폐염의 원인이 되는 Streptococcus pneumonia에서 형질전환(transformation) 현상을 발견하였다. 폐염쌍구균은 집락의 형태에 따라 S (smooth)균과 R (rough)균으로 구분하는데, S균은 병원성인 데 반해 R균은 비병원성이다.

S균을 쥐에게 주사하면 폐염을 유발하여 죽지만 R균을 주사하면 산다. Griffith는 S균을 고온처리하여 죽인 후 쥐에게 주사하면 쥐가 살지만, 살아있는 R균을 혼합하여 주사하면 놀랍게도 쥐가 죽게 된다는 사실을 발견하였다.

또한 그는 죽은 쥐에서 살아있는 S균을 발견하였다. 이는 살아있는 R균이 죽은 S균으로부터 어떤 물질(형질전환물질원)을 전달받음으로써 병원성인 S균의 형질을 갖게 된 것이다. 이러한 현상을 **형질전환**(transformation)이라고 한다. 더욱이 R균이 S균으로 전환된 후에는 병원성을 유발하는 형질이 안정적으로 유지되면서 계속 유전이 된다는 것을 알았다(그림 1-1). 이 실험은 동물의 생체 내에서 특정물질의 전달과정을 통하여 균의 특성이 변할 수 있다는 사실을 확인해 주었으나, 과연 변형된 균의 유전형질을 결정짓는 물질이 세포를 구성하는 단백질, 탄수화물, 지방, DNA, RAN 중 무엇인가라는 문제가 대두되었다.

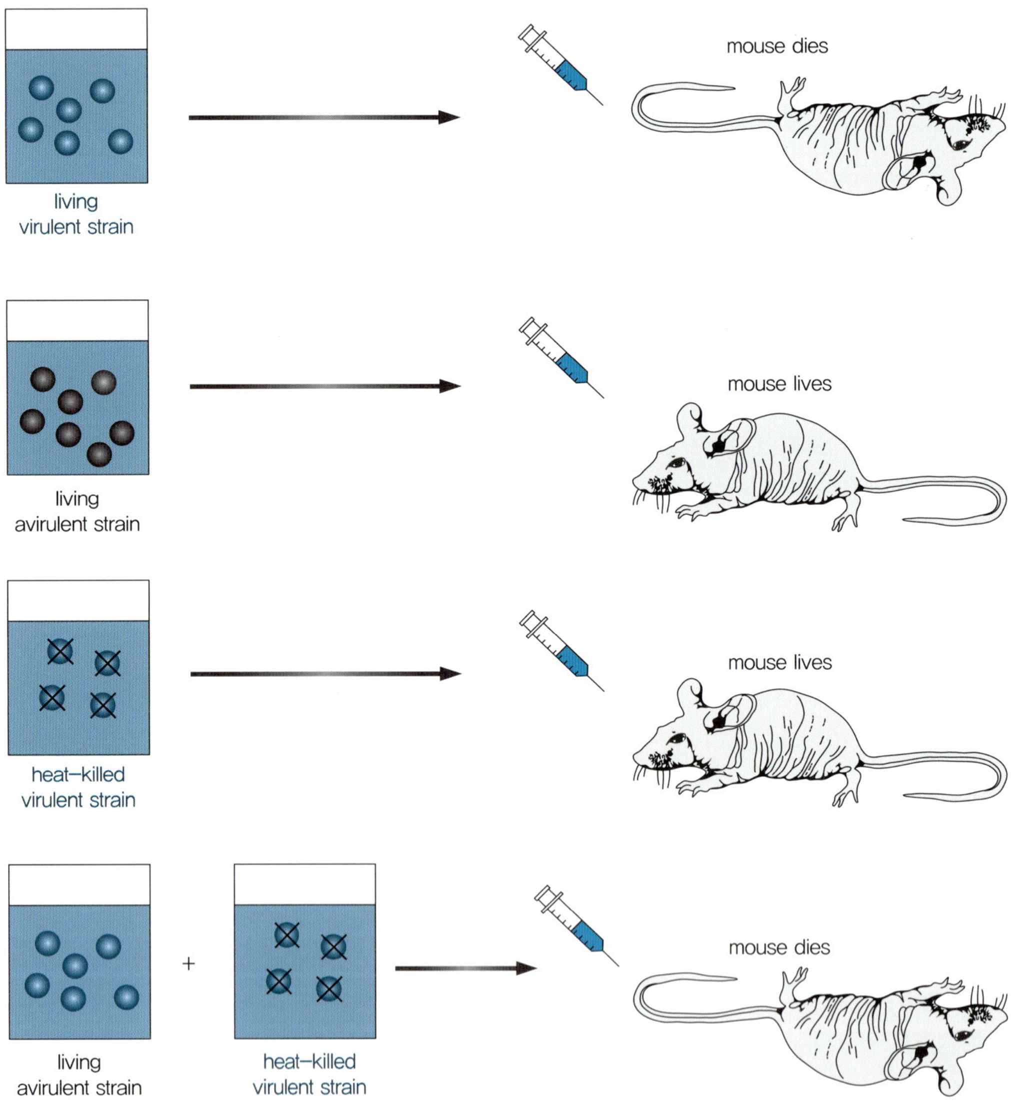

그림 1–1. 그리피스(Federick Griffith)의 폐렴쌍구조의 병원성균 실험

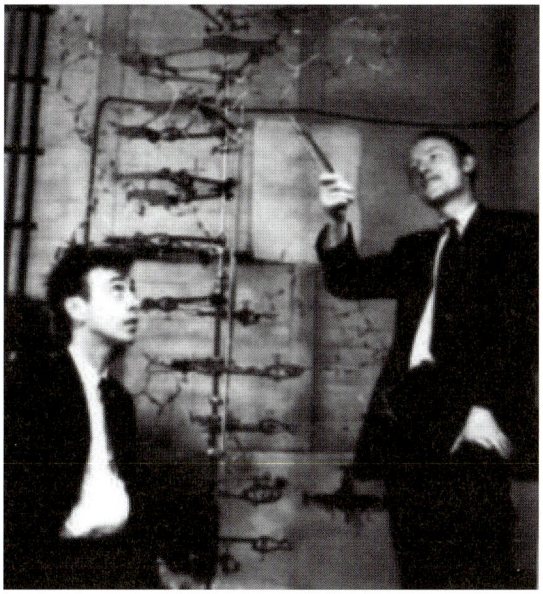

그림 1-2. 왓슨과 크릭의 DNA 모형

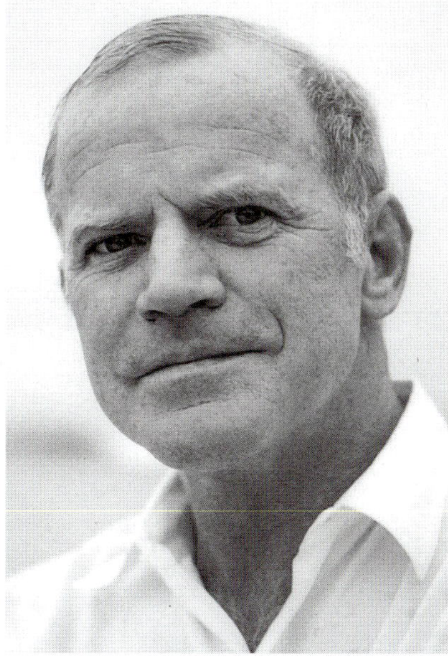

그림 1-3. Kary mullis

이러한 형질전환 물질의 규명을 위한 보다 구체적인 실험이 1944년 Oswald Avery, Colin MacLeod 그리고 MacLyn McCarty에 의하여 수행되었다.

이들은 고열처리에 의해 죽은 S균으로부터 추출물을 분리한 후 과연 어떤 화학물질이 형질전환을 유발시킬 수 있는지 검사하였다. 추출물에 유기물질이나 단백분해효소 등의 효소를 처리하여 단백질(protein)을 분해시켰을 경우와 **RNase**를 처리하여 RNA를 분해시켰을 경우에는 추출물의 형질전환 능력이 감소되지 않았다. 그러나 **DNase**를 처리하여 DNA를 파괴한 추출물을 사용하면 형질전환이 일어나지 않았다. 이러한 결과는 형질전환에 관여하는 물질 즉 유전물질이 DNA라는 것을 의미한다.

프랭클린(Franklin)과 윌킨스(Wilkins)는 DNA를 x-ray 결정화를 통해 연구하였고, 이후 1953년 이후에 왓슨(Watson)과 크릭(Crick)이 DNA의 두 가닥의 나선형 구조라는 것을 밝혀냈다(그림 1-2). 1960년대에 스미스(Smith)는, 이전에 아버(Arber)가 발견했던, DNA가 **제한효소**에 의해 끊어진다는 사실을 증명하였고, 이것은 **재조합 DNA** 기술의 발전에 기여하였다. 나탄(Nathans)은 제한효소에 대한 연구를 계속하였고, 최초로 유전자 지도를 만들었다.

1975년 **서던 블럿**이 개발되어, 특정 DNA의 염기서열을 확인할 수 있게 되었다. 곧이어 1977년에 DNA 염기서열분석 기술이 발전하였고, 첫 번째로 박테리오파지의 DNA 서열이 발표되었다. 1981년 칸(Kan)과 창(Chang)에 의해 겸상적혈구빈혈증의 출생 전 진단을 처음으로 할 수 있게 되었다.

1985년 멀리스(Mullis)와 그 연구자들이 DNA의 특정 단편을 빠르게 다량 증폭할 수 있는 **PCR (Polymerase Chain reaction** : 중합효소연쇄반응)을 처음으로 개발하였다(그림 1-3). 1996년에는 많은 유전자의 발현 정도를 한 눈에 볼 수 있게 한 DNA 마이크로어레이 기술이 개발되었다. 인간 유전체 서열에 대한 연구가 2001년 시작되어 2003년에 종료를 선언하였다.

1. 염색체구조

DNA 분자는 매우 길고 진핵세포 안에서는 정돈되고 밀집된 3차원적 구조로 유지된다. 각 이배체 사람세포는 염색체의 두 세트 인간 유전체의 두 개의 완전한 상보체를 포함하고 있으며, 각각은 32억 **뉴클레오티드**로 구성되어 있다. 이 많은 양의 유전 물질들이, 한 쌍은 모계로부터, 다른 한 쌍은 부계로부터 물려받은 23쌍의 염색체 쌍에 정보를 두고 있다. 성염색체를 제외한 각 쌍의 두 염색체는 유사하며, 같은 서열 안에 배열된 같은 유전자를 가지고 있다. 각 염색체는 단일 이중가닥 DNA 분자의 잘 배열된 구조이며, 구조적인 DNA 결합 단백에 의해 여러 번 밀집되어 있다(그림 1-4). 세포분열 과정 중인 염색체가 가장 밀도 있는 상태에서는 손가락과 같은 구조로 보인다. 형태학적으로 염색체의 잘록한 분분을 **중심체**라고 하며 염색체의 양 끝부분을 **종말체**라고 부른다.

중심체와 종말체 모두 아래에서 논의되듯이 특별한 기능을 가지고 있다. 비성염생체인 상염색체는 염색체의 크기와 중심체의 위치에 따라 분류된다.

인간 DNA의 염색체로의 배열은 광범위한 인간 유전자를 세포핵의 한정된 물리학적 공간으로 넣었을 뿐 아니라 유전자의 복제, 전사, 재조합 과정과 같은 다양한 활성을 조절한다.

히스톤과 비히스톤 단백질을 포함한 구조 단백들과 연관되어 얽혀있는 핵 DNA가 **염색질**이다. 염색질은 조직 구조를 더 높은 차원으로 만들도록 밀집시키는 양상으로 조직되어 배열된다.

뉴클레오좀은 염색질 조직화의 가장 기본적인 수준을 보여주고 각 염색체의 전체 길이를 따라 반복되어 나타난다(그림 1-4). 각 뉴클레오좀은 뉴클레오좀 핵심체(core particle)와 인접한 뉴클레오좀 사이를 연결하는 연결 DNA (linker DNA)의 20~80 염기쌍으로 구성된다. 뉴클레오좀 핵심체는 dsDNA의 146 염기쌍을 포함하고 있으며 H2A, H2B, H3, H4라고 불리는 4개의 히스톤 각각 2분자로 구성된 히스톤 단백질의 팔량체로 둘러싸여 있다. 연결 DNA 조각은 연결 히스톤 H1과 연관되어 있다. 뉴클레오좀은 계속해서 더욱 복잡하게 축적되어 세포분열 과정 중기에서 결국 **염색체**가 보이게 된다. 뉴클레오좀 구조의 통일성은 염색질의 고차원적 배열을 유지하는 데 있어 중요하다.

염색질 응축은 세포 주기에 따라 변하는 역동적인 과정이다. 일반적으로 염색질은 세포분열의 간기 동안은 덜 농축되어 있다. 그러나 간기 동안의 염색질 응축의 정도는 유전체의 위치에 따라 다양하다.

유전자가 풍부한 부분은 유사분열의 염색체에 비해 훨씬 느슨하게 압축되어 있고, **진정염색질**이라고 불린다. 유전자가 많이 없거나 풍부하지 않거나 전사적으로 침묵유전자(silent gene) 근처의 부분은 더 강하게 농축되고 **이질염색질**이라고 불린다. 이질염색질의 생물학적 역할과 그

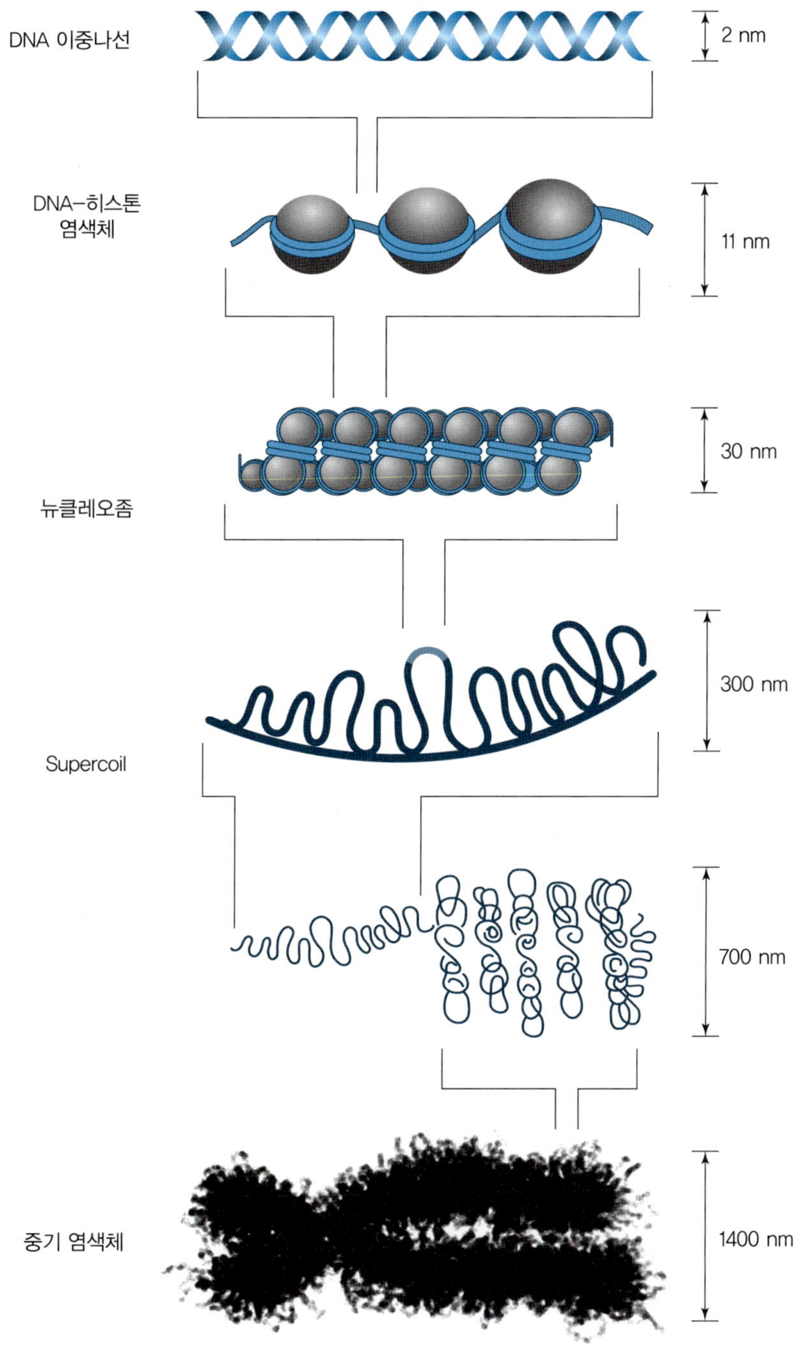

그림 1-4. 인간 염색체 DNA의 조직적 구성. dsDNA가 히스톤을 둘러싸 뉴클레오좀을 형성한다. 연관된 구조 단백질과 결합하는 핵 DNA는 염색질이다. 가장 밀집된 상태로 염색질은 염색체를 형성한다. 염색체의 첫 번째 들어간 부분이 중심체이고 염색체의 말단이 종말체이다.

형성과 조합을 조절하는 기전에 대한 이해는 최근에 높아지고 있다. 이질염색질은 특별한 염색질 구조를 유지하고, 여성에서의 X 유전자 불활성화, 반복적인 DNA 서열을 만들어서 유전자의 안정성을 유지하는 것, 유전자 발현의 조절에 중요하다.

진핵 염색체는 두 개의 특별한 이질염색질 부분을 포함하고 있으며, 이는 중심체와 종말체로 불린다. 전자는 세포분열 동안에 딸세포로의 염색체의 직접적인 이동에 중요한 역할을 하며, 후자는 반복적인 뉴클레오티드 서열을 포함함으로써 다른 염색체와의 재조합으로부터 염색체의 말단을 보호한다. 체세포에서 종말체의 반복된 뉴클레오티드 수는 나이가 들어감에 따라서 감소하지만, 생식세포와 암세포에서는 **종말체 효소**(telomerase)라는 효소에 의해 유지된다.

근래에 종말체와 종말체 효소가 인간의 병적 상태에서 중요한 역할을 한다는 것이 알려졌다. 많은 수의 이질염색질의 중심체나 종말체 외에도 이질염색질의 작은 도메인이 유전체 전체에 퍼져있고, 유전자 발현과 연관되어 있다. 이질염색질의 조합은 염색질의 가장 기본적인 수준인 뉴클레오좀에서 시작되어 DNA 메틸화, 히스톤 적정화, non coding RNA, 서열특이적 DNA 결합 단백을 포함한다.

2. 뉴클레오티드와 RNA, DNA 구조

DNA (deoxyribonucleic acid)는 세포의 모든 유전정보를 가지고 있다. 세포가 분열하면 각자 세포는 적어도 하나의 완전한 모세포 DNA의 완전한 복사물을 전달받게 된다. 따라서 자세포의 형태와 작용이 모세포와 같아진다. DNA가 가지는 정보는 고분자사슬의 구성단위인 뉴클레오티드(nucleotide)의 염기서열(sequence)로 보존되어진다.

1) 구성단위 및 효소(그림 1–5)

뉴클레오티드와 그 유도체는 핵산(nucleic acid) 중에 존재할 뿐만 아니라 그 자체가 생물학적 관심의 대상이 된다. 뉴클레오티드는 모두 3가지의 성분, 즉 (1) 인산, (2) 리보오스나 데옥시리보오스(5탄당), (3) 질소염기(nitrogenous base, 대개 퓨린이나 피리미딘에서 유도)로 구성된다.

이 3가지 성분은, 관여하는 5탄당에 따라 달라지는 두 가지 형태의 뉴클레오티드(그림 1-6)에서, 서로 비슷한 방법으로 결합된다. RNA는 리보오스함유 뉴클레오티드인 데 비하여, 생물고분자 DNA를 만드는 뉴클레오티드에서는 당성분이 **데옥시리보오스**이다. 그림에서 보는 바와 같이, DNA 및 RNA 뉴클레오티드성분인 질소염기는 다섯 가지이다. 이 염기 중 세 가지, 즉 아데닌[adenine (A)], 구아닌[guanine (G)], 시토신[cytosine (C)]은 두 가지 핵산에 공통적인 것이다. 그러나 티민[thymine (T)]은 DNA에만 들어 있으며, 밀접한 피리미딘염기인 우라실[uracil (U)]은 RNA에만 들어있다. 이 두 가지 계열의 뉴클레오티드는 다 그 인산기 때문에 산성이다(그림 1-7).

뉴클레오티드의 5'탄소에서 인산염을 제거하면 대응하는 **뉴클레오시드**(**nucleoside**)가 된다. 표에 나타낸 것처럼, 뉴클레오시드와 뉴클레오티드는 대응하는 질소염기의 이름을 따서 부른다. 뉴클레오티드에는 다른 호칭도 있다. 가령 아데닐레이트(adenylate)는 아데노신-5'-일인산(adenosine-5'-monophosphate)이라고도 한다. 뉴클레오티드5'-히드록실에 에스테르화된 이인산염이나 산인삼염 유도체를 나타낼 때는 뒤의 이름을 사용하는 것이 일반적이다. 가령 아데노신-5'-삼인산[adenosine-5'-triphosphate (ATP)] 등으로 부른다(표 1-1).

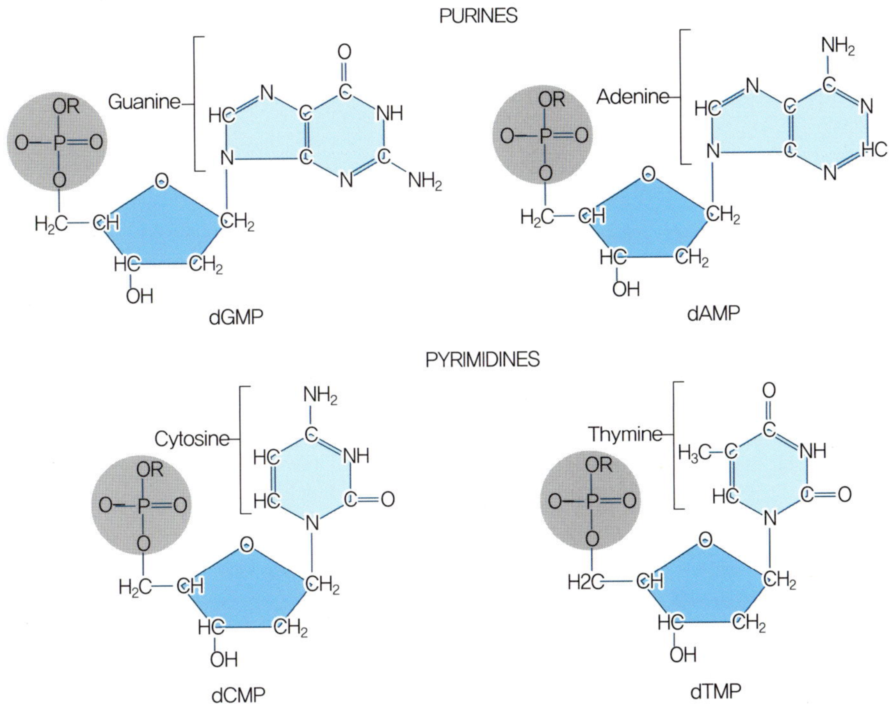

그림 1-5. 퓨린과 피리미딘의 구조

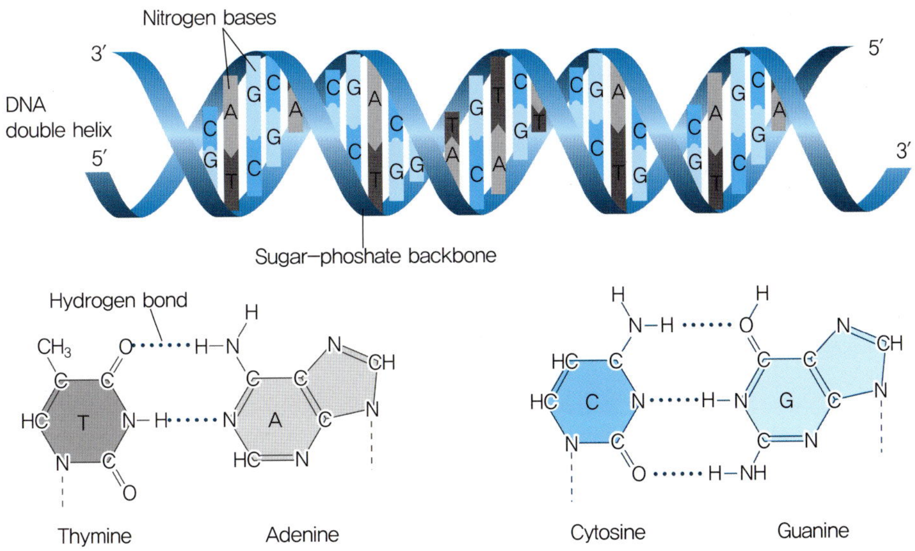

그림 1-6. 리보뉴클레오티드와 데옥시리보뉴클레오티드의 일반구조

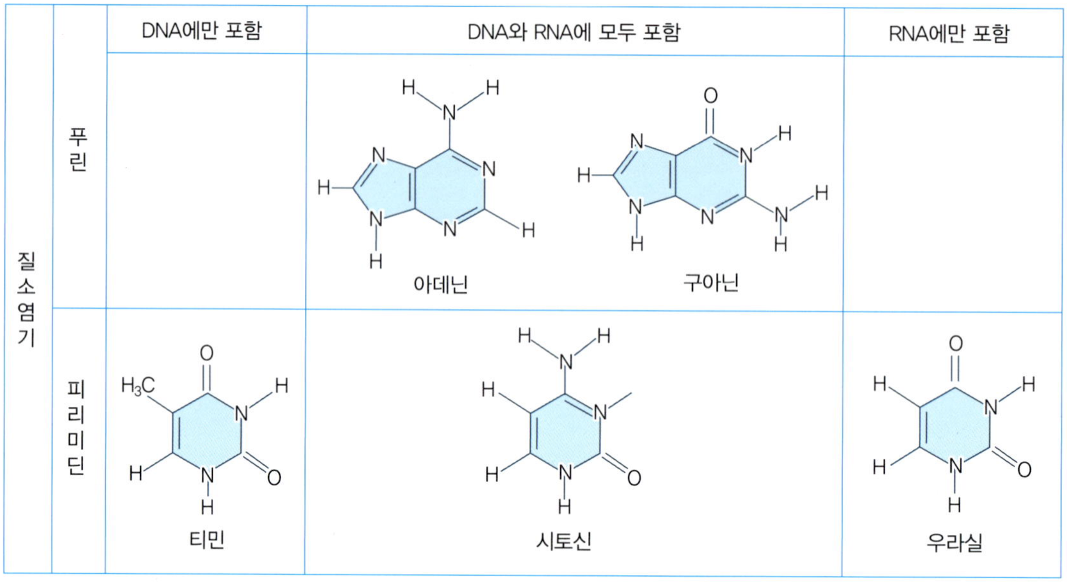

그림 1–7. DNA와 RNA 중의 5개 질소염기

표 1–1. 뉴클레오시드와 뉴클레오티드의 명칭. 마지막 줄에 나타낸 것처럼 데옥시리보오스를 포함하는 분자를 분명히 할 때는 접두어(deoxy–)를 사용한다.

염기	뉴클레오시드	뉴클레오티드
아데닌(A)	아데노신	아데닐산(AMP)
시토신(C)	시티딘	시티딜산(CMP)
구아닌(G)	구아노신	구아닐산(GMP)
우라실(U)	우리딘	우리딜산(UMP)
티민(T)	데옥시티미딘	데옥시티미딜산(dTMP)

2) DNA와 RNA는 유전자정보를 전달한다.

다당류와 마찬가지로 폴리뉴클레오티드는 뉴클레오티드의 **중합**으로 생성된다. RNA와 DNA에서는 모두 뉴클레오티드가 인접한 당 고리의 3' 및 5'탄소 사이에서 연결된다. 그림 1-10은 트리뉴클레오티드의 가능한 배열 순서를 나타낸 것이다. 세포 중의 DNA 분자는 아주 크기 때문에 원핵세포일 때는 모든 필수적인 유전정보가 하나의 DNA 분자(분자량 2×109 정도)에 들어있다. 진핵세포에서는 핵 중에 몇 개의 큰 DNA 분자가 있다. DNA의 -전하는 2가 이온(원핵세포) 또는 염기성 아미노산(진핵세포)과 균형을 이룬다.

그림 1-8에서 보면, 뉴클레오티드의 배열에는 방향, 즉 극성(polarity)이 있음을 알 수 있다. 즉, 하나의 유리 5'말단과 3'말단을 가지는 다른 말단기는 다른 뉴클레오티드와 결합하지 않는다. 뉴클레오티드의 배열순서는 5'에서 3'방향으로 쓰는 것이 관례적이다.

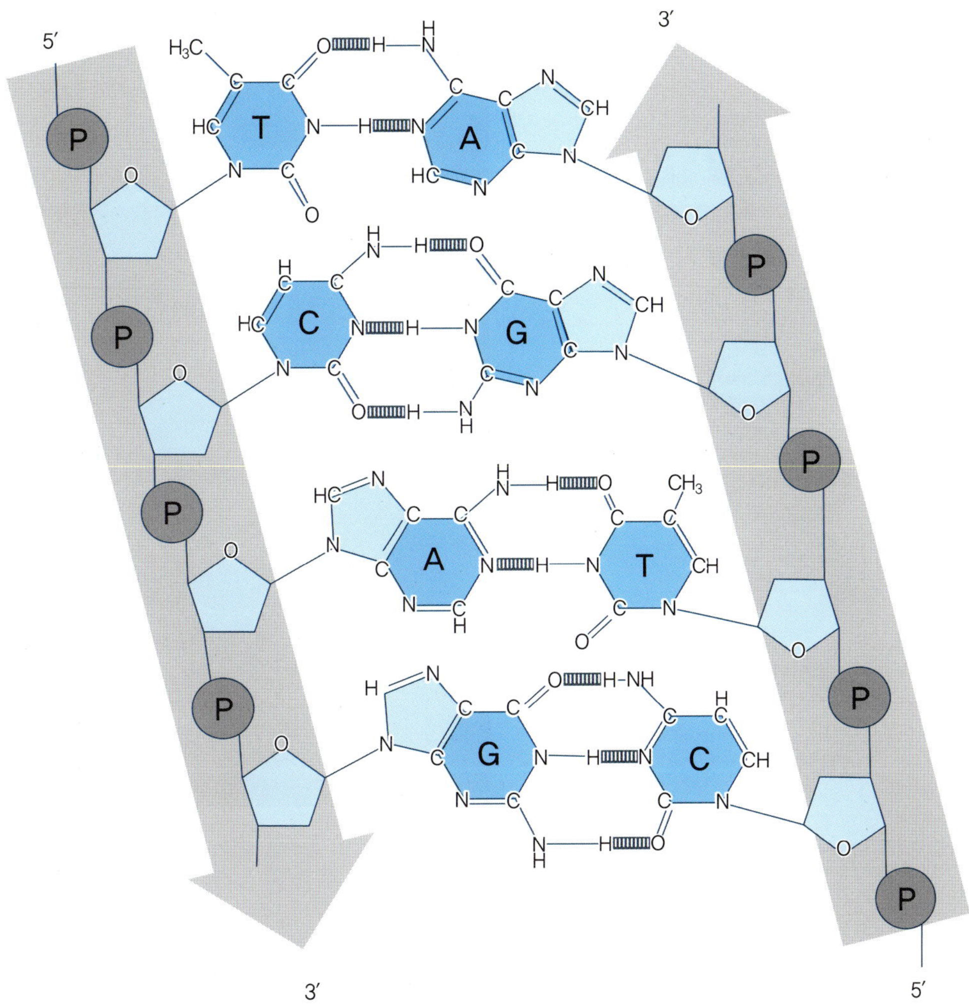

그림 1–8. 몇 개의 뉴클레오티드의 중합에 의해 **포스포디에스테르결합**으로 사슬이 생긴다.

왓슨과 크릭(James Watson & Francis Crick)이 1953년에 추론한 것처럼, DNA 분자는 두 폴리 뉴클레오티드사슬로 되어 있는데 이중가닥(double helix)으로 꼬여 있다(그림 1-9). 이 분자의 규칙적 나선중추(regular helical backbone)는 당과 인산염단위로 되어 있다. 이중나선 내부에는 퓨린과 피리미딘염기가 있다. 유전정보(genetic information), 즉 리보핵산과 단백질합성에 대한 정보를 가지는 것은 폴리뉴클레오티드사슬에 있는 네 가지 다른 질소염기의 배열순서이다.

하나의 사슬 중 특정 위치의 질소염기는 독특하고 정확한 방법으로 다른 사슬의 인접한 염기와 쌍을 이룬다. 가령 한 가닥(strand) 중의 아데닌은 다른 가닥 중의 티민과 쌍이 된다.

구아닌-시토신도 DNA에 있는 염기쌍(base pair)이다. 그림 1-10을 보면, 이 두 염기쌍의 배열에는 현저한 기하학적 유사성이 있음을 알 수 있다. 또한 A-T와 C-G 염기쌍에는 각각 수소결합이 이중결합과 삼중결합임을 볼 수 있다.

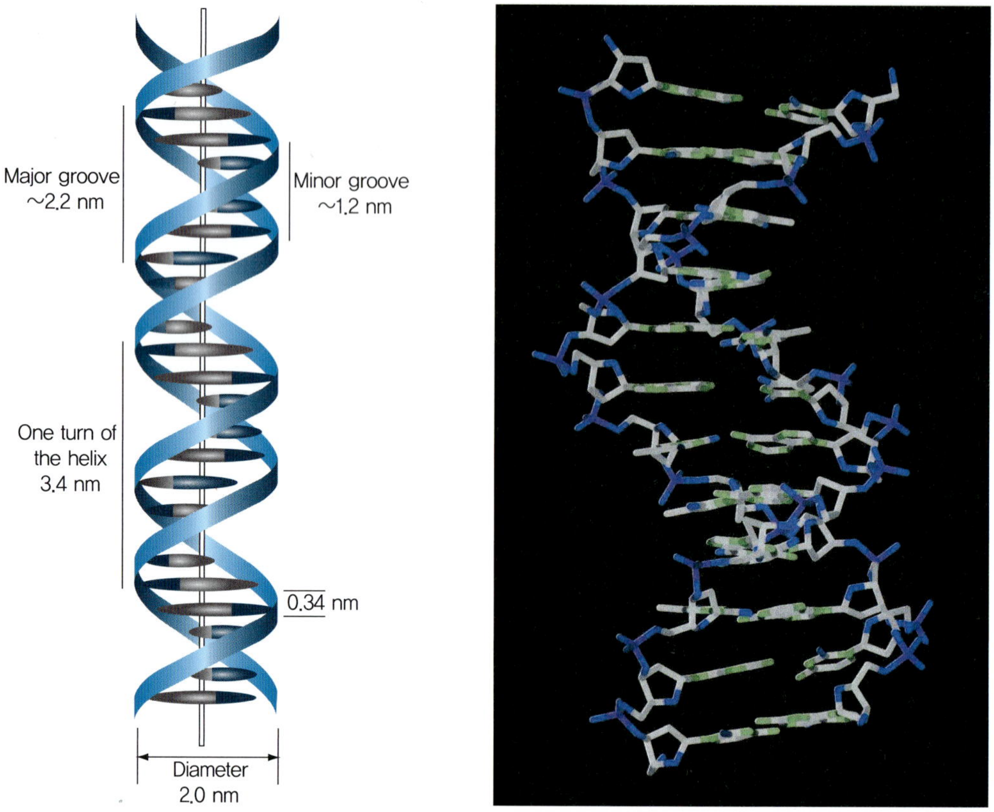

그림 1–9. DNA 이중가닥 구조의 몇 가지 표현. 이 그림은 고전적인 왓슨과 크릭 구조를 보인 것이다.

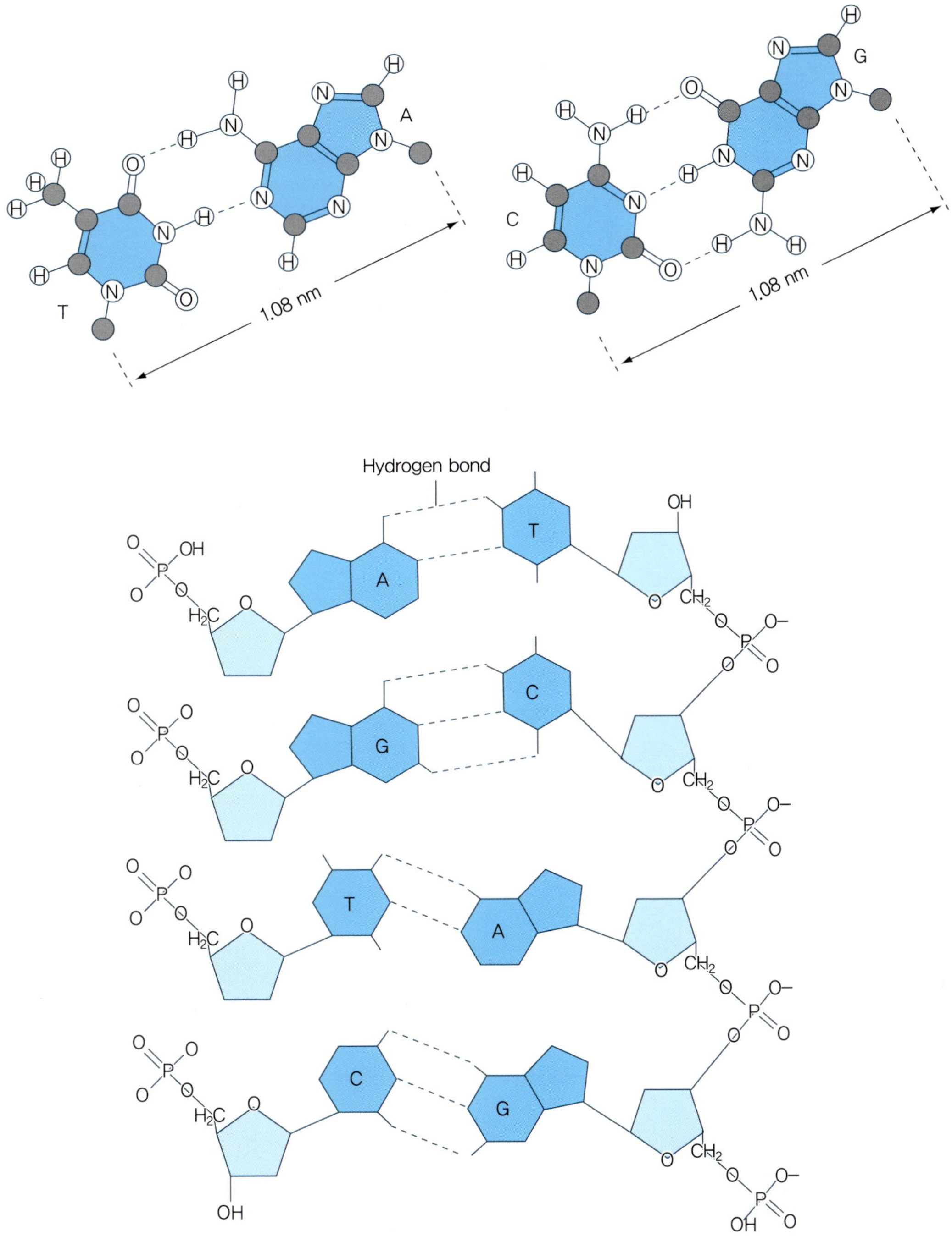

그림 1-10. 아데닌-티민과 구아닌-시토신 쌍의 상보적 구조는 아주 유사한 기하학적 형태를 유지하면서 수소결합을 이룬다. 이러한 특징 때문에 DNA 분자의 이중나선 안에서 염기쌍이 생긴다.

3) 핵산의 기능적 조절

핵산은 유전 정보의 저장을 형성하고 생명체의 세포기전으로 정보를 번역할 수단을 제공한다. 유전자 발현은 유전적 청사진을 세포의 다양한 생물학적 기전에 포함된 기능적 산물들로 전환하는 과정임을 설명한다. **중심가설**은 DNA에서 RNA, 단백질로 생물학적 정보가 전달되는 것을 말한다(그림 1-11). 모세포로부터 딸세포로의 DNA의 신뢰할 만한 재생산을 복제라고 한다. 유전자는 DNA로부터 RNA로의 전사를 통해 발현된다. 다음으로 폴리펩티드는 RNA 염기 서열의 번역을 통한 일치되는 아미노산들로부터 합성된다.

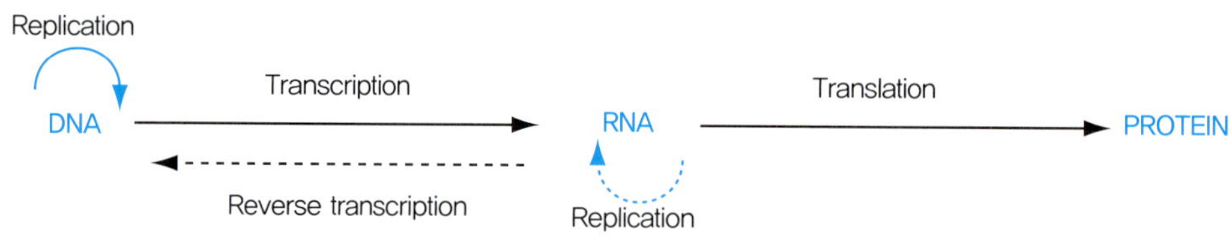

그림 1-11. 중심가설. 화살표는 모든 세포에서 발생하는 정보의 전달과정을 나타내고 점화살표는 특수한 경우에 해당된다.

A. 복제

DNA **복제**는 복제기점에서 시작된다. DNA가 가장 먼저 열리는 위치를 복제기점(replication origin)이라 하며, 이들은 특정의 핵산염기서열로 구성된다. 박테리아의 경우 복제기점은 약 100여 개의 염기쌍으로 구성되며 인간의 게놈은 그보다 훨씬 크기 때문에 약 1만 개의 복제기점으로 여러 군데에서 동시에 복제가 이루어진다. DNA의 두 가닥은 서로의 뉴클레오티드 서열이 정확히 상보적이기 때문에 각 가닥은 새로운 사슬을 합성하는 데 필요한 **주형(template)**으로 작용할 수 있다.

DNA의 두 가닥은 극성이 반대이다. 즉, 반대방향에서 5'→ 3'으로 꼬인다. 이러한 지식과 염기쌍 형성규칙(base paring rule)을 이용하면, 단일 데옥시리보뉴클레오티드 가닥의 뉴클레오티드 순서가, 가령

5'ATGCGAATCGTA 3'

와 같다고 할 때, 완전한 이중가닥 DNA 분자의 대응부분은 다음과 같을 것이라고 추론 할 수 있다.

5'ATGCGAATCGTA 5'
3'TACGCTTAGCAT 5'

따라서 정보의 관점에서 볼 때, 한 가닥의 순서에 관한 지식은 상보가닥의 순서를 암시하는 것이 된다. 각 가닥은 다른 가닥의 주형(template)이 되는 것이다.

이러한 DNA의 특성은 원래의 DNA 분자로부터의 새로운 DNA 합성, 즉 DNA 복제과정의 지침이 되는 것이다. 우선 복제를 위해서는 수퍼코일(그림 1-4)과 DNA 이중나선을 먼저 풀어야 한다. **위상이성화효소**와 **DNA 헬리케이즈**에 의해 차례대로 수퍼코일 구조와 DNA의 두 상보가닥이 분리되면서 각 가닥으로부터 염기쌍형성 규칙에 따라 **DNA 중합효소**에 의해 이중나선이 만들어지는데, DNA 중합효소는 아무것도 없는 상태에서는 새로운 DNA 가닥을 합성할 수 없다. 따라서 **프리마아제**에 의해 합성된 RNA 프라이머가 필요하다. RNA 프라이머를 이용하여 DNA 중합효소가 새로운 DNA 가닥을 합성한 후 RNA 프라이머를 제거한다. 그 최종 생성물인 두 새로운 분자는 각각 새 가닥 하나와 이미 만들어져 있던 가닥 하나로 이루어져, 원래 이중가닥 DNA와 동일한 것이 된다(그림 1-12). 즉, 염기쌍 형성은 DNA 뉴클레오티드 순서에 의하여 코딩되어 있는 생물메시지의 화학적 판독기(chemical reader)가 되는 것이다.

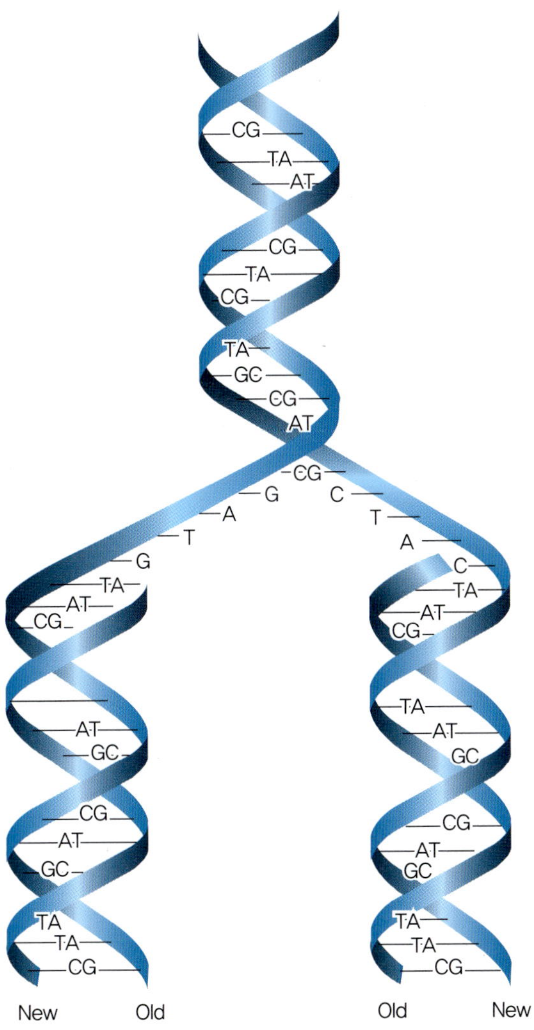

그림 1-12. DNA 복제의 개요. 원래의 가닥이 분리되면, 그 각 가닥에 상보가닥이 첨가되어 원래의 분자와 같은 새 분자가 만들어진다. 새 DNA 분자는 각각 원 분자의 가닥을 하나씩 가지고 있는 반보존적 복제이다.

DNA 구조의 또 다른 중요한 특성은 염기쌍 사이의 수소결합이다. 이것은 이중나선배열의 안정화에 도움이 되지만, 영구적이거나 비가역적인 것은 아니다. 두 가닥이 풀리거나 분리될 수 있다는 것은 DNA의 생물학적 기능에서 아주 중요한 것이다.

열에 의한 이중가닥 DNA의 분리는 DNA 특성을 규정하는 중요한 방법이다. AT 염기쌍에는 수소결합이 둘이고 GC 염기쌍에는 셋이므로, AT가 많은 부분이 GC가 많은 부분보다 먼저 녹는다(즉, 두 사슬이 분리된다). 이 융해과정(melting process)은 260 mm에서의 DNA 용액의 흡광도(absorbance)를 측정하여 쉽게 알 수 있다. 즉, 단일가닥 DNA는 흡광도가 크므로, 총괄 흡광도의 증가로부터 DNA 용해를 측정할 수 있다. 융해온도(melting temperature, Tm)는 흡광도가 완전한 이중가닥인 경우와 완전 융해한계인 경우의 중간이 되는 온도이다.

용해된 DNA 용액을 냉각하면, 분리되었던 상보가닥이 다시 이중나선으로 복귀된다. 마찬가지로, 두 상이한 DNA의 단일가닥 분절이 서로 상보적인 염기쌍순서를 가지고 있다면, 이들은 잡종 이중가닥 분절을 만들 것이다. 이러한 **잡종형성(hybridzation)**은 생화학과 재조합DNA 기술에서 중요한 실험기법이다. 여기서 몇 가지를 더 언급하고, DNA에 관한 물리화학의 서론을 매듭짓고자 한다. 먼저, 이중가닥은 알칼리나 산을 첨가하여 염기를 이온화시켜서도 녹이거나 변성(denaturation)시킬 수 있다.

막으로 싸인 진핵생물의 핵내용물 DNA는 전형적으로 몇 개의 염색체 중에 나뉘어 있다. 진핵생물 염색체의 구조는 원핵생물의 경우보다 상당히 크며, 히스톤(histone)이라는 작은 염기단백질이 들어있다. 히스톤은 대게 염색체질량의 50%가 된다. 진핵생물 염색체의 핵단백질(nucleoprotein)은 크로마틴(chromatin,염색질)이라 한다. 진핵세포에서는 또한 엽록체와 미토콘드리아 소기관에도 유리된 작은 DNA 분자가 들어있다.

B. 전사 : DNA에서 RNA로의 유전 정보의 복사(copy)

DNA의 정보는 세포적 기능에 필요한 단백질과 RNA 분자의 생산을(특화) 하는 단위들로 배열된다. 이러한 배열된 단위들은 유전자라고 불리며, 단백질의 아미노산 서열을 특화하는 암호화 부분과 단백질 생산의 속도와 시기를 조절하는 촉진염기서열이라고 불리는 조절부위를 포함한다(그림 1-13). 암호화를 하는 부분은 **엑손**이라고 불리고, 암호화를 하지 않는 부분은 **인트론**이라고 한다. 인트론과 엑손의 크기와 수는 유전자들 사이에 서로 다르다. 단백질의 생산은 특별한 단백질을 위한 유전정보를 핵으로부터 단백질을 생산할 수 있는 세포질로 운반하는 RNA 분자에 의해 중계된다. 이것들이 mRNA (전령 RNA, messenger RNA)이다. DNA로부터 RNA로 유전정보를 전달하는 과정을 전사라고 한다.

복제와 마찬가지로 전사는 DNA의 이중나선 구조의 분리를 필요로 하며, DNA 모형 가닥의 복제를 위해 중합효소가 필요하다. 중합효소는 RNA 중합효소 II이며, 이것은 촉진염기서열부위에 결합한다. 촉진염기서열부위는 전사의 시작점으로부터 위로 약 100 염기쌍 앞쪽이며, 첫 번

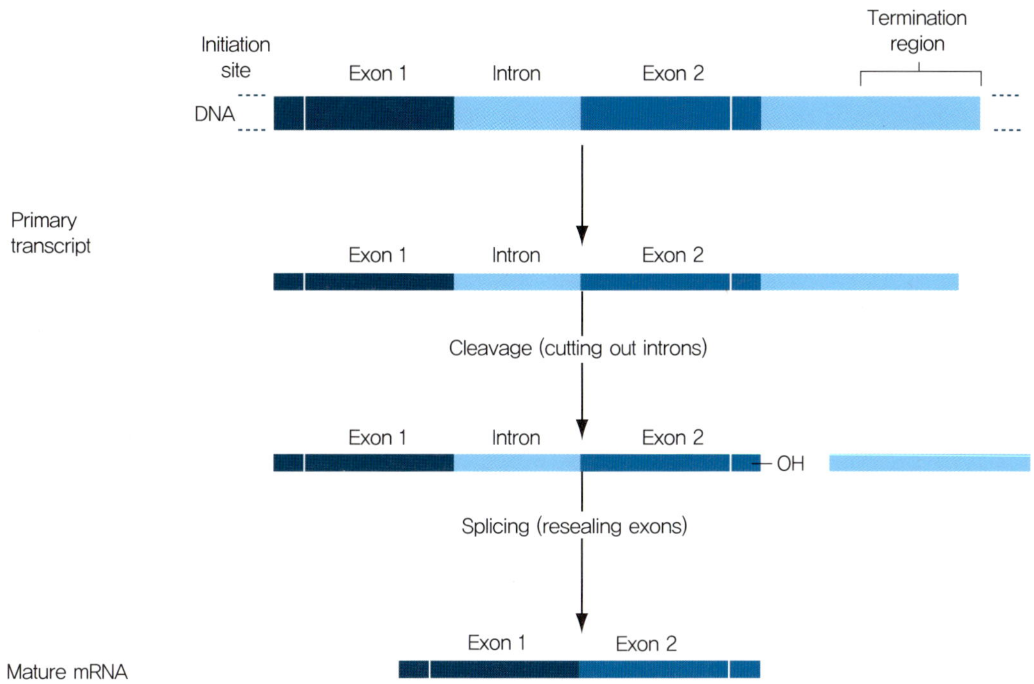

그림 1-13. RNA의 가공 과정

째 리보뉴클레오타이드 단위가 주형과 짝을 짓는다(RNA에서 티민은 우라실로 대체되어 아데닌과 결합한다). 촉진염기서열들은 반복되는 양상으로(5'-끝에서) 보통 아데닌과 티아민이 풍부하여, TATAbox라고 한다. 전사의 시작에는 활성화된 시작부위를 만들기 위한 RNA 중합효소가 활성된 시작복합체(active initiation complex)를 형성하기 위해 많은 단백질 조효소들을 필요로 한다. 증폭자(enhancer)로 알려진 DNA의 다른 부분은 초기복합체(intiation complex)와 상호작용하여, 전사를 자극하거나 억제한다. 전사의 종료는 특별한 서열과 반응하여 일어난다.

DNA-DNA 이중나선의 재결합은 DNA-RNA 혼성(hybrid)이나 dsDNA 단일가닥보다 에너지적으로 일어날 가능성이 크기 때문에 DNA 주형으로부터 RNA 전사는 빠르게 떨어진다. 종결 생성물은 단백질 합성에 필수적인 pre-mRNA라고 불리는 리보뉴클레오타이드의 상보적인 서열이다. mRNA가 단백질 합성이 일어나는 세포질로 이동하기 전에 추가적인 교정이 필요하다. 캡(cap)이라고 불리는 구조를 형성하기 위해 pre-mRNA 분자의 5' 끝은 7-메틸 구아노신의 추가에 의해 교정된다. 3' 끝에 여러 개의 아데닌 염기가 추가되어 poly A tail이라고 불리는 구조가 된다. 캡(cap)과 tail 모두 mRNA가 단백질로 전사되는 데 필요하고, 이들은 mRNA를 핵산말단분해효소에 의해 분해되는 것으로부터 보호한다. 비암호화(noncoding) 인트론의 잘림은 **스플라이세오솜(spliceosome)**이라고 불리는 분자에 의해 수행된다. 이러한 복합체 들은 다수의 snRNP (small nuclear ribonucleoprotein particles)로 구성되어 있다. 스플라이세오솜(spliceosome)은 **스플라이싱** 공여자와 수여자 서열로 불리는 특별한 인지 서열에서 RNA의 절제와 연결을 중계한다. 인트론이 제거된 후에, 엑손은 서로 나란히 배열되어 성숙된 mRNA를 형성하고 단백질이

합성되는 세포질로 전달된다.

C. 번역(Translation) : 유전자 발현; RNA의 유전정보를 바탕으로 한 단백질 합성과정

DNA에서 RNA로의 정보 전달과 달리 RNA에서 단백질로의 정보 전환은 정보가 아주 다른 기호(뉴클레오티드와 아미노산)와 다른 언어로 번역(Translation)이 되는 것을 뜻한다.

(1) mRNA 서열은 세 개의 뉴클레오티드가 한 세트로 해독된다.

mRNA에서의 단지 4개의 뉴클레오티드가 단백질에서는 20개의 다른 형태의 아미노산이 되기 때문에 직접적인 일대일 대응으로 설명될 수 없다. 유전자의 뉴클레오티드 서열이 mRNA라는 중간체를 통해 단백질의 아미노산 서열로 번역되는 법칙은 Genetic Code로 알려져 있다.

RNA의 세 개의 연속적인 뉴클레오티드의 각 조를 **코돈(codon)**이라 부르며 이들은 각기 하나의 아미노산을 지정한다. 원칙적으로 RNA 서열은 해독과정이 시작하는 곳에 따라 세 가지 다른 **번역틀(reading frame)** 중의 하나로 번역될 수 있다. 하지만 mRNA의 세 가지 가능한 해독 중 하나만이 필요한 단백질을 해독한다(표 1-2).

표 1-2. 유전자 암호(단백질 합성과정 동안 mRNA에서 아미노산으로의 번역)

First position	Second position of codon: U		C		A		G		Third position
U	UUU	Phenylalanine	UCU	Serine	UAU	Throsine	UGU	Cysteine	U
	UUC		UCC		UAC		UGC		C
	UUA	Leucine	UCA		UAA	Ter(end)	UGA	Ter(end)	A
	UUG		UCG		UAG	Ter(end)	UGA	Tryptophan	G
C	CUU	Leucine	CCU	Proline	CAU	Histidine	CGU	Arginine	U
	CUC		CCC		CAC		CGC		C
	CUA		CCA		CAA	Glutamine	CGA		A
	CUG		CCG		CAG		CGG		G
A	AUU	Isoleucine	ACU	Threonine	AAU	Asparagine	AGU	Serine	U
	AUC		ACC		AAC		AGC		C
	AUA		ACA		AAA	Lysine	AGA	Alanine	A
	AUG	Methionine	ACG		AAG		AGG		G
G	GUU	Valine	GCU	Alanine	GAU	Aspartic acid	GGU	Glycine	U
	GUC		GCC		GAC		GGC		C
	GUA		GCA		GAA	Glutamic acid	GGA		A
	GUG		GCG		GAG		GGG		G

(2) tRNA 분자는 mRNA 내 코돈과 아미노산을 맺어준다(그림 1-14).

mRNA 분자에 있는 코돈은 그들이 지정하는 아미노산을 직접 인지하지는 않는다. 단백질로의 mRNA의 번역은 코돈과 이와 반대쪽에 있는 아미노산을 인지하여 결합할 수 있는 어댑터 분자인 **tRNA**에 의존한다.

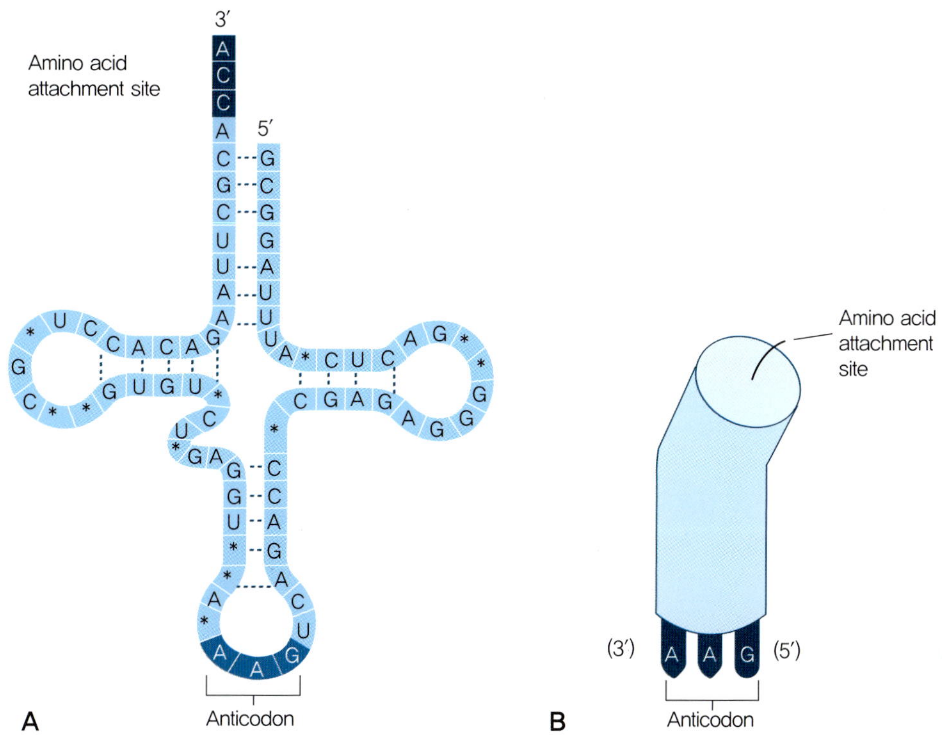

그림 1-14. tRNA 분자는 mRNA 내 코돈과 아미노산을 이어준다.

(3) mRNA의 단백질로의 번역

① 개시(그림 1-15)

mRNA의 번역은 항상 **시작코돈**인 AUG부터 시작하고 코돈에 대응하는 아미노산을 운반하기 위해 특정 tRNA가 필요하다. 이 개시 initiator tRNA는 AUG를 인식하고 항상 아미노산 메티오닌을 가지고 있어서 새로 만들어진 단백질은 그들의 아미노 말단에 메티오닌을 가진다. 진핵생물에서 개시 initiator tRNA는 처음에 개시인자(initiation factor)라는 부분이 단백질과 함께 리보솜 작은 소단위체에 적제된다. 적제된 **리보솜** 소단위체는 진핵생물 mRNA에 있는 캡을 부분적으로 인지하여 mRNA 분자의 5'말단에 결합한다. 그런 다음 작은 소단위체가 처음 AUG를 찾기 위해 mRNA를 따라 5'에서 3'방향으로 이동하고 AUG를 만나면 몇 개의 개시인자들이 떨어져 나오고 큰 소단위체가 결합하여 리보솜을 완성하도록 길을 열어준다. 큰 소단위체에는 개시 tRNA가 P 자리에 연결되어 있기 때문에 단백질 합성은 아미노산이 연결된 다음 tRNA가 첨가되면 쉽게 시작된다.

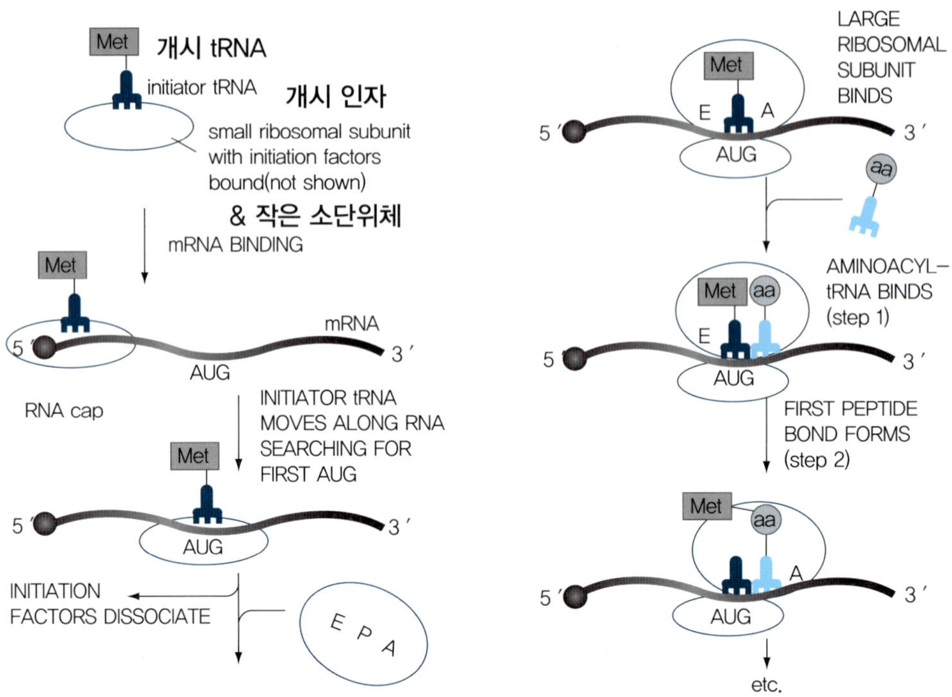

그림 1-15. 진핵생물에서 단백질 합성의 개시단계

② 신장(그림 1-16)

리보좀의 소단위체와 큰 소단위체가 mRNA에 결합하면 리보좀은 mRNA를 따라 이동하면서 mRNA상의 코돈을 읽어 대응하는 아미노산을 하나씩 붙여가며 **폴리펩타이드 사슬**을 합성한다. 사슬 내에서 다음 아미노산을 운반하는 tRNA는 A 자리에 노출된 mRNA의 코돈과 염기쌍을 형성하면서 비어있는 리보솜 A 자리에 결합한다. 그 다음 tRNA와 아미노산 사이의 결합이 파괴됨으로써 폴리펩티드 사슬의 카르복시 말단은 P 자리에서 tRNA로부터 분리되고 펩티드 결합을 통해 A 자리의 tRNA에 연결된 아미노산의 자유 아미노기의 결합이 **펩티딜 전달효소**에 의해 촉매된다. 펩티딜 전달 효소 반응은 또한 리보솜의 작은 소단위체의 이동을 동반하다. 이 이동을 통해 P 자리와 A 자리에 있던 두 개의 tRNA는 E 자리와 P 자리로 각각 이동하고 E 자리에 있던 tRNA는 리보솜으로부터 떨어져 나가게 된다. 이러한 과정을 반복함으로써 폴리펩타이드 사슬이 신장하게 된다.

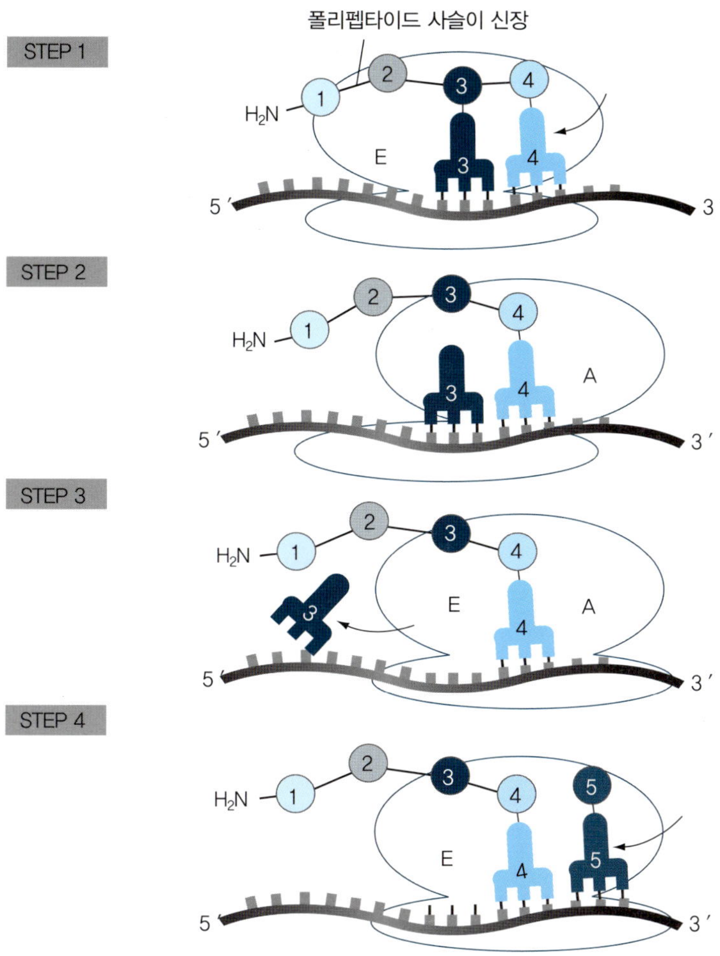

그림 1-16. mRNA의 번역

③ 종결(그림 1-17)

단백질합성의 종결은 **종결 코돈(stop codon)**이라 불리는 세 개의 코돈(UAA, UAG, UGA) 중 하나의 코돈이 오게 되면 일어난다. 이들은 tRNA에 의해 인지되지 않고 대신 **방출인자(release factor)**에 의해 인지된다. 방출인자는 리보솜의 A 자리에 도달한 종결 코돈에 결합하며, 이 결합은 리보솜에서 펩티딜 전달효소의 활성을 변경하여 아미노산이 아닌 물 분자가 펩티딜 tRNA에 첨가되도록 촉매한다. 이 반응은 성장하는 폴리펩티드 사슬의 카르복시 말단이 tRNA와 부착하지 않게 하며 이러한 부착만이 성장하는 폴리펩티드를 리보솜에 고정시키기 때문에 완성된 단백질 사슬은 방출되게 된다. 또한 리보솜도 mRNA를 방출하고 다른 mRNA에서 새로운 단백질합성을 시작할 수 있는 두 개의 소단위체로 분리된다.

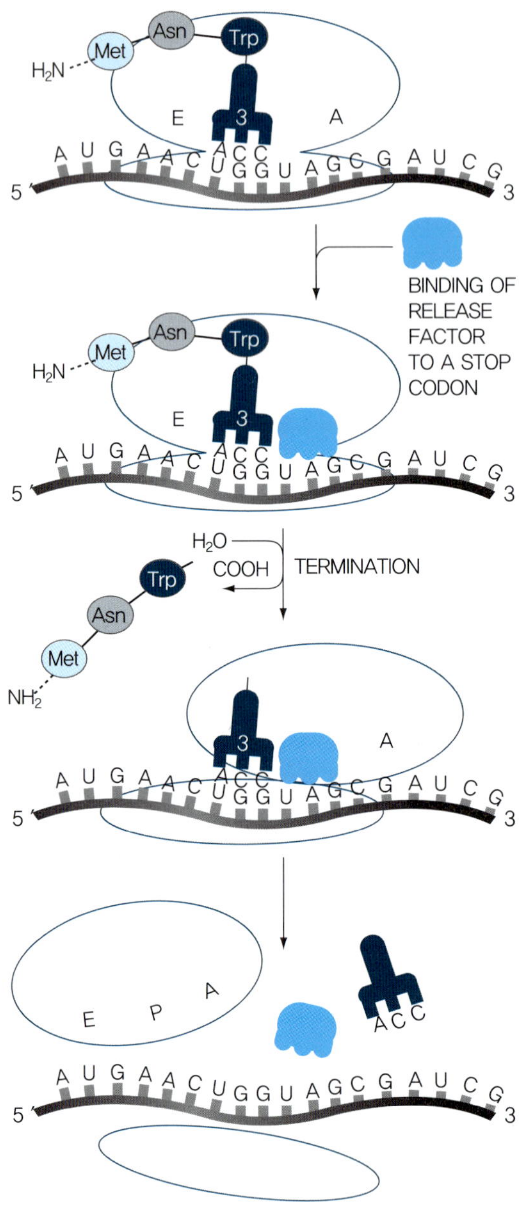

그림 1-17. 단백질 합성의 최종단계

3. 핵산유전체 이외의 유전체물질

1) 미토콘드리아 유전체

인간 미토콘드리아 유전체는 둥근 DNA이고, 만 6천 개 이상의 염기쌍으로 구성되어 있다. 미토콘드리아 DNA는 미토콘드리아가 정자가 아닌 난자로부터 오면서, 모계유전에 의해 다음 세대로 전달된다. 이러한 미토콘드리아 DNA는 인류의 진화, 이주, 질병 그리고 집단의 역사 연구에 폭넓게 적용되고 있다. 미토콘드리아 DNA의 여러 조각들은 각 미토콘드리아 안에 존재하며, 각 세포는 세포의 에너지 필요량에 따라 다양한 수의 미토콘드리아가 존재한다. 그러므로 세포에 따라서는 수천 단편의 미토콘드리아 DNA를 가지고 있을 수도 있다. 미토콘드리아 DNA는 복제와 전사 조절 위치를 제외하고는 대부분의 위치에서 이중가닥이다. 핵 유전체와 다르게 미토콘드리아유전체는 뉴클레오좀 단위를 형성하지 않는다. 몇 개의 다른 단백질 또한 정상적인 미토콘드리아 기능을 위해 필요하고, 핵 유전체에 의해 합성된 단백질이다.

미토콘드리아 DNA의 변이의 속도는 핵 DNA의 변이 속도에 비해 열 배에서 스무 배 정도 빠르다. 이 높은 변이속도는 미토콘드리아 DNA 중합체의 낮은 정확도의 결과로 보인다.

미토콘드리아 염기서열변이의 축적의 결과 한 세포 내에는 변이된 미토콘드리아 유전체와 정상 유전체가 섞여 존재한다. 이 상태를 **헤테로플라스미**라고 부르며, 동일한 집단의 미토콘드리아 유전체를 세포 내에 포함하고 있는 상태인 호모플라스미의 반대되는 개념이다. 호모플라스미 상태는 미토콘드리아 질병과 연관성이 높다. 미토콘드리아 DNA를 위한 유전적 분석을 행할 때, 미토콘드리아 유전체와 유사성이 있는 핵에서 유래된 유전자의 존재에 대해 주의해야 한다. 핵과 미토콘드리아 DNA 조각의 밀접한 유사성은 미토콘드리아 DNA 서열의 위양성 검출 결과를 나타낼 수 있으므로, 미토콘드리아 DNA 검출을 위한 PCR 시스템의 특성으로 주의 깊게 평가되어야 한다.

2) 순환하는 핵산

세포의 경계 안에서 제한된 핵산 외에는 핵산 분자는 혈류 속에도 존재한다. 1940년대의 어떤 재미있는 연구 결과에서 사람 혈장 내에 세포 외에서의 DNA와 RNA의 존재를 보여준다. 바이러스학의 연구에서, 순환하고 있는 핵산에 대한 연구는 1990년대까지 무시되었었다. 그러나 분자진단 기술의 발달과 더불어 바이러스 질환의 병리적 상태에 따른 특정 바이러스 서열을 혈액 속에서 검출할 수 있게 됨에 따라 이 영역은 빠르게 성장하였다. 특히, 종양이나, 미분만 태아, 이식 공여자, 급성 질환 환자로부터 증상 특이적인 핵산 서열이 검출되었다. 그러므로 분자진단의 임상적 적용의 발전을 위한 잠재성은 매우 크다.

3) 혈장 내 종양 DNA

1994년에 들어서 두개의 연구그룹에서 종양 환자의 혈장과 혈청에서 DNA의 종양 연관 종양 유전자의 존재가 동시적으로 보고되었다. 그 이후 미세위성유전자 변형, 종양유전자 증폭, 후생유전학 변화, 미토콘드리아 변이, 바이러스 핵산과 같은 다른 DNA 내 종양연관 분자의 변화가 발견되었다. 순환하는 종양 유도 DNA의 검출과 정량화는 다양한 종양의 발견, 관찰, 진단을 가능하게 하는 것처럼 보인다. DNA의 혈장과 혈청으로의 유출은 **세포고사**와 **세포괴사**로 이루어진 두 가지 세포 사망과정을 통하여 일어난다고 생각된다. 이러한 관점에 서 종양 환자에서 순환하는 DNA는 큰 DNA가 아닌 작은 DNA 조각들로 이루어져 있다고 여겨진다.

4) 모체 혈장 내의 태아 DNA

종양 환자의 혈장 내 종양 유도 DNA의 존재로 인해 연구자들은 다른 유형의 순환 핵산을 발견하기 위해 박차를 가하였다. 특별히 태반과 악성종양의 유사성이 임신한 여성의 혈장과 혈청 내의 태아 DNA의 발견을 가져왔다. 태아 DNA는 대부분의 임신한 여성의 혈장에 임신 첫 번째 삼분기의 초기부터 존재하며, 임신이 진행할수록 농도가 높아진다. 출산 후에 태아 DNA는 모체의 혈장에서 빠르게 제거되며, 16분 안에 절반이 제거된다.

모체 혈장과 혈청 내의 태아 DNA의 존재는 비침습적인 출산 전 진단의 가능성을 열어주었다. 태아 DNA는 모체 혈장에서 이미 검출될 수 있지만, 농도는 모체 자신의 DNA보다 낮다. 그러므로 이 분야에서 연구하는 대부분의 사람들은 아버지로부터 물려받은 태아의 특별한 유전적 marker를 찾으려고 시도해 왔다. 이 기술은 성 연관 질환, RhD 상태, 선천성 부신비대증, 연골무형성증, 베타 지중해 빈혈증 등의 비침습적 혈액 산전 진단에 사용되고 있다. RhD 음성 여성에서의 태아 RhD 상태의 결정은 일반적인 검사실에서의 기본적인 항목이 되었다. 모체 혈장 내의 태아 DNA의 질적인 변이 분석에 추가하여, 양적인 차이가 전자간증, 조산, 삼체성(trisomy), 임신입덧, 침습 태반 등의 임신 연관 질환에서 보고되었다. 이러한 데이터는 일반적으로 남아를 임산한 여성의 혈장이나 혈청의 태아 유도 Y 염색체 DNA 서열의 측정에 의해 만들어졌다. 그러나 순환하는 태아 RNA나 후생유전학적 서열 같은 마커의 모임(class)이 발전하여서 태아의 성이나 다형성에 의존하게 되었다. 그러므로 출생 전 검색(screening)을 위한 태아 핵산 측정은 현실화되고 있다.

4. 혈장 RNA

혈장 내 세포자유 cell-free DNA의 탐지는 연구자들이 혈장 내 세포자유 cell-free RNA의 존재 여부를 결정하도록 시도하게 하였다.

첫 번째 세포자유 cell-free RNA는 암 환자의 혈장과 혈청에서 발견된 종양연관 바이러스 RNA, 조직 특화 mRNA 전사체를 포함한 종양 유도 RNA이다. 이후 종말효소 요소와 다양한 표피 mRNA 전사체 등을 포함한 많은 수의 RNA 표적(target)들이 다양한 암으로 고통받고 있는 환자들의 혈장과 혈청에서 발견되었다. 혈장 내 RNA 검출의 한 가지 명백한 역설(paradox)은 잘 알려진 RNA의 불안정성이다. 실제로 만일 순수한 RNA가 혈장에 추가되면, 수초 내에 RNA 분자는 빠르게 붕괴된다. 그러나 내인성 혈장 RNA가 연구되었을 때, RNA 분자는 특이하게 안정적이고, 상온에서 상당기간 동안 변화하지 않은 채 남아있다. 내인성 혈장 RNA의 안정성은 최근에 그러한 RNA들이 입자 물질과 연관되어 있는 것처럼 보이는 사실과 연관되어 있다고 설명되었다.

그러한 입자 물질의 한 가지 가능한 성상이 세포고사체 apoptosis bodies이다(Apoptosis에 의해 죽은 세포의 작은 조각들).

태아 RNA는 임산모의 혈장에서 발견된다. 최근에 태반은 모체 혈장에 태아 RNA를 방출하는 주요 기관이라고 알려졌다. 그러므로 다음과 같은 태반 mRNA 전사체 (1) 인간 태반 락토겐, (2) 사람융모성 성선자극호르몬, (3) 부신피질자극호르몬 방출 호르몬, 이 모체 혈장에서 발견되었다. 마이크로어레이 발현분석을 통하여 문자적으로 모체 혈장 내 연구에 적합한 수백 개의 새로운 태아 RNA 마커가 발견되었다. 모체 혈장 내 태반 mRNA의 정량적 분석은 자간전증 등의 임신연관 질환을 검색하는 데 사용될 수 있는 잠재성을 가지고 있다.

종양과 임신뿐 아니라 순환하는 RNA는 급성 손상을 입은 환자에서도 발견된다.

5. 인간 지놈 프로젝트 Human genome project

인간지놈프로젝트 또는 휴먼게놈프로젝트라고도 한다. 1990년 미국을 중심으로 프랑스, 영국, 일본 등 15개국이 함께 시작한 사업으로 어떤 염기서열에 어떤 유전정보를 가진 염기서열이 존재하는지를 밝혀내 일종의 유전자지도로 만들어 공개함으로써 인류의 공동재산으로 삼으려는 것이다.

1953년 DNA의 이중나선구조를 밝힌 공로로 1962년 노벨 생리 · 의학상을 공동 수상한 J.D. 슨이 연구를 맡았으며 30억 달러의 예산으로 인간게놈위원회(The Human Genome Organization/HUGO)가 만들어졌다.

1988년 U.S national academy of science의 U.S national research council의 특별 위원회는 매년 2억 달러를 소요하는 15년간의 인간 유전체 프로젝트를 계획하였다. 프로젝트의 후반부는 공공연하게 설립된 연구 그룹들과 사설 기관 사이의 공표된 경쟁에 의해 이루어졌다. International Human Genome Sequencing Consortium에 의한 공공 연구에는 미국, 영국, 일본, 중국, 프랑스, 독일 6개국이 참여하였다. 서열 초안의 완료는 2000년 6월 26일 발표되었고, 2001년 2월 공공연구기관과 사설 기관에서 각각 발표된 두 논문으로 발행되었다. 완전한 서열은 99.99%를 해독하여 2003년 4월 완료되었다.

인간 유전체는 약 32억 base pairs의 DNA로 구성되어 있다. 이러한 서열 중에 오직 1.1%에서 1.4%의 서열만이 단백질을 합성하는 유전자이다. DNA의 절반 이상은 다양한 형태의 반복 서열로 구성되어 있다. 인간 유전체의 유전자의 숫자는 2만 6천에서 3만 천 사이로 추정된다. 이러한 추정은 효모 세포의 6,000개, 초파리의 13,000개, 벌레의 18,000개, 식물의 26,000개 등으로 추정된 유전자 수와 흥미롭게 비교되기도 한다.

우리의 유전 전달에 대한 이해는 생명체에 대한 이해하기 위한 연구발전에 많은 잠재성을 제공하였다. 그것은 또한 유전질병의 분자적 기초를 밝히는 능력을 향상시켰다. 인간 유전체 프로젝트의 발전은 또한 우리에게 많은 질환의 분자 진단의 능력을 증진시켜주었다. 또한 미래의 제약산업에 새로운 목표를 제공하였다. 반면, microarray, tandem mass spectrometry 등의 고차원적인 분석 도구에 의해 축적되고 발전한 광대한 양의 생물학적 참고자료는 시스템 생물학의 다양한 분야의 출현을 가져왔다. 시스템 생물학은 전체 염기서열, 유전자 발현, 단백 표현 방식, 세포나 조직 내의 단백질 상호작용 등의 거대한 규모의 분석을 말하고 이러한 분야는 유전체학 genomics, 전사체학 transcriptomics, 단백체학 proteomics, 대사체학 metabolomics 등으로 불린다. 이러한 발전은 미래에 분자생물학진단의 혁명적 변화의 잠재성을 가져다준다.

과학적 장점과 별개로 인간 유전체 프로젝트의 다양한 비과학적 관계성을 현실화하는 것도 중요하다. 인간 유전체 프로젝트의 사회적, 법적, 윤리적 관계를 별개로 생각하는 것은 공상가적인 자세이다. 공공이 가장 흔히 표현하는 두려움은 유전 정보가 인간을 위협하는 방식으로 사용되는 것이다.

우리나라의 인간게놈프로젝트는 사실상 2000년 시작되었다. 이때 21세기 프론티어 연구개발사업의 하나로 출발한 '인간 유전체 기능연구사업단'을 발족하여 수행하였다.

이 '한국형 게놈프로젝트'에는 10년 동안 정부 1,330억 원, 민간 440억 원 등 모두 1,770억 원이 투입된다. 사업단은 우리의 게놈연구가 뒤늦은 점을 감안해 차별화된 전략을 세우고 있다. 여기에서는 우리나라 사람들에게 발병 빈도가 높은 위암 · 간암을 유전자로 진단하는 방법을 우선 개발하고, 연구사업이 완료되는 2010년께 치료신약 후보물질 1~2개를 내놓는다는 목표를 제시하였다.

인간 유전체 지도 초안이 완성됐기 때문에 이를 활용해 유전체 기능연구에 바로 돌입하겠다는 것이다.

인간 유전체 프로젝트는 미래에 있을 수 있는 거대한 규모의 생물학적 프로젝트의 기초가 될 수 있다. 인간 유전체에 대한 지식의 중요한 확장은 인간 유전체의 유전 변이의 자세한 이해이다.

그러한 변이의 한 종류가 **SNP**이다. 널리 알려진 공공 프로젝트인 international hapmap project는 인간 유전체를 가로지르는 SNPs와 SNP haplotype들의 연관 불균형의 패턴에 대한 자세한 정보를 제공하여 왔다. 다른 큰 프로젝트는 인간 유전체의 기능적 요소 모두를 분간해내는 목적을 가진 Encyclopedia of DNA Elements Project이다. 생명에 대한 인간의 이해는 proteomics와 다양한 조직에서 유전체의 메틸화 위치를 모두 밝혀낼 목적을 가지고 있는 Human Epigenetic Project와 같은 연구에 의해 확장되고 있다. 21세기는 분자생물학적 혁명이 일어나는 세기가 될 것이다.

용어해설(핵심용어)

유전자(gene) : 부모의 특징(형질)이 자손에게 전달되는 것을 유전이라 하며 유전자는 염색체 안에 존재하는 유전의 기본단위이다.

염색체(chromosome) : DNA와 단백질이 응축된 형태의 실모양의 구조물, 염기성 색소에 잘 염색되며 진핵세포의 경우 체세포분열이나 감수분열 중에 관찰된다. 인간의 경우 23쌍이 존재하고 각각의 쌍은 부모로부터 물려받았다.

형질전환(transformation) : 외부로부터 도입된 DNA에 의하여 생물의 유전적인 형질(특성)이 변화하는 현상.

RNase (ribonuclease) : RNA를 분해하는 효소.

DNase (deoxyribonuclease) : RNA를 분해하는 효소.

제한효소(restriction enzyme) : 세균 속에 존재하며 세균의 방어 시스템의 하나로 세균 내부로 들어온 외래 DNA의 특정 부위를 자르는 가위 역할을 하는 효소.

재조합 DNA (recombinant DNA) : 서로 다른 DNA가 합쳐지는 것을 말하며 가위 역할을 하는 제한효소와 풀 역할을 하는 합성 효소(ligase)의 발견을 통하여 유전자 조작기술이 비약적으로 발전함.

서던 블럿(southern blotting) : 개발자 Edwin Southern의 이름을 따서 명명되었으며 DNA와 DNA의 혼성화를 통하여 특정 DNA 서열의 존재를 확인하는 기술.

PCR (Polymerase Chain reaction) : 미량의 DNA를 다량으로 증폭하는 기술. 내열성 DNA 중합효소인 Taq (Themophilus aquaticus) polymerase의 발견을 통하여 가능하게 되었다.

뉴클레오티드(nucleotide) : DNA와 RNA를 구성하는 기본단위. 뉴클레오티드 = 인산 + 당 + 염기.

중심체(centromere) : 염색체의 일차협착부위로 자매염색체가 서로 결합하는 부위. 세포분열 중기에 방추사가 부착되는 부위로 세포분열 후기에 딸세포가 정확하게 분리되는데 중요한 역할을 수행하며 동원체라고도 불림. 대부분 중앙에 위치하지만 한쪽 끝에 위치하는 경우도 있음.

종말체(telomere) : 세포사멸 시계 역할을 담당하는 염색체 말단의 반복적인 서열을 DNA의 조각들. 세포분열 시 염색체의 손실을 막아주는 역할을 수행함.

염색질(chromatin) : 진핵세포 세포주기의 간기 동안 단백질과 결합하고 있는 핵 내 DNA의 형태이며 DNA가 히스톤 단백질과 결합되어 있는 뉴클레오좀이 기본단위이다.

뉴클레오좀(nucleosome) : 염색질의 기본단위. 히스톤 단백질과 이를 둘러싼 DNA로 구성되어 있다. 뉴클레오좀이 모여 염색질을 이루고 염색질은 세포분열 과정 동안 계속 응축되어 염색체를 이룬다.

진정염색질(euchromatin) : 세포분열 간기의 염색질 중 대부분을 차지하는 영역으로 이질염색질보다 덜 응축된 형태이고 대부분 활동성 있는 유전자가 포함되어 단백질 합성이 활발하다. 염색물질에 약하게 염색된다.

이질염색질(heterochromatin) : 고도로 응축되어 있는 형태의 염색질 영역으로 전사가 되지 않아 특정 단백질을 생산하지 못한다. 염색물질에 진하게 염색된다.

종말체 효소(telomerase) : 종말체에 DNA를 첨가하는 효소. 일반적으로 세포는 약 50번 정도 분열하게 되면 유전자를 보호하는 종말체가 소실되어 세포사멸을 하게 되지만 종말체 효소활성이 높은 세포는 계속적으로 분열할 수 있다.

뉴클레오티드(nucleotide) : DNA와 RNA를 구성하는 기본단위. 뉴클레오티드 = 인산 + 당 + 염기.

데옥시리보오스(deoxyribose) : 오탄당 중 2번째 탄소에 산소가 없는 형태. de-는 없다는 뜻이며 oxy-는 oxygen 산소를 뜻한다. DNA를 구성하는 오탄당이다.

뉴클레오시드(nucleoside) : 오탄당 + 염기.

중합(polymerization) : 단위체가 연속적으로 연결되어 고분자 물질을 만드는 반응. 축합중합, 첨가중함, 혼성중합 반응 등이 중합에 속하는 반응이다.

포스포디에스테르결합(phosphodiester bond) : 뉴클레오티드와 뉴클레오티드를 연결하는 공유결합. 한 뉴클레오티드의 오탄당의 3번째 탄소의 -OH기와 다음 뉴클레오티드의 오탄당의 5번째 탄소에 연결된 인산기와의 결합.

핵산(nucleic acid) : 뉴클레오티드가 중합된 고분자 물질. 리보핵산(ribonucleic acid : RNA)과 디옥시리보핵산(deoxyribonucleic acid : DNA)이 있다. 뉴클레오티드의 인산기로 인하여 산성의 성질을 보여 핵산이라고 명명함.

중실가설(central dogma) : 생명체의 유전정보가 어떻게 전달되는지를 나타내는 개념. 복제, 전사, 번역의 개념을 담고 있는 유전정보의 흐름도이다. 최근 과학기술의 발달로 일부 내용이 수정되고 있다.

복제(replication) : 딸세포에 유전정보를 전달하기 위해 모세포의 원본 DNA를 가지고 새로운 두 개의 DNA를 합성하는 과정.

주형(template) : 새로운 DNA를 합성하는 복제과정 또는 RNA를 합성하는 전사과정 중 새로운 가닥을 합성하기 위한 기준으로 사용되는 DNA 서열.

위상이성화효소(topoisomerase) : DNA의 수퍼코일 구조를 풀어주는 효소.

DNA 헬리게이즈(DNA helicase) : DNA의 이중나선을 풀어주는 효소.

DNA 중합효소(DNA polymerase) : DNA 복제할 때 주형가닥을 인식하여 상보적인 DNA를 합성하는 효소. 복제 개시할 때 3' -OH를 가지는 RNA 프라이머가 필요하다.

프리마아제(primase) : RNA 프라이머를 합성하는 RNA 중합효소. DNA 중합효소와 달리 프라이머가 없이도 빈 공간에 새로운 RNA를 만들 수 있다.

잡종형성(hybridzation) : 두 상이한 핵산(DNA, RNA)의 단일가닥 분절이 상보적인 염기쌍 순서로 2중 가닥을 형성하는 현상.

엑손(exon) : 단백질을 암호화(합성)하는 유전자의 부분.

인트론(intron) : 단백질을 암호화(합성)하지 않는 유전자의 부분.

스플라이세오솜(spliceosome) : 인트론 영역과 엑손 영역을 모두 가지고 있는 1차 전사체(primary transcript)에서 인트론을 제거하는 거대분자의 복합체(RNA-단백질 복합체).

스플라이싱(splicing) : 1차 전사체(primary transcript)의 인트론을 제거하고 엑손끼리 결합하는 것.

코돈(codon) : 하나의 아미노산을 암호화하는 RNA 또는 DNA의 3개의 염기의 그룹.

번역틀(reading frame) : 코돈들을 읽어나가기 위해 세 가지의 가능한 mRNA의 염기를 읽는 방법.

tRNA (운반 RNA) : mRNA상의 코돈을 읽어(해독) 대응하는 아미노산을 리보좀으로 옮겨주는 RNA.

시작코돈(strat codon) : mRNA의 서열 중 번역을 어디에서부터 시작해야 하는가를 알려주는 AUG 코돈.

리보솜(ribosome) : 단백질을 만드는 세포 기구. 소단위체와 큰 소단위체로 구성되며 번역과정 중 소단위체가 mRNA와 먼저 결합하여 번역해야 할 위치를 잡은 다음 큰 소단위체가 결합한다.

P 자리(peptide site) : 신장하는 폴리펩티드 사슬을 잡아주는 tRNA가 결합하는 리보좀에 존재하는 자리.

폴리펩타이드 사슬(polypeptide chain) : 아미노산으로 이루어진 중합체 사슬. 이러한 하나 이상의 사슬이 모여 단백질을 이룬다.

A 자리(acceptor site) : P 자리 다음에 위치하며 다음 아미노산을 운반해주는 tRNA가 결합하는 리보좀에 존재하는 자리.

펩티딜전달 효소(peptidyl transferase) : 번역과정 중 각 tRNA에 의해 운반되어 온 각 아미노산을 연결시켜주는 효소.

종결 코돈(stop codon) : RNA에서 단백질로의 번역과정을 멈추게 하는 코돈. UGA, UAG, UAA가 있다.

방출인자(release factor) : 번역이 끝난 폴리펩타이드를 리보좀에서 방출하는 단백질.

헤테로플라스미(heteroplasmy) : 한 세포 안에 변이 미토콘드리아 유전체와 정상 미토콘드리아 유전체가 섞여 있는 상태.

세포고사(apoptosis) : 수명을 다한 세포가 계획된 대로 죽는 현상.

세포괴사(necrosis) : 갑작스런 외부환경의 변화 및 자극에 의해 유발되는 세포사멸 현상.

SNP (single nucleotide polymorphisms) : 사람 간의 차이(다형성)를 나타내는 유전자 다양성의 형태. 사람은 99.9% 이상 동일 염기 순서를 가지고 있고 0.01%만이 사람마다 다른데 이러한 차이가 개체 간의 차이로 나타난다. 스닙이라고 읽는다.

단원요약

염색체 구조

1. 인간 유전체는 23쌍의 염색체를 가지고 있으며 한 쌍은 모계로부터 한 쌍은 부계로부터 물려받았다.
2. 각 염색체는 이중가닥 DNA 분자의 잘 배열된 분자구조이며, DNA 결합단백질에 의해 응축되어 있다.
3. 염색체의 기본 단위는 뉴클레오좀이며 세포분열 간기에는 염색질의 형태로 나타나고 세포분열 중기에는 응축된 형태의 염색체의 형태를 이룬다.
4. 유전자가 풍부한 부분은 유사분열의 염색체에 비해 훨씬 느슨하게 압축되어 있고, 진정염색질이라고 불린다. 유전자가 많이 없거나 풍부하지 않거나 전사적으로 침묵유전자(silent gene) 근처의 부분은 더 강하게 농축되고 이질염색질이라고 불린다.

뉴클레오티드와 RNA, DNA 구조

- 구성단위 및 효소

1. 핵산(DNA, RNA)의 기본 단위는 뉴클레오티드이며 뉴클레오티드는 인 + 당 + 염기로 구성되어 있다.
2. DNA의 오탄당은 deoxyribose이고 염기는 아데닌, 구아닌, 시토신, 티민이다. RNA의 오탄당은 ribose이고 염기는 아데닌, 구아닌, 시토신, 우라실이다.

- DNA와 RNA는 유전정보를 전달한다.

1. 폴리뉴클레오티드 사슬의 연속된 리보스 잔기는 당의 3' 탄소와 다음 당의 5' 탄소 사이의 인산 그룹에 의해 포스포디에스테르 결합으로 연결되어 있으며 배열순서는 5'에서 3' 방향으로 쓴다.
2. 염기 사이의 수소결합을 염기쌍이라고 하며 아데닌은 티민 또는 우라실(RNA에서)과 구아닌은 시토신과 상보적 염기쌍을 이룬다.
3. 이중가닥 DNA의 두 개의 폴리뉴클레오티드 사슬이 서로 반대방향을 이루고 있는데 이를 역평형이라고 한다.

- 핵산의 기능적 조절

1. 중심가설은 생명체의 유전정보가 어떻게 전달되는지를 나타내는 개념으로 복제, 전사, 번역의 개념을 담고 있는 유전정보의 흐름도이다.
2. 복제는 복제기점에서 시작되며 주형가닥을 기준으로 DNA 중합효소가 상보적 뉴클레오티드를 첨가하며 진행된다. 복제가 끝난 뒤에는 두 개의 DNA 이중나선이 생긴다.
3. 유전자(DNA)는 단백질과 RNA 분자의 생산을 하는 단위들로 배열되어 있으며 DNA로부터 RNA로 유전정보를 전달하는 과정을 전사라고 한다.

4. 유전자에는 단백질을 암호화하는 엑손부위와 암호화하지 않는 인트론 부위가 있다.
5. 일차 전사체를 pre-mRNA라고 하며 캡과 poly A tail이 첨가된 후 스플라이싱 과정을 거쳐 mRNA가 된다.
6. 번역은 mRNA가 제공하는 정보를 이용하여 단백질을 합성하는 작업으로 세 개의 뉴클리오티드 배열(코돈)이 아미노산 하나를 지정한다.
7. 번역은 리보솜에서 이루어지며 tRNA 분자는 mRNA 내 코돈과 대응하는 아미노산을 중개해 준다.

02
CHAPTER

DNA의 추출법

학습목표

1. 각종 세포로부터 DNA를 분리하는 원리 및 과정을 이해한다.
2. 플라스미드 DNA를 분리하는 각종 방법과 원리를 이해한다.
3. 형질전환기법에 대해 이해한다.

DNA의 추출과 정제는 분자 생물학 진단에 있어서 기본적이고 필수적인 기술이다. 추출되어진 DNA의 순도와 온전히 보존됨(integrity)에 따라서 이후의 진단검사 결과에 미치는 영향이 매우 크다고 할 수 있다. 여러 가지 추출방법이 있고 각각의 방법마다 장단점이 있다.

1. DNA 추출의 원리

모든 세포가 가지고 있는 DNA는 두 가닥으로 이루어져 있으며 각 가닥은 인산 디에스테르 결합에 의하여 연결된 수백만 개의 뉴클레오티드로 이루어져 있다.

이 두 개의 가닥은 뉴클레오티드 간의 수소 결합에 의하여 서로 결합되어 있다. 가장 안전한 수소결합은 구아닌(G)과 씨토신(C) 아데닌(A)과 티민(T)이 수소결합을 이루는 경우이다. A와 T, G와 C 간의 결합으로서는 대단히 약한 결합이지만 집합적으로는 안정한 고분자를 이룰 수도 있다. A와 T, G와 C 간의 짝짓기에 의하여 이루어진 두 가닥의 DNA는 염기서열에 있어서 서로 **상보적 염기쌍**이라고 한다. DNA는 양쪽가닥이 상보성을 이루고 있으나 서로 **역평행**(anti-parallel)의 상태에 있다. 또한 서로 두 가닥은 나선형태를 이루는 것이 특징이다.

DNA는 일반적으로 이중가닥으로 이루어져 있으나 일부 바이러스의 경우 단일가닥으로 이루어진 DNA 형태를 갖는 경우도 있다. DNA의 분석에 있어 가장 먼저 수행되고, 그 결과에 가장 많은 영향을 미치는 것은 DNA를 목적 세포로부터 분리하는 일이다. 더구나 세포 내 수많은 물질들로부터 DNA만을 순수하게 얻는 것이 더욱 중요하다. 왜냐하면 DNA를 분석하기 위해 여러 효소반응이나 물리 화학적 실험을 진행시킬 때 세포 내 물질들로 인해 방해받을 수 있기 때문이다. 사람의 genomic DNA는 매우 커다란 분자로서 가벼운 물리적 힘에 의해 쉽게 끊어지기 때문에 온전한 크기의 DNA를 얻는다는 것은 매우 어렵다. DNA가 잘게 끊어지면 정확한 결과를 얻는 데 어려움이 있을 수 있으므로 분리 정제 도중 끊어지지 않도록 하는 것이 무엇보다도 중요하다. 통상 말초혈액 20 mL (약 1×10^8 WBC)에서 약 250 μg DNA를 얻을 수 있으며 우리가 필요한 DNA의 양은 최소한 100 μg이므로 최소한 5×10^7 WBC가 있어야 한다. 따라서 환자의 WBC count에 따라 검체량이 조절될 수 있다.

DNA를 분리하기 위해서는 우선 세포를 분쇄하여 핵 내의 DNA가 유출되도록 해야 하며 그 후 세포에 존재하는 DNA 이외의 다른 성분(단백질, 지질, RNA)과 분리하여야 한다. 일반적으로 단백질의 제거를 위해 단백변성제인 SDS (sodium dodecyl sulfate)와 단백질 분해 효소인 proteinase K를 주로 사용한다. RNA를 제거하기 위해서는 RNA를 분해하는 효소인 RNase를 사용한다. 추출방법은 여러 가지가 있으며, 페놀/클로로포름을 이용한 액체상 추출법과 칼럼(column) 등을 이용하는 고체상 추출법으로 나눌 수 있다.

2. 플라스미드 DNA의 분리와 정제의 원리

플라스미드(plasmid)는 원형의 유전적 요소로 자발적으로 복제하고 염색체와는 별도로 존재한다. plasmid는 conjugation을 통해 세포에서 다른 세포로 전달이 가능하고 또 어떤 plasmid는 chromosome과 결합이 가능한 것도 있다. 그런 경우 그들의 복제는 염색체 복제의 조절하에 들어가게 된다.

플라스미드는 독성을 조절하는 유전자, 항생물질, 중금속 그리고 다른 저해물질의 저항성을 나타내는 여러 유전자들을 가질 수 있다. 또한 대부분의 plasmid는 접합 과정을 조절하는 유전자를 갖는데 이들 유전자는 세포표면의 변화를 초래하여 세포와 세포의 접촉을 허용케 하고 한 세포에서 다른 세포로 DNA를 전달할 수 있게 한다.

플라스미드가 chromosome과 결합하게 되는 경우 이 plasmid는 Chromosome DNA를 한 세포에서 다른 세포로 전달할 수 있게 된다. 이와 같은 DNA를 운반하는 세균을 HFR (High Frequency of Recombination)이라고 한다. 이러한 특성을 지닌 플라스미드는 유전공학적으로 우리가 관심 있는 유전자 DNA 조각을 플라스미드에 삽입한 후 다른 세포에 전달하는 역할을 하는 **벡터**로 사용되고 있다.

Plasmid의 DNA 정제에는 많은 방법이 이용되고 있으나 대개의 경우 다음 3단계를 거치게 된다. 즉 1) plasmid를 대장균 내에서 증폭 배양하는 과정, 2) plasmid가 포함된 대장균을 모으는 과정과 3) 대장균을 파괴하고 plasmid DNA를 정제하는 과정이다.

1) Plasmid의 대장균내 증폭 배양 과정과 plasmid 함유 대장균의 분리

항생제 저항 유전자(gene)를 함유하고 있는 plasmid를 증폭하기 위해서는 항생제가 들어 있는 배양액에서 대장균을 배양한다. plasmid를 갖고 있지 않은 대장균들은 모두 죽고 항생제 저항 gene을 가진 대장균만이 증식되고 대장균 내의 plasmid도 함께 증식하게 된다(그림 2-1).

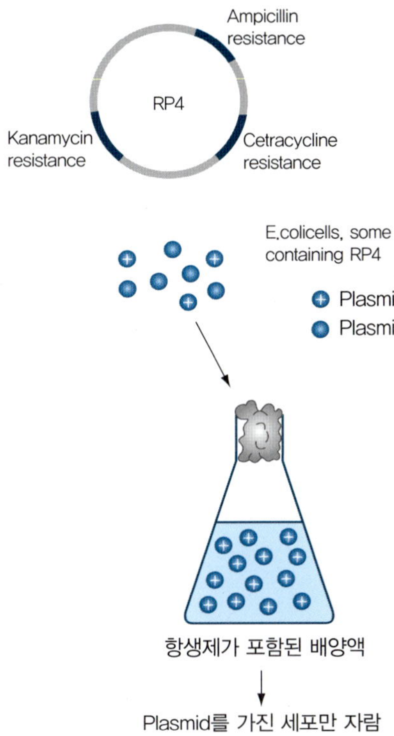

그림 2-1. Plasmid의 대장균 내 증폭과정

2) Plasmid DNA의 정제

배양된 plasmid 함유 대장균을 원심분리하고 세척 후 세포막을 파괴시켜 대장균으로부터 나온 대장균의 핵산과 plasmid DNA를 분리하게 된다. 대장균의 세포막을 파괴하는 방법으로 열에 의한 분리법 boiling method와 알칼리성 용해법 Alkaline lysis method가 이용된다.

Plasmid는 보통 염색체의 1/20 정도로 작다. 보통 분리될 때 Plasmid DNA는 covalently closed circular duplex로 스스로 꼬여 Supercoil을 형성한다. 틈새가 벌어지는 현상 nick이 일어나면 supercoil은 open circular Duplex로 전환된다. 만약 두 가닥 전부 전달되면 linear duplex 구조가 형성된다. 그러나 대부분의 plasmid DNA는 supercoil 구조를 하고 있어서 세포 내에서는 대단히 밀접된 구조로 존재하므로 plasmid DNA 분리는 supercoil된 DNA분자가 선상 DNA에 비해 비중이 큰 물리적 성질을 이용한다. supercoil된 DNA분자는 nick되거나 선상 두 가닥보다 조밀하여 원심 분리하면 더 쉽게 침전되며, supercoil 분자는 선상 이중가닥을 분리하는 알칼리 용액에서는 더욱 높은 침전율을 나타낸다.

이와 같은 특성을 이용하여 원하는 plasmid DNA만을 대장균의 염색체로부터 분리해낼 수 있는데 대장균의 염색체 DNA가 plasmid DNA보다 훨씬 크다는 점과 열이나 알칼리 처리 후에 얻어지는 염색체 DNA는 여러 군데가 잘려진 선상(linear) DNA인 반면 Plasmid DNA는 원형(circular) DNA라는 점을 이용하는 것이다. EtBr (ethidium bromide)과 같은 염료로 처리할 경우 원형 DNA에는 선상 DNA보다 훨씬 적게 염료가 결합되므로 CsCl를 이용한 원심분리에서 상대적으로 높은 밀도 구배(density gradient)에서 띠를 형성한다(그림 2-2). 이 원리를 이용한 정제 방법은 고순도의 DNA가 대량 요구될 경우 이용되며 대규모 정제라고 한다. 복잡한 과정으로 인해서 많은 시간과 노력이 필요하므로 보통의 용도에서는 저순도의 DNA만으로도 충분하므로 이 경우에는 소규모 정제를 시행한다.

CsCl와 EtBr를 이용한 밀도구배(density gradient) 원심분리 후 분리된 plasmid DNA의 위치: 분자량이 큰 CsCl 염을 초원심분리하면 분리관 아래쪽에는 입자의 밀도가 높아지고 위쪽에는 입자의 밀도가 낮아진다. plasmid DNA는 세균의 DNA보다 높은 부유밀도를 가지고 있어서 그 아래쪽에 띠를 형성하게 되는데, 암실에서 자외선 투사기로 비추면 EtBr이 오렌지 빛을 발하여 가장 아래쪽에 형성된 plasmid DNA 층을 확인할 수 있다.

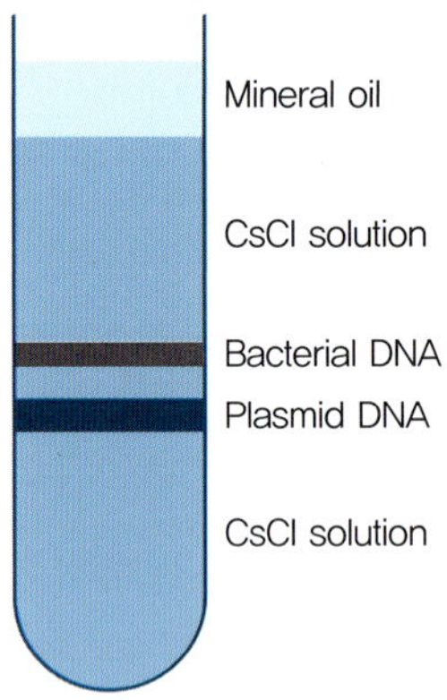

그림 2-2. CsCl을 이용한 분리

실험 실습

I. 지놈 DNA 추출(Genome DNA Extraction)

방법 A. 유기용매를 이용한 추출법

1. 시약

□ ① 용해완충액 Lysis Buffer

10 mM Tris-HCl, pH 8.0

100 mM EDTA, pH 8.0

0.5% SDS

20 μg/mL Pancreatic RNase

□ ② PBS (pH 7.4) without Calcium

NaCl (8.07 g), KCl (0.201 g), Na_2HPO_4 (1.15 g), KH_2PO_4 (0.204 g)

최종 1.0 L가 되도록 ddH_2O에 녹이고 pH 7.4로 적정

□ ③ ACD solution

Citric acid (4.8 g),

Sodium citrate (13.2 g), Glucose (14.7 g)

최종 1.0 L가 되도록 ddH_2O에 녹인다.

□ ④ TE buffer

10 mM Tris-Cl, pH 8.0, 1 mM EDTA

□ ⑤ Proteinase K (20 mg/mL)

단백질 분해 효소의 하나로 냉동 보관한다. 반드시 1% 이하의 SDS와 함께 사용되며 적정 반응 온도는 50~60℃이다.

2. 방법

1) 조직이나 배양세포를 채집(harvest)하여 용해 완충액(lysis buffer)을 더한다.

(1) 혈액으로부터의 추출

전혈로부터 백혈구를 분리한 뒤에 1 volume의 PBS를 더하고 실온, 1,500 rpm에서 원심분리하여 상층액을 버리고 15 mL의 ACD (Acid Citrate Dextrose) 용액에서 재부유(resuspension) 한다. 섭씨 37℃에서 1시간 숙성한 뒤에 Step 2로 진행한다.

(2) 냉동혈액으로부터의 추출

얼린 혈액을 섭씨 22℃의 수탕에서 녹인 뒤에 새로운 tube에 옮기고 동량의 PBS를 더한다. 실온, 1,200 rpm에서 15분간 원심분리한다. 용혈된 적혈구가 포함된 상층액을 버린 뒤에 침전된 백혈구를 15 mL의 ACD 용액으로 재부유한다. 섭씨 37℃에서 1시간 숙성한 뒤에 Step 2로 진행한다.

(3) 단층배양세포로부터의 추출

추출배양용기의 배지를 제거하고 ice-cold PBS로 2회 세척한 다음 10~15 mL의 ice-cold PBS를 더한 뒤에 조심스럽게 cell Scraper로 세포를 채집하여 Falcon tube에 모은다. 섭씨 4℃, 1,000 rpm에서 10분간 원심분리하여 상층액을 버리고 PBS로 재부유한 뒤 섭씨 4℃, 1,000 rpm에서 다시 10분간 원심분리를 반복한다. TE buffer로 4×10^7 cells/mL 되게 재부유한 뒤에 부유액 1 mL당 용해 완충액(lysis buffer)을 9 mL 더한 다음 37℃에서 1시간 숙성한 뒤에 Step 2로 진행한다.

(4) 부유 배양 세포로부터의 추출

섭씨 4℃, 1,000 rpm에서 10분간 원침하여 세포를 모으고 1 volume의 ice-cold PBS로 두 차례 세척한다. 다시 섭씨 4℃, 1,000 rpm에서 10분간 원침하여 세포를 모으고 TE buffer로 4×10^7 cells/mL 되게 재부유한 뒤에 부유액 1 mL당 용해 완충액(Lysis buffer)을 9 mL 더한 다음 37℃에서 1시간 숙성한 뒤에 2번으로 진행한다.

2) Proteinase K (20 mg/mL in ddH_2O)를 100 μg/mL 농도가 되도록 용해된 세포에 더해 잘 혼합한다.

3) 섭씨 50℃ 수탕에서 2~4시간 숙성한다. 20분 간격으로 잘 흔들어 준다.

4) 실온에서 식힌 뒤에 원심분리관(centrifuge tube)에 옮긴 다음 1 volume의 0.5 M Tris-buffersaturated phenol (pH 8.0)을 더하고 조심스럽게 혼합한다.

5) 실온, 6,000×g에서 15분간 원심분리한 후 상층액을 피펫(shearing을 막기 위해 입구가 커야함)으로 새로운 원심분리관에 조심스럽게 옮긴다.

6) 단백 및 세포 잔해를 최대한 제거하기 위해서는 4번과 5번의 Phenol 추출 과정을 2~3회 반복한다. phenol 대신에 phenol/Chlorform (1:1)을 사용할 수도 있다.

7) 0.5 volume의 7.5 M ammonium acetate 또는 0.15 volume의 Sodium acetate (pH 5.2)를 용액에 더하고 2~2.5 volume의 100% 차가운(냉장보관) ethanol이 들어있는 tube에 조심스럽게 옮긴다. 침전되어 있던 DNA가 부유할 때까지 실온에 15~30분간 방치하는데, 이때 tube를 vortex 하거나 뒤집으면 안 된다.

8) 부유하는 DNA를 조심스럽게 glass hook (알코올램프로 Pasteur Pipette 끝을 봉한 후 갈고리모양으로 만든다)로 건져낸다. DNA가 조각나 있으면 섭씨 4℃, 5,000×g에서 5분간 원심분리한 후 70% ethanol, 4 mL로 세척하여 vacuum dry로 말린다.

9) TE buffer (1 mL/4×10^7 cells)로 DNA를 녹인다(분자량이 크기 때문에 시간이 많이 걸린다. 37℃에 2~3시간 흔들어 주거나 실온에서 overnight 하여야 한다).

10) Spectrophotometer로 260과 280 nm 파장에서 OD값을 측정하여 DNA의 순도와 양을 평가한다.

순수한 DNA는 A260/A280 비가 1.85에서 2.0 사이이며 1.75 이하인 경우에는 단백이 많이 혼합되어 있음을 의미하므로 남아있는 단백을 제거하기 위해서 0.5% SDS를 더하고 Step 2부터 Step 10까지를 반복한다. 분리한 DNA는 냉동(-20℃)에 보관한다. DNA의 크기와 순도를 평가하는 다른 방법으로 아가로스 겔(0.3~0.8%) 전기영동법을 이용하는 방법도 있다. 또한 최근에는 바이오분석기를 통한 정확하고 쉬운 방법들이 개발되고 있다.

방법 B. 백혈구로부터 추출

백혈구 WBC로부터 genomic DNA의 추출 및 정제(1×10^7 cell 이상)를 하는 것으로 널리 사용된다(10^8 이하의 WBC를 대상. 그 이상의 세포는 보관).

1. 시약

- ☐ ① Lysis buffer
- ☐ ② 10% SDS
- ☐ ③ Proteinase K
- ☐ ④ Saturate NaCl
- ☐ ⑤ Pasteur pipette
- ☐ ⑥ T.E buffer

2. 방법

1) 앞에서 분리한 WBC pellet에 3.6 mL의 lysis buffer (10 mM Tris, 2 mM EDTA, 400 mM NaCl)와 10% SDS 0.4 mL (1/10 vol.)을 첨가하여 잘 혼합한다.
2) 위 1)번에 Proteinase K (10 mg/mL) 100 μL 첨가한 다음 55℃ Water bath에서 3시간 이상 incubation 한다. 혼합할 때 거품이 나지 않도록 주의하고 완전히 섞이도록 오래 혼합한다.
3) 덩어리가 완전히 녹아 없어진 것을 확인한 후 saturated NaCl을 1 mL 첨가하여 강하게 15초간 혼합시킨 다음 4℃, 2,500 rpm으로 15분간 원심분리시킨다.
4) 원심분리 후 상층액만 조심스럽게 새로운 tube에 옮긴 다음 100% ethanol을 2 vol. 되도록 첨가한다(필요에 따라서 3 M Sodium acetate를 1/10 vol. 되도록 첨가한다).
5) DNA 가닥이 침전된 것이 확인되면, 준비된 pasteur pipette으로 DNA 가닥을 건져내어 70% ethanol로 씻어준다. 알코올램프로 파이펫 끝을 봉한 후 갈고리모양으로 만든다.
6) 깨끗해진 DNA를 공기 중에서 5분 정도 건조시킨 후, 200 μL의 D.W.나 TE buffer에 녹인다(37℃에서 2~3시간 흔들어 주거나 실온에서 overnight 한다).

방법 C. 회전분리법을 이용한 추출

Qiagen사의 genomic DNA miniprep kit을 이용하며 200 μL의 whole blood에서 3~12 μg의 DNA 수거효율을 갖는다.

1. 시약

☐ ① Protease stock solution

용해된 protease는 2~8℃에서 2달간 보관 가능하며 -20℃에 보관할 경우 더 장기간 보관할 수 있다. 이런 이유로 protease를 소량씩 분주하여 보관한다.

☐ ② Buffer AL

사용하기 전에 혼합 완충액을 잘 흔들어 섞어주고 실온에서 보관할 경우 1년 동안 안정하다. 이 완충액에 protease를 직접 처리하지 않도록 주의한다.

☐ ③ Buffer AW1

처음 사용하기 전에 적당량의 ethanol (96~100%)을 아래와 같이 섞어준다. 이 완충액은 완전히 밀폐시켜 실온에서 보관할 경우 1년간 안정하다.

Kit size	AW1 concentrate	Ethanol	Final volume
50	19 mL	25 mL	44 mL
250	95 mL	125 mL	220 mL
1,000	175 mL	230 mL	405 mL

☐ ④ Buffer AW2

처음 사용하기 전에 적당량의 ethanol (96~100%)을 아래와 같이 섞어준다. 이 완충액은 완전히 밀폐시켜 실온에서 보관할 경우 1년간 안정하다.

Kit size	AW2 concentrate	Ethanol	Final volume
50	13 mL	30 mL	43 mL
250	66 mL	160 mL	226 mL
1,000	127 mL	300 mL	427 mL

☐ ⑤ Absolute ethanol

☐ ⑥ Buffer AE

10 mM Tris, 0.5 mM EDTA, pH 9.0

2. 방법

1) Qiagen protease또는 proteinase K 20 μL를 1.5 mL microcentrifuge tube 바닥에 넣는다.

2) Whole blood 200 μL를 1)에 넣어주되, 양이 안 되면 PBS로 그 양을 채운다.

☞ QIAamp spin column은 시료 내 DNA와 RNA가 존재할 때 동시에 분리한다. RNA는 몇 가지 down stream 효소반응을 저해할 수 있어 RNAfree genomic +DNA가 요구된다면 20 μL의 RNAase A (20 mg/mL)를 완충액 AL 첨가 전에 처리할 수도 있다.

3) AL buffer 200 μL를 sample에 넣고, 15초간 vortex 한다.

☞ 효과적인 lysis를 위해 반드시 고르게 섞어준다. 시료량이 200 μL 이상이면 protease양을 적당히 높여준다. eg) 400 μL의 시료, 40 μL protease, 400 μL 완충액 AL 시료량이 400 μL 이상이면 Qiagen Blood midi나 Maxi coumn을 사용해 1~2 mL 또는 5~10 mL의 시료로부터 DNA를 추출할 수 있다. Protease를 직접 AL buffer에 첨가하지 않도록 주의한다.

4) 56℃ 에서 10분 incubation 한다.

☞ 이 반응시간 동안 DNA yield가 가장 높아진다. 10분 이상 incubation하면 yield나 질이 떨어진다. 잠재적으로 감염성이 있는 물질은 95℃ 에서 15분간을 더 incubation해 불활성화시키기도 하는데 그럴 경우 그 높은 온도로 인해 DNA가 분해될 수도 있다.

5) Sample 꺼내서 잠깐 원심분리하여 spin down 시킨다.

6) Absolute ethanol 200 μL를 sample에 첨가하고 15초 vortex 후 잠깐 원심분리하여 spin down 시킨다.

☞ ethanol의 양은 sample의 양에 비례한다.

7) Qiagen spin column에 6)의 sample을 넣고 6,000×g (8,000 rpm)에서 1분간 원심분리한 후 새 2 mL collection tube로 바꾼다.

☞ 원심분리하는 동안 spin column을 밀착시켜 aerosol이 형성되지 않도록 한다. 원심분리 속도가 DNA yield나 순도에 영향을 미치지는 않지만 원심분리 시 잡음을 제거하려면 6,000 rpm에서 수행하는 것이 좋다.

8) AW 1 buffer 500 μL를 column에 넣고, 다시 6,000×g (8,000 rpm)에서 1분간 원심분리한 후 새 2 mL collection tube로 바꾼다.

☞ 시료의 양이 200 μL 이상이라도 완충액 AW1의 부피를 늘릴 필요는 없다.

9) AW 2 buffer 500 μL를 넣고 20,000×g (14,000 rpm)에서 3분간 원심분리 한다(필요하면 2번 반복하고, 그 filtrate가 column에 닿지 않도록 한다).

☞ 완충액 AW2가 남아있으면 elution 과정에서 문제를 일으킬 수도 있다. 원심분리 시 감속과정에서 rotor 흔들림으로 spin column에 완충액이 닿거나 혹은 rotor로부터 collection tube와 column을 꺼내다 완충액에 column이 닿을 수 있다. 이런 경우엔 spin column을 새 collection tube로 옮겨 다시 한 번 1분간 원심분리한다.

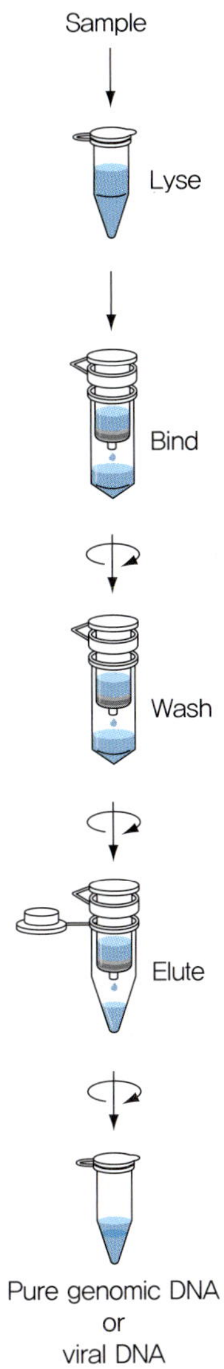

그림 2-3. 원심분리를 이용한 분리

10) Qiagen spin column을 1.5 mL microcentrifuge tube에 끼우고 AE buffer 또는 D.W. 200 μL 를 넣은 후 1분간 실온에서 incubation 후 6,000×g (8,000 rpm)에서 1분간 원심분리한다.

☞ 실온에서 5분간 incubation 하면 DNA yield가 더 증가한다. 두 번째 elution 과정에서 yield가 15% 이상 더 증가한다. elution volume을 200 μL 이하로 낮추면, 최종 농도는 증가하지만 총 DNA yield는 감소한다. DNA의 acid hydrolysis를 막고 장기간 보관하려면, 완충액 AE에 elution 해 -20℃에 보관한다.

11) Spectrophotometer로 260과 280 nm 파장에서 OD값을 측정하여 DNA의 순도와 양을 평가한다.

[참고 1] DNA의 정량

DNA는 260 nm 파장에서 최고의 흡광도를 보이며 1 A260 Unit가 ds-DNA는 50 μg/mL, ss-DNA는 33 μg/mL, ss-RNA는 40 μg/mL, Oligomer는 25~35 μg/mL의 농도를 나타낸다. 유사 파장에서 간섭 가능한 물질로는 단백질, phenol 등이 있는데 이들은 UV range내 280 nm에서 최고 흡광도를 보인다. 간섭물질이 없을 때의(순수한) ds-DNA는 A260/A280 비가 1.7 이상이며 ss-DNA, RNA 는 1.8 이상의 값을 보인다.

Elution volume (μL)	Yield (μg)	Yield (%)	DNA concentration (ng/μL)
200	6.8	100	34
150	6.51	95	43.4
100	6.25	92	62.5
50	5.84	86	116.8

1. D.W. 1 mL를 tube에 담고 blank용으로 두 개 tube에 같은 D.W.를 담아둔다. DNA 희석용 D.W.와 blank용 D.W.는 같은 병의 것이어야 한다.
2. Yellow tip 끝을 잘라 구멍을 크게 한다. 이 tip을 이용하여 담아 놓은 tube 속의 D.W.를 5 μL 흡입한다. tip 위에 가는 펜으로 5 μL의 눈금을 표시한다. D.W.를 버리고 눈금까지 DNA를 취한다. 5 μL가 제거된 D.W. tube (995 μL)에 5 μL의 DNA를 넣고 잘 혼합한다.
3. D.W. blank로 260 nm에서 영점을 맞추고 test beam의 cuvette을 D.W.로 씻은 후 검체를 잘 혼합하여 cuvette에 넣고 260 nm와 280 nm에서 흡광도를 읽는다. A260/A280의 비가 1.7 이상이면 A260의 값에 10을 곱한 값이 DNA의 농도이며 단위는 μg/mL이다.

☞ DNA는 OD260 1.0이 50 μg/μL의 농도이므로 DNA solution 5 μL를 D.W. 995 μL로 희석(200배)하여 OD를 측정하면
O.D. × 50 ug/mL × 200 (희석배수) = OD × 10,000 μg/mL = OD × 10 μg/μL

1 A260 unit of double stranded DNA	50 μg/mL
1 A260 unit of single stranded DNA	33 μg/mL
1 A260 unit of single stranded RNA	40 μg/mL

[참고 2]

전혈로부터 백혈구를 분리하는 방법

적혈구용해법, 비중법, 또는 Dextran saline법을 주로 이용한다.

방법 A. 적혈구용해분리(RBC lysis)법

[방법]

1) 말초혈액(PB) 5 mL이나 골수(BM) 1 mL를 50 mL sorval centrifuge Tube에 옮기고 25 mL의 0.2% NaCl을 가하여 30초간 혼합하여 RBC를 용혈시킨다. 저장액이므로 너무 오래 방치하여 백혈구가 손상되지 않도록 한다.
2) 1.5% NaCl 25 mL를 가하여 혼합, 등장액으로 만들어 WBC의 파괴를 방지한 후 2,000 rpm, 10분간 원침한다. 백혈구와 RBC debris가 침전한다.
3) 상층액을 suction을 이용하여 조심스럽게 제거한다.
4) 노르스름한 pellet (WBC)만 남을 때까지 1, 2, 3의 과정을 되풀이한다. 세 번이면 충분하다.
5) 바로 사용하지 않을 때는 pellet을 한 tube에 모으고 saline으로 부유한 후 다시 원침한다. IMDM/20% FBS 1 mL로 재부유하고 여기에 1 mL의 IMDM/20% DMSO를 서서히 가하여 혼합하고 이를 cryotube에 옮겨 액체질소통에 보관한다.

방법 B. 비중액(Histopaque) 사용법

[방법]

1) Heparin 처리된 전혈을 50 mL conical tube에 옮기고 동량의 Saline으로 희석한다. 여러 번 천천히 흔들어 충분히 희석되도록 한다.
2) 동량의 비중액(SG=1.119)이 들은 50 mL tube에 희석된 혈액을 조심스럽게 중첩한다(전혈 : saline : 비중액 = 1 : 1 : 1).
3) 4℃, 1,800 rpm (700×g)에서 20분간 원심분리한다.
4) 비중액과 plasma층의 경계층에 WBC가 모여 있는 것을 확인하고 Pasteur pipette을 이용하여 plasma층을 조심스럽게 제거한 후 WBC층을 최대한 취하여 15 mL conical tube에 옮긴다.
5) Saline을 10 mL 이상 가하여 혼합하고 2,000 rpm에서 10분간 원침한다. 바로 사용하지 않을 경우 RBC lysis법의 5와 같은 방법으로 보관한다.

비중액(histopaque 1.077)에 의한 분리(주로 사용)

1. 재료

Blood, heparin, PBS, Ficol, conical tube 50 mL, Paesteur pipette

2. 방법

① Heparin tube에 들어있는 10 mL의 전혈을 4℃, 2,500 rpm으로 10분간 원심분리하여 중간층의 buffy coat (백혈구, 혈소판)를 분리한다.

② 1X PBS를 5~7 mL 첨가하여 앞에서 분리한 buffy coat와 잘 혼합한다.

③ Ficoll (1.077 : lymphocyte/ 1.119 : leucocyte) 4.5 mL에 buffy coat 혼합액을 layering을 해준 다음 4℃, 2,500 rpm으로 20분간 원심분리한다.

④ 원심분리 후 Ficoll층과 plasma층 사이의 lymphocyte층을 조심스럽게 따낸다.

⑤ 1X PBS 7~8 mL을 첨가하여 잘 섞어준 다음 4℃, 2,500 rpm으로 15분간 원심분리한다(적혈구가 없어질 때까지 2~3번 반복해서 washing 한다).

⑥ 분리된 WBC pellet에서 DNA를 분리한다.

방법 C. 5% Dextran saline법

Dextran은 긴 탄수화물 중합체로서 RBC들을 서로 엉기게 하여 무거워져 이 때문에 원래의 침강속도보다 훨씬 빠르게 침전시킨다.

1. 시약

☐ ① Cold D.W. and cold 1.8% NaCl

☐ ② PEB buffer (8.47 g NaCl : 3.69 g Na2HPO4 : 3.35 g EDTA in 1 L D.W. pH 7.2)

☐ ③ 5% Dextran solution : 5 g Dextran (Sigma D-5251) in 100 mL of PEB buffer

☐ ④ 10% SDS (sodium dodecylsulfate)

☐ ⑤ Proteinase K (20 mg/mL)

☐ ⑥ WBC Lysis buffer (10 mM Tris, pH 7.6, 50 mM NaCl, 10 mM EDTA)

☐ ⑦ Ethanol, 70% Ethanol

2. 방법

검체 : EDTA-PB (10^7 WBC 이상), EDTA-BM (1~2 mL)

1) 10 mL 전혈에 3 mL의 5% dextran을 가하고 충분히 혼합한 후 실온에 20분간 세워둔다. RBC는 끼리끼리 뭉쳐 빨리 침강하고 WBC는 아직 침강하지 못하고 plasma층에 남아 있다.

2) Plasma층을 조심스럽게 취해 새 tube에 옮기고 1,500 rpm, 5분간 원침한다.

3) Pellet에 6 mL의 cold DW을 가하고 10초간 혼합하고 바로 동량의 cold 1.8% NaCl을 가하여 혼합한다. cold D.W.를 가하고 너무 오래(20초 이상) 방치하면 WBC도 파괴된다. 만약 시약들이 차갑지 않으면 RBC lysis가 완벽히 일어나지 않으므로 항상 얼음에 놓고 사용하도록 한다.
4) 1,800 rpm, 5분간 원침한다.
5) 상층액을 버리고 pellet을 관찰하여 노르스름한 WBC만 보일 때까지 되풀이한다(보통 1~2회 정도면 깨끗한 pellet을 얻을 수 있다.).

II. 플라스미드 DNA 추출(Plasmid DNA Extraction)

방법 A. 알칼리 방법에 의한 Plasmid DNA의 추출 및 정제

이 방법은 CsCl를 이용한 원심분리 방법과 비교하여 간단하고 신속하며 비용이 적게 든다. 소량부터 대량의 plasmid DNA의 추출이 모두 가능하다. 알칼리에 의해서 plasmid 및 choromosomal DNA가 변성(denaturation)되는 성질을 이용하는 방법으로, 변성된 DNA 용액을 중화시켜서 선택적으로 plasmid DNA를 renaturation한 뒤에 추출 · 정제한다.

1. 시약

□ ① LB (Luria-Bertaini) Medium (per liter)

10 g Bacto-tryptone

5 g Bacto-yeast extract

5 g NaCl

* 2 N NaOH로 pH 7.5로 적정하고 autoclave 하고 섭씨 50℃ 이하로 식으면 항균제를 첨가한다.

□ ② TE Buffer

10 mM Tris-HCl, pH 8.0

1 mM EDTA

□ ③ Lysis Buffer

25 mM Tris-HCl, pH 8.0

10 mM EDTA

50 mM Glucose

□ ④ Denatuing Solution

0.2 N NaOH

1% SDS

□ ⑤ Potassium Acetate Solution (pH 4.8)

5 M potassium acetate 120 mL에 23 mL의 glacial acetic acid와 57 mL의 ddH_2O를 더해 200 mL의 용액을 만든다. 사용 전까지 ice-cold 상태로 보관해야 한다.

□ ⑥ DNase-Free RNase A

pH 7.5의 10 mM Tris-HCl과 15 mM NaCl로 10 mg/mL의 RNase A 용액을 만든다. 섭씨 100℃에서 10분간 가열하고 실온에서 서서히 식힌다.

□ ⑦ TE-Saturated Phenol/Chlorform

섭씨 65℃의 수탕에서 phenol crystal을 간헐적으로 흔들면서 녹인 다음 녹은 phenol과 동량의 TE buffer를 섞어 실온에서 분리될 때까지 방치한다. 아래층의 phenol phase를 동량의 chlorform : isoamyl alcohol (25 : 24 : 1)과 혼합한다.

□ ⑧ Chlorform : Isoamyl Alcohol (24 : 1)

□ ⑨ Ethanol (100% and 70%)

2. 방법

1) 단일 균주(single colony) 또는 10 μL의 냉동세포(해당 plasmid를 함유한)를 5 mL의 LB 배지에 접종(inoculation)하고 섭씨 37℃의 shaking incubator나 rolling drum incubator에서 12~16시간 동안 키운다.
2) 원심분리관(microcentrifuge tube)에 옮기고 10,000×g에서 2분간 원심분리한 뒤에 상층액을 버리고 관을 뒤집어 paper towel에 놓고 cell pellet을 4분간 말린다.
3) 섭씨 4℃의 용해완충액(lysis buffer)을 0.1 mL 넣어 2분간 vortex하여 pellet을 재부유하도록 한다. 실온에서 5분간 숙성한다.
4) 0.2 mL의 막 준비된 denaturing solution을 더하고 조심스럽게 원심분리관(microfuge tube)을 뒤집으면서 섞는다(이때 vortex를 하면 절대 안 된다.). 얼음 위에서 5분간 방치하여 숙성한다(이 과정에서 plasmid 및 chromosomal DNA가 denaturation 된다).
5) 0.15 mL의 ice-cold potassium acetate solution을 첨가하고 약 20초간 조심스럽게 원심분리관을 뒤집어서 섞고 얼음 위에서 5분 동안 방치한다. 이 과정은 선택적으로 plasmid DNA Renaturation하는 과정이다. 부분적으로 renaturation 된 Chromosomal DNA는 단백질과 결합하게 되므로 이후의 Phenol/chlorform extraction 과정에서 제거된다.
6) 12,000×g에서 5분간 원심분리한 뒤에 상층액을 조심스럽게 새 원심분리관(microfuge tube)에 옮긴다.
7) RNase A (DNase-free)를 최종 농도 20 μg/mL이 되도록 상층액에 더한 다음 섭씨 37℃에

서 20분간 숙성한다.

8) 동량의 TE-saturated phenol/chlorform을 원심분리관에 더하고 15초 동안 vortex 한다.
9) 12.000×g에서 4분간 원심분리한 다음 상층액을 새 원심분리관에 옮긴다.
10) 동량의 chlorform:isoamyl alcohol (24 : 1)을 더하고 1분간 vortex한다.
11) 12.000×g에서 4분간 원심분리한 다음 상층액을 새 원심분리관에 옮기고, 8번에서 10번의 과정을 반복한다.
12) 2~2.5배 부피의 100% ethanol을 더하고 조심스럽게 뒤집어서 섞는다. 섭씨 영하 80℃에서 20분간 혹은 영하 20℃에서 2시간 방치하여 plasmid DNA가 침전이 되도록 한다.
13) 12,000×g에서 4분간 원심분리하고 상층액을 버린다. 미리 차게 해 둔 70% ethanol 1 mL로 pellet을 조심스럽게 세척하고 약 20분간 진공으로 말린다.
14) 건조된 plasmid DNA를 25 μL의 TE buffer나 ddH_2O로 녹인다. 2~4 μL를 취해서 농도를 측정하고 사용 전까지는 섭씨 영하 20℃에 보관한다.

방법 B. CsCl Gradient 방법에 의한 Plasmid DNA의 추출 및 정제

이 방법은 앞에 기술한 알칼리 방법에 비해 복잡하고 시간과 비용이 많이 들며 세균의 large scale culture가 필요하다. 하지만 보다 순도가 높은 DNA를 얻을 수 있다는 장점이 있어서 sequencing을 위한 plasmid DNA 추출에 적합하다.

1. 시약

□ ① LB (Luria-Bertaini) Medium (per liter)

10 g Bacto-tryptone

5 g Bacto-yeast extract

5 g NaCl

* 2 N NaOH로 pH 7.5로 적정하고 autoclave하고 섭씨 50℃ 이하로 식으면 항균제를 첨가한다.

□ ② TE Buffer

10 mM Tris-HCl, pH 8.0

1 mM EDTA

□ ③ Lysis Buffer

25 mM Tris-HCl, pH 8.0

10 mM EDTA

50 mM Glucose

□ ④ Denatuing Solution

0.2 N NaOH

1% SDS

□ ⑤ Potassium Acetate Solution (pH 4.8)

5 M potassium acetate 120 mL에 23 mL의 glacial acetic acid와 57 mL의 ddH_2O를 더해 200 mL의 용액을 만든다. 사용 전까지 ice-cold 상태로 보관해야 한다.

□ ⑥ Isopropanol

□ ⑦ Ethanol (100% and 70%)

2. 방법

1) 단일 균주(single colony) 또는 100 μL의 냉동세포(해당 plasmid를 함유한)를 200 mL의 LB 배지에 접종(inoculation)하고 섭씨 37℃의 shaking incubator나 rolling drum incubator에서 12~16시간 동안 키운다.
2) 원심분리관(centrifuge tube)에 옮기고 섭씨 4℃, 9,000×g에서 5분간 원심분리한 뒤에 상층액을 버리고 관을 뒤집어 paper towel에 놓고 cell pellet을 5분간 말린다.
3) 섭씨 4℃의 용해완충액(lysis buffer)을 0.1 mL 넣어 4분간 vortex하여 pellet을 재부유하도록 한다. 실온에서 10분간 숙성한다.
4) 10 mL의 막 준비된 denaturing solution을 더하고 조심스럽게 원심분리관을 뒤집으면서 섞는다(이때 vortex를 하면 절대 안 된다). 얼음 위에서 6분간 방치하여 숙성한다.
5) 7.5 mL의 ice-cold potassium acetate solution을 첨가하고 약 30초간 조심스럽게 원심분리관을 뒤집으면서 섞고 얼음 위에 6분 동안 방치한다.
6) 섭씨 4℃, 10,000×g에서 10분간 원심분리한 뒤에 상층액을 조심스럽게 새 원심분리관(microfuge tube)에 옮긴다.
7) 0.8 volume의 isopropanol을 더해서 잘 섞고, 15분간 실온에 방치하여 침전이 되도록 한다.
8) 섭씨 4℃, 11,000×g에서 15분간 원심분리한 뒤에 상층액을 버리고 pellet을 미리 차게 해둔 70% ethanol 6 mL로 세척하고 20분간 진공으로 말린다.
9) 건조된 plasmid DNA를 4 mL의 TE buffer나 ddH_2O로 녹인다. CsCl gradient 원심분리에 사용할 때까지 섭씨 4℃로 보관한다.
10) DNA sample의 양을 정확하게 측정한다. Sample 1 mL당 1g의 CsCl (solid)를 더하여 섭씨 30℃로 데워 녹인 다음 잘 혼합한다.
11) 10 mg/mL 농도의 EtBr (ethidium bromide)을 DNA/CsCl 용액 5 mL당 0.35 mL의 비율로 더하고 바로 조심스럽게 혼합한다. 혼합 용액의 최종 밀도(density)는 1.55~1.60 g/mL이

되어야 한다.

12) 실온 8,000 rpm에서 6분간 sorvall SS34 rotor로 원심분리한다.

13) 찌꺼기 아래의 DNA-CsCl층(맑고 적색을 띰)을 Pasteur Pipette을 이용해서 “Quick-seal” ultracentrifuge tube (Beckman)에 조심스럽게 옮긴다.

14) Sealing machine을 켜고 5분간 예열한 뒤, tube를 metal Sealing plate에 올려놓는다. metal cap으로 각각의 tube를 덮은 뒤에 가열된 sealing rack 바로 아래에 tube를 하나씩 놓고 30~60초간 metal cap을 눌러 봉한다. 신속하게 tube를 cold metal strip으로 옮겨 1~2분간 cap을 눌러 완전히 tube를 봉하고 cap을 제거한다.

15) Cap과 metal adapter를 각각의 봉한 tube에 부착하고 Ultra-Centrifugation을 위해 균형을 맞춘다.

16) 섭씨 20℃, 45,000 rpm에서 16시간(VTi65), 45,000 rpm에서 48시간(Ti50), 또는 60,000 rpm에서 24시간(Ti65) 동안 CsCl Density gradient 원심분리를 시행한다(낮은 온도에서는 CsCl 침전이 생기거나 밀도가 감소하므로 섭씨 4℃에서 원심분리하면 안 됨에 유의).

17) 원심분리를 멈추고 조심스럽게 원심분리관을 rotor에서 꺼내고 Plastic rack에 놓는다. 장파장 UV light (360 nm)를 이용해 Supercoiled plasmid DNA band를 확인한다.

18) DNA를 분리하기 위해서 원심분리관을 ringstand rack에 고정하고 360 nm 파장의 UV로 확인한 DNA band 영역의 한쪽을 Ethanol로 닦아 말리고 scotch tape을 붙인 다음 다시 ethanol로 닦아 말린다. 서서히 조심스럽게 16~20게이지 바늘이 부착된 주사기로 원심분리관을 puncture한 후에 DNA를 흡입하고 바늘을 제거한 뒤에 분리한 DNA를 새로운 tube에 옮긴다. DNA 분리가 끝난 원심분리관의 나머지 용액은 특수 용기에 버린다.

19) DNA sample에 1 volume의 isopropanol을 더하고 수차례 조심스럽게 뒤집으면서 섞은 다음 중력에 의해 분리되도록 하여 EtBr을 추출해낸다. 위층의 isopropanol에 포함되므로 pipette으로 제거하면 된다. 아래층은 약간의 EtBr과 DNA-CsCl을 포함하게 된다. 분홍빛이 사라질 때까지 4~5회 이 과정을 반복한다.

20) 아래층의 용액을 새 원심분리관에 옮겨 2 volume의 TE buffer를 더해 희석하고 다시 미리 차게 해 둔 100% ethanol을 2 volume 더하여 섭씨 영하 20℃에서 5시간 방치하여 침전이 되도록 한다(영하 80℃에서는 CsCl이 침전됨에 유의).

21) 섭씨 4℃, 12,000×g에서 15분간 원심분리하고 pellet을 진공으로 15분간 말린다. 200 μL의 TE buffer로 조심스럽게 재부유한다.

22) 19번 과정을 반복하여 CsCl을 재추출한다.

23) 섭씨 4℃, 12,000×g에서 15분간 원심분리하고 DNA pellet을 5 mL의 70% ethanol로 세척하고 진공으로 15분간 말린다. 100~200 μL의 TE buffer로 조심스럽게 재 부유한다. DNA를 정량하고 영하 20℃에 보관한다.

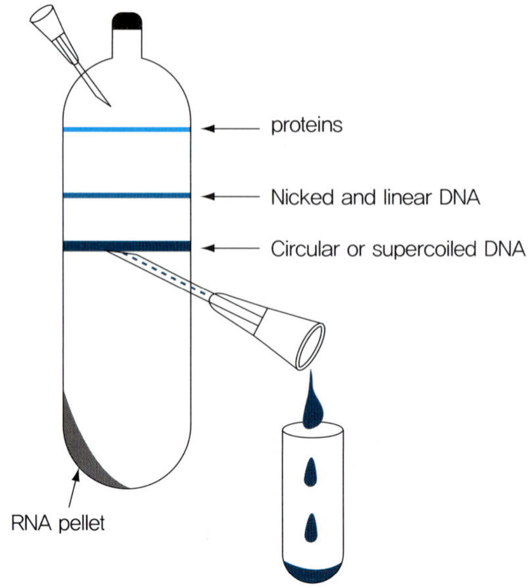

그림 2-4. CsCl 밀도구배(density gradient)를 이용한 초원심분리 후 분리된 Plasmid DNA층을 UV 조사기로 확인할 수 있다.

방법 C. 상품을 이용한 분리법(QIAGEN plasmid mini kit)

PCR product가 성공적으로 cloning 됐는지의 여부를 확인하고 sequencing에 필요한 최소한의 template를 얻기 위하여 재조합 균주를 소규모로 배양하고 이로부터 적당한 양의 plasmid를 분리하도록 한다(mini-preparation). Plasmid의 mini-prep.에는 대표적으로 'alkaline lysis' 방법과 'boiling' 방법이 이용되는데 여기서 활용될 QIAGEN kit는 alkaline lysis 방법을 기초로 한 것이다. 이것은 plasmid가 supercoil의 형태로 존재하는 데 반해 bacterial chromosome은 크고 non-supercoil의 형태로 존재하는 conformation의 차이를 이용하여 plasmid를 분리해내는 방법이다. 즉, cell extract를 pH 12~12.5로 처리해 주면 nonsupercoiled DNA는 수소결합이 파괴되고 그 결과 이중가닥이 풀리지만(alkaline lysis) 작고 형태적으로 밀착되어 있는 supercoil 형태의 plasmid는 크게 영향받지 않는다. 이 cell extract에 다시 산(acid)을 가하면 polynucleotide 가닥의 갑작스런 reaggregation으로 nonsupercoil 형태의 bacterial chromosome은 나머지 cell debris와 함께 하얀색의 덩어리로 뭉쳐진다. 반면 supercoiled plasmid는 투명한 상층액에 그대로 용해된 채로 남아있으므로 이를 원심분리하면 plasmid를 얻어낼 수 있다.

1. 시약

☐ ① LB broth

□ ② P1 buffer (Resuspension Buffer)

100 μg/mL RNase A, 50 mM Tris-HCl, 10 mM EDTA, pH 8.0

RNase A를 넣은 후 4℃에서 보관

□ ③ P2 buffer (Lysis Buffer)

200 mM NaOH, 1% SDS

□ ④ P3 buffer (Neutralization Buffer)

3 M KOAc, pH 5.5

4℃에서 보관

□ ⑤ QBT buffer (Equilibration Buffer)

750 mM NaCl, 50 mM MOPS, 15% EtOH, pH 7.0

0.15% Triton X-100

□ ⑥ QC buffer (Wash Buffer)

1 M NaCl, 50 mM MOPS, 15% EtOH, pH 7.0

15% EtOH

□ ⑦ QF buffer (Elution Buffer)

1.25 M NaCl, 50 mM Tris-HCl, 15% EtOH, pH 8.5

□ ⑧ QIAGEN-tip

□ ⑨ TE buffer

2. 방법

1) LB agar plate상의 흰색 single colony를 골라 ampicillin이 포함된 5 mL의 LB broth에 옮긴다.
2) 37℃에서 shaking하며 overnight으로 incubation 시킨다.
3) 1.5 mL의 배양액을 새로운 tube에 옮긴다.
4) 상온에서 13,000 rpm으로 2분간 원심분리한 후, 상층액을 제거한다. 3~4번 step을 한 번 더 반복한다.
5) Bacterial pellet에 300 μL의 P1 buffer를 넣고 resuspension 시킨다. cell clump가 남지 않도록 한다.
6) 여기에 다시 300 μL의 P2 buffer를 넣고 잘 섞은 후, 상온에서 5분간 incubation 시킨다. genomic DNA가 끊어질 수 있으므로 거칠게 섞거나 vortex 하지 않는다. P2에는 SDS가 포함되어 있어 차가운 실온에서는 하얀 침전이 형성되기도 한다. 이런 경우에는 사용 전에 buffer를 따뜻하게 해준다. P2의 NaOH는 공기 중의 CO_2와 화학반응을 할 수 있으므로 공기 중에 오래 노출되지 않도록 사용 직후 반드시 뚜껑을 닫도록 하고 만약 장시간 공기에 노출되었을 때는 stock solution으로부터 buffer를 새롭게 마련한다. SDS는 세포 내 단백질을

denature시키고 NaOH에 의해 조성된 alkaline condition은 chromosomal DNA를 denature 시킨다. 그러나 alkaline lysis 시간이 5분을 넘지 않도록 한다.

7) 차갑게 냉각시킨 P3 buffer 300 μL를 가하고, 곧 부드럽게 섞은 다음 얼음에서 5분간 incubation 시킨다. solution이 cloudy 하고 viscous 하게 된 P3의 acid와 고농도의 salt는 sample을 중화시키고 denature된 단백질과 chromosomal DNA, cell debris 그리고 SDS가 뭉쳐진 하얀 mass를 형성시킨다. 반면 작은 크기의 plasmid는 정확하게 reanneal 되어 용액상에 투명하게 용해된 채로 남아있게 된다.

8) 4℃에서 13,000 rpm으로 10분간 원심분리하고 상층액을 새로운 tube에 옮긴다. 일반적인 방법은 이후에 이 상층액을 P/C extraction 하여 남아 있는 단백질 등을 분리하고 이를 다시 EtOH 침강법으로 농축하는 것이지만 여기서는 column을 이용하여 DNA를 정제하도록 고안되어 있다. 상층액은 깨끗해야 한다. 만약 그렇지 않으면 또 한 번 원심분리하여 column에 불순물 등을 함께 거는 일이 없도록 한다.

9) 원심분리하는 동안, QIAGEN-tip 20을 1 mL의 QBT buffer로 equilibration 시키고 buffer가 특별한 외압 없이 중력에 의해 흘러내려 가도록 둔다.

10) 상층액을 QIAGEN-tip에 걸고 중력에 의해 흘러내리도록 한다. 이렇게 하면 DNA와 다른 불순물들이 모두 column에 결합된 채로 남아있게 된다.

11) 1 mL의 QC buffer로 QIAGEN-tip을 네 번 washing 한다. QC는 1 M NaCl을 함유하고 이 농도의 salt에서는 DNA를 제외한 불순물들이 제거된다.

12) 0.8 mL의 QF buffer로 DNA를 elution 해내고 이 용액을 새로운 tube에 모은다.

13) 0.7 vol.의 isopropanol (560 μL)을 가하고 잘 섞는다.

14) 상온에서 13,000 rpm으로 30분간 원심분리한다.
isopropanol로 DNA를 농축시킬 때 더욱 낮은 온도에서는 salt가 함께 침강될 수 있으므로 상온 조건에서 수행하는 편이 좋다.

15) 상층액을 버리고 DNA pellet을 70% EtOH로 washing 한 후, 공기 중에서 5분간 건조한다.
70% EtOH washing은 함께 침강된 salt를 제거할 뿐 아니라 남아 있는 isopropanol을 보다 휘발성이 좋은 EtOH로 대체해 DNA 건조를 유리하게 한다.

16) 적당한 volume의 TE buffer에 녹인다.

17) 정량을 실시한다.

18) 제한효소처리 및 전기영동을 실시하여 band를 확인한다.

〈문제점 해결안내 – Troubleshooting guide〉

1) DNA yield가 낮은 경우
대부분의 원인은 column의 overloading이 원인임.
culture volume을 줄여보거나 P1, P2, P3 solution의 양을 늘려본다.

2) Elute에 DNA가 없을 경우

elution buffer의 pH를 점검해보고 신선한 buffer로 교체해 본다.

3) Elute에 RNA가 포함된 경우

P1 solution의 양을 늘리거나 신선한 P1 solution을 사용한다.

4) DNA를 녹이기 힘들 경우

pellet을 overdry 시키지 않는다.

pellet 내에 residual ethanol이나 isopropanol이 남아있지 않은지 점검한다.

buffer의 pH가 acidic 하면 잘 녹지 않으므로 T. E buffer의 pH를 점검해 본다.

5) Elute에 genomic DNA가 포함된 경우 P2 buffer 첨가 후 mixing을 vigorous 하게 한 경우

lysis time을 너무 오래 한 경우 column이 overload인 경우 volume을 줄여본다.

culture를 너무 오래 한 경우 culture 하는 동안 cell이 lysis 될 수 있음.

6) Extra band가 보일 때

mutant가 생겼을 가능성이 있음 제한효소 등을 처리하여 확인해 본다.

plasmid 자체가 multimer인 경우 plasmid가 denature 된 경우 P2 solution 처리 후 5분 이상이 경과한 경우 종종 이와 같은 현상이 생김.

III. 형질전환기법(Transformation)

재조합된 plasmid DNA를 *E. coli*에 도입시키고 이어 재조합된 clone을 선택해내는 것은 분자 클로닝 cloning 실험에서 대표적인 과정에 해당한다. DNA의 도입에 있어서 도입하고자 하는 분자가 plasmid에서 유래했으면 이 과정을 'transformation'이라 하고 phage chromosome에서 유래하면 'transfection'이라고 부른다. 외부 DNA의 도입의 측면에서 모든 종류의 세균이 효율적인 것은 아니고 심지어 자연상태에서 일반적으로 잘 일어나지 않는다.

따라서 transformation이 보다 효율적으로 일어나도록 *E. coli*에 물리적, 화학적인 사전처리를 가하는 것이 보통인데 이렇게 처리된 상태를 'competent'라고 부르며 재조합된 DNA가 쉽게 세포 내부로 도입될 수 있도록 세포벽이 느슨하게 되어있다. 적절한 반응세포 competent cell을 만드는 가장 대표적인 방법 가운데 하나는 ice-cold $CaCl_2$를 처리한 후 잠시 열성쇽 heat-shock을 주는 것이다. 이렇게 해서 재조합 plasmid를 지닌 균주와 그렇지 않은 균주를 분리해내기 위해서는 이들 세포 혼합물을 고형 배지(solid-media)에 접종하여 단일 세포로 분산시킨 다음 적절한 방법으로 재조합 균주의 colony를 골라낸다. 여기에서는 pT7-Blue T-vector kit에 부속되어 이미 처리된 competent cell을 재료로 이용하는 방법과 competent cell을 직접 만드는 방법을 소개한다.

방법 A. pT7-Blue T-vector kit

1. 시약

□ ① NovaBlue competent cell (in 0.1 M $CaCl_2$)

competent cell은 -70℃에서 냉동보관되고 한 번 녹여서 사용한 후 다시 냉동시켜 사용할 수 있다. 하지만 냉동-용해(freeze-thaw) cycle이 반복될수록 transformation 효율은 몇 배씩 감소하므로 가급적 첫 번째로 cell을 녹였을 때 적당히 tube에 aliquot 하는 것이 좋다.

□ ② SOC medium

상온에서 녹인다.

□ ③ ligation sample

□ ④ X-gal agar plate

LB liquid media 1 L에 15 g의 agar를 넣고 autoclave 한다.

공기 중에서 이를 식히는 가운데 적절한 antibiotics를(이 실험의 경우, 최종농도가 각각 15 μg/mL과 15 μg/mL이 되도록 ampicilin과 tetracycline을 넣는다) 첨가하고 잘 섞은 후 이를 petridish에 부어 agar plate를 만든다. 이렇게 미리 만들어진 plate는 잘 sealing 하고 거꾸로 하여 4℃에서 보관한다.

차후 blue/white phenotype에 따른 colony screening을 할 경우의 실험이라면 transformation 혼합물을 뿌리기 30분 전쯤 40 μL의 X-gal용액(20 mg/mL in dimethylformamide)과 4 μL의 IPTG (200 mg/mL)를 뿌려서 멸균된 유리 spreader로 표면에 고르게 퍼뜨린 다음 37℃에서 말린다.

2. 방법

1) 얼음에서 적당한 수의 competent cell tube를 녹인 후, 부드럽게 섞어서 cell들을 고르게 부유시킨다.
2) 미리 얼음 위에서 차갑게 냉각시킨 tube에 competent cell을 100 μL씩 aliquot 시킨다.
3) 여기에 ligation sample을 1 μL씩 넣고 부드럽게 섞어준다.
4) tube를 얼음 위에서 30분간 놓아둔다.
5) tube를 42℃의 water bath에 정확히 40초간 담근 후(단 흔들지는 말 것) 다시 얼음에 2분간 박아 둔다.

$CaCl_2$가 어떤 이유로 transformation을 촉진시키는지 그 이유는 아직 밝혀져 있지 않다. 단지, $CaCl_2$가 DNA를 세포의 바깥면으로 침착시키거나 아니면 세포벽에 어떤 변화를 주어서

DNA의 결합을 촉진시키는 것이 아닌가 추측할 뿐이다. 그러나 DNA가 정작 competent cell 내부로 도입되는 것은 바로 이 heat shock에 의해서이다.

6) SOC medium을 각 tube에 900 μL씩 넣는다.

7) 37℃에서 200~250 rpm의 속도로 1시간 동안 shaking 해준다.
   이 시간은 bacteria가 자신의 상태를 회복하고 antibiotic에 대해 resistant 한 marker 유전자의 발현을 위해 필요하다.

8) 미리 준비된 agar-plate 표면에 transformation 된 sample을 50 μL씩 가하고 멸균된 spreader를 사용하여 골고루 도말한다.

9) plate를 10분간 방치하여 습기가 거의 흡수되도록 한 후, plate를 거꾸로 하여 37℃에서 overnight으로 incubation 시킨다.
   plate를 거꾸로 뒤집은 채로 배양하는 것은 contamination의 가능성을 극소화하고 습기로 형성된 물방울이 agar 표면에 떨어져 단일한 colony 형성에 방해가 되지 않도록 하기 위해서이다. colony는 12~16시간이 지나서 보이기 시작한다.
   X-gal은 lactose의 유사체로서 β-galactosidase의 기질로 활용된다. β-galactosidase가 X-gal을 가수분해하게 되면 푸른색의 침전을 내게 되는데 이 성질을 활용하여 재조합된 균주를 선택하게 된다. 즉, 대부분의 cloning 실험에서 사용되는 pUC 계열의 vector는 β-galactosidase의 일부를 coding 하는 lacZ'유전자를 갖고 있는데 이 유전자 내부영역에 multiple cloning site를 포함하고 있음에도 불구하고 product를 합성해 내는 데는 별지장이 없도록 구성되었다. 이 lacZ'a에서 만들어진 것과 host 자체에서 만들어진 나머지 β-galactosidase 부분은 서로 결합하여 완전한 β-galactosidase를 이루고(α-complementation) 결과적으로 푸른색 colony를 형성하게 된다. 그러나 vector의 multiple cloning site에 외부의 DNA가 삽입될 경우 완전한 β-galactosidase를 만들어 내지 못하므로 푸른색이 아닌 흰색 colony를 형성하게 된다.
   IPTG (Isopropylthio-β-galactoside)는 lac operon의 유도체(inducer)로 활용된다.

TIP

- Phenol/chloroform/isoamylalcohol : 고분자 DNA를 분리할 때는 가급적 쓰지 않으나 DNA에 단백 오염이 많은 경우 사용한다. DNA가 이들에 의해 쉽게 손상되므로 유의해야 한다. Phenol과 chloroform은 모두 유기용매로서 단백질을 denaturation함과 동시에 단백질의 소수성 부위를 용해시키므로 DNA 추출액으로부터 단백질을 제거하기가 쉽다. 또한 물과 섞이지 않아 분리하기가 좋다(단백질의 소수성 부분은 phenol층에 친수성부분은 물층에 있으려 하기 때문에 물과 phenol의 경계층에 모인다). Phenol은 물과의 경계층이 완전하지 않은 반면 chloroform은 물과의 경계를 최소화하려는 성질이 있어 같이 섞어 사용하면 분리가 매우 용이하다. isoamylalcohol은 DNA로부터 단백질을 추출할 때 SDS 등에 의해 거품이 나는 것을 방지한다.

- Ethanol precipitation 시 사용되는 salt

  ① 3 M Sodium acetate : 가장 일반적으로 사용되며 0.3 M 의 농도로 사용.

  ② 5 M Sodium chloride : SDS가 포함된 DNA solution으로부터 DNA의 침전에 사용. 0.2 M로 사용.

  ③ 8 M Lithium chloride : 주로 RNA 작업에 사용하며 alcohol에 용해도가 높아 정제된 DNA에 salt의 오염을 피할 때 사용한다. 0.8 M로 사용하며 ethanol을 3 vol 사용한다.

  ④ 10 M Ammonium acetate : 2.0~2.5 M로 사용하고 dNTP의 동반 침전을 막을 때 사용한다.

용어해설(핵심용어)

상보적 염기쌍(complementary base pair) : 염기는 항상 A는 T와, G는 C와 쌍을 이루기 때문에, 염기쌍 중 하나의 염기를 알고 있으면 다른 하나의 염기를 알 수 있다.

역평행(anti-parallel) : 반대 방향으로 진행하는 평형. DNA 이중가닥의 각 가닥이 서로 반대 방향을 하고 있는 형태.

플라스미드(plasmid) : 세균 세포의 염색체와는 별도로 스스로 복제능력을 지닌 원형의 이중나선 DNA.

벡터(vector) : 스스로 복제할 수 있는 DNA 분자로 클로닝 된 유전자나 DNA 조각을 운반하는 운반체.

페놀(phenol) : 단백질을 녹이는 변성제. 페놀 첨가 시 단백질은 페놀층에 녹고 핵산(DNA, RNA)은 물층에 녹아서 존재한다.

에탄올(ethanol) : 에탄올이 물에 녹으면서 DNA를 용액 밖으로 밀어낸다.

재조합 plasmid DNA : 유전공학에 의해 인위적으로 플라스미드에 외부 DNA가 삽입된 형태.

단원요약

1. DNA추출에 있어 DNA의 순도와 온전성(integrity)이 우선되어야 한다.
2. DNA의 분리에 있어 기본적으로 원심분리와 화학분리 방법이 사용된다.
3. DNA를 분리하기 위해서는 우선 세포를 분쇄하여 핵 내의 DNA가 유출되도록 해야 하며 그 후 세포에 존재하는 DNA 이외의 다른 성분(단백질, 지질, RNA)과 분리하여야 한다. 일반적으로 단백질의 제거를 위해 단백변성제인 SDS (sodium dodecyl sulfate)와 단백질 분해 효소인 proteinase K를 주로 사용한다. RNA를 제거하기 위해서는 RNA를 분해하는 효소인 RNase를 사용한다. 추출방법은 여러 가지가 있으며, 페놀/클로로포름을 이용한 액체상 추출법과 칼럼(column) 등을 이용하는 고체상 추출법으로 나눌 수 있다.
4. 순수한 DNA는 A260/A280 비가 1.85에서 2.0 사이이며 1.75 이하인 경우에는 단백이 많이 혼합되어 있음을 의미하므로 남아있는 단백을 제거해야 한다.
5. 플라스미드(plasmid)는 원형의 유전적 요소로 자발적으로 복제하고 염색체와는 별도로 존재한다.
6. 플라스미드는 유전공학적으로 우리가 관심 있는 유전자 DNA 조각을 플라스미드에 삽입한 후 다른 세포에 전달하는 역할을 하는 벡터로 사용되고 있다.
7. 플라스미드 DNA의 분리는 염색체 DNA와의 물리적, 화학적 차이를 이용하여 분리한다.
8. 재조합 plasmid DNA를 이용하여 외부 DNA를 다른 세포로 도입시켜 형질전환을 유도할 수 있다.

03
CHAPTER

중합효소 연쇄반응

학습목표

1. 중합효소 연쇄반응(Polymerase Chain Reaction, PCR)의 원리에 대하여 이해한다.
2. 중합효소 연쇄반응법의 실험 방법 및 과정에 대하여 이해한다.
3. 중합효소 연쇄반응의 실험의 오류를 파악하고 그 해결법에 대하여 올바르게 이해한다.
4. 중합효소 연쇄반응을 이용한 분자생물학적 응용방법에 대하여 이해한다.

중합효소 연쇄반응법(Polymerase Chain Reaction, PCR)은 게놈 DNA에서 특정한 부분만을 시험관 내에서 선택적으로 복제하고 증폭할 수 있는 간편하고 신속한 방법이다. PCR을 위해서는 증폭될 핵산과 증폭의 시발점이 되는 두 개의 **시발체(primer)**가 있어야 한다. 여기에 추가적으로 적당한 dNTPs와 증폭에 적당한 조건 및 증폭을 시행할 수 있는 폴리머라제(polymerase)가 있어야 핵산의 증폭이 가능하게 된다. 그러나 성공적인 PCR이 되려면 적합한 시발체를 제작하는 일이 무엇보다도 중요하다. 최근 들어 PCR은 분자생물학 실험에서 염기서열의 분석 등에 매우 활발히 이용되고 있는데 다양한 변형을 통하여 새로운 적용 가능성이 모색되고 있다. 중합효소 연쇄반응을 통하여 in vitro상에서 특정 부위의 DNA를 10^5~10^8배까지 수 시간 내에 증폭시킬 수 있으며, 이렇게 증폭된 DNA를 다음과 같이 여러 가지 실험에 이용할 수 있고, 실험 결과를 토대로 여러 임상적인 진단검사에 응용할 수가 있다.

1. 중합효소 연쇄반응법(PCR)의 원리

PCR법의 기본 원리는 아래 그림과 같다(그림 3-1, 2).

첫 단계는 이중쇄 DNA를 단일쇄 DNA로 열변성(denaturation)시킨다. 두 번째 단계는 올리고뉴클레오티드를 단일쇄 DNA에 결합(annealing)시키고 세 번째 단계는 결합한 올리고뉴클레오티드를 시발체로 하여 DNA 폴리머라제에 의해 DNA를 합성(extension)하며 이상의 과정을 일정한 싸이클 동안 반복한다.

이론적으로 매 PCR 주기마다 증폭되는 DNA는 2배씩 늘어나야 하나(n 싸이클 후는 2n개) 여러 가지 이유에서 일정 주기가 지나면 증폭되는 DNA의 양이 안정기(plateau)에 도달하게 된다. PCR로 증폭된 밴드를 에티디움 브로마이드(EtBr)로 염색된 아가로스 젤(Agarose gel)에서 관찰하려면 약 50 ng의 DNA가 필요한데 50 ng은 300 bp 길이 DNA로 따지면 약 1011카피가 된다. 따라서 단일 copy의 300 bp DNA를 증폭 후 전기영동하여 볼 수 있으려면 약 37 싸이클이면 ($2^{37}=10^{11}$) 된다. 그런데 1 μg의 게놈 DNA에는 단일 카피 유전자가 3×10^{5}카피 정도 있다고 추정되므로 일반적으로 30~40 싸이클을 넘을 일은 거의 없고 보통 20~30 싸이클이면 충분하다.

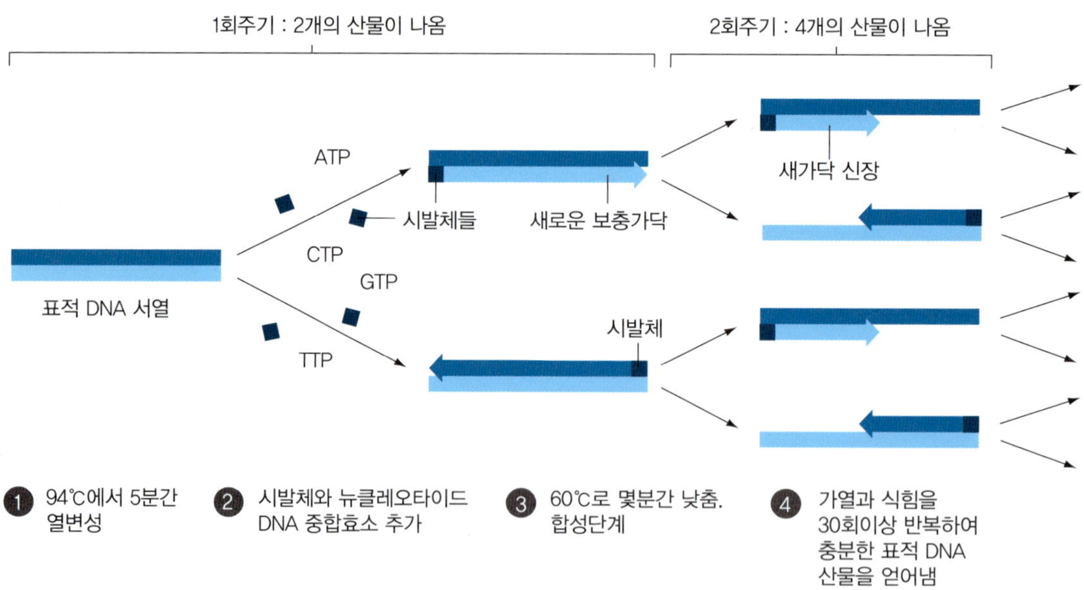

그림 3-1. PCR 반응과정 모식도

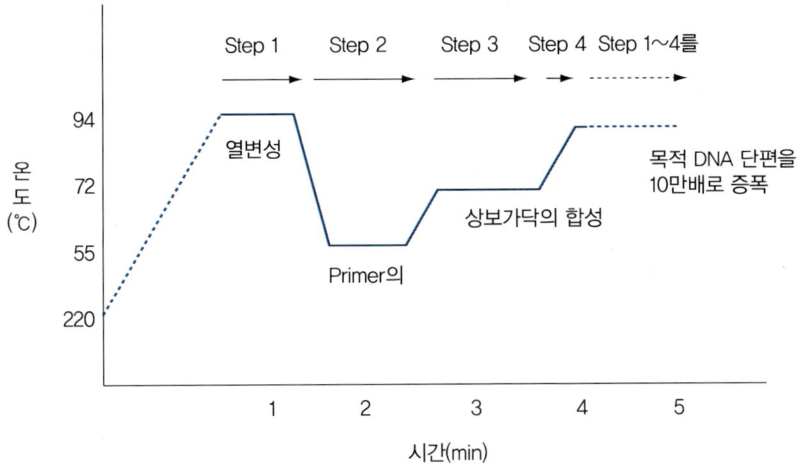

그림 3-2. 중합효소 연쇄반응 싸이클

2. PCR의 실제

1) 시발체(시발체)의 선택

어떤 특정 DNA의 증폭을 계획하였으면 증폭에 필요한 **시발체(Primer)**를 계획하고 주문 또는 제작하여야 한다. PCR에 사용되는 시발체는 증폭하고자 하는 DNA의 상류에 antisense 서열에 상보적인 염기배열을 가지는 것과 하류에 sense 서열에 상보적인 염기 배열을 가지는 두 종류가 있다. 보통길이는 15~25 mer, Tm값은 50~60℃, GC%는 45~60% 정도이어야 하며 4종의 염기가 고르게 분포하도록 하여, 배열 내에 2차 구조가 없어야 한다. 또 쌍이 되는 시발체끼리 결합하지 않도록 서로 상보성이 없어야 한다. 또한 PCR 산물의 효율적인 클로닝을 위해서 시발체 5'말단에 적당한 제한효소의 염기서열을 삽입할 수 있다. 시발체의 정제는 제작 주문 시 HPLC (High performance Liquid Chromatography), 폴리아크릴아마이드 용액, OPC (Oligo Purification Cartridge) 중 선택하도록 한다. 시발체 설정에 도움을 줄 수 있는 프로그램들(MacVector, MacDNAsis, Oligo, Geneworks…)이 여러 개 있으며 인터넷에서 무료로 사용할 수 있는 프로그램도 있다.

그러나 이러한 프로그램을 사용한다고 하여 반드시 만족할 만한 결과를 보장받을 수 있는 것은 아니다.

〈PCR 시발체 제작 시 주의사항 및 사용법〉

① 길이 : 18~30염기

② GC 함량 : 40~60%

③ 결합 온도

처음 사용하는 시발체의 경우 [Tm값(melting 온도) - 5℃]를 결합 온도로 정한다.

* 간단한 Tm 계산공식

Tm = 2℃ × (A+T개수) + 4℃ × (G+C개수)

가능하면 한 쌍을 이루는 시발체의 Tm 온도를 비슷하게 맞춘다.

적정 결합온도는 계산식에 따라 약간의 차이가 있을 수 있다.

④ 염기서열(sequence)

- 시발체-dimer 형성을 감소시키기 위하여 한 쌍이 되는 시발체 두 개의 각기 3'말단에 두 세 개의 염기가 상보적으로 배열하지 않도록 한다.
- 시발체의 3'말단과 주형 DNA 염기서열 사이의 mismatch가 없도록 한다.
- 시발체 3'말단에 G 또는 C가 세 개 이상 연속적으로 배열하지 않도록 한다.
- 시발체 염기서열 내 또는 시발체 pair 사이에 상보적 염기서열이 없도록 한다.
- 3'말단에 T가 있으면 mismatch 되기 쉬우므로 T가 오지 않도록 한다.
- 컴퓨터 소프트웨어를 이용하여 제작할 수도 있다.

⑤ 농도

- 1 A260 unit~20~30 μg/mL
- PCR 시 사용하는 시발체의 양은 0.1~0.5 uM이 되게 한다. 통상 0.2 uM이면 충분하다.

⑥ 보관

동결건조된(lyophilzed) 시발체는 D.W. 또는 T10E1에 녹여 stock solution을 만들고, 다시 소량을 희석하여 약 10 pmol/μL 농도의 working solution을 만든다. 그렇지 않으면 반복적으로 얼렸다. 녹이는 과정에서 시발체가 손상될 수 있다. 보관은 -20℃에서 한다. 시발체의 상태는 변성 아크릴아마이드 젤(denaturing acrlyamide gel)에서 전기영동하여 단일밴드로 보이면 상태가 양호함을 확인할 수 있다.

2) PCR에 필요한 요소들

PCR에 필요한 성분의 전형적인 예는 다음 표 3-1과 같다.

표 3-1.

요소	최종농도	적정치
주형 DNA	1~100 ng	
10× 반응액		
Tris. Hcl, pH 8.3*	10 mM	
KCl*	50 mM	
$MgCl_2$	1~5 mM	titrate to find optimum
dNTPs	200 uM	20~200 uM OK
5'시발체	0.5 uM	0.1~1.0 uM OK
3'시발체	0.5 uM	0.1~1.0 uM OK
Taq 폴리머라제	1~2 U	other enzymes OK
D.W.		

* 최종 농도가 1.5 mM이 되게 10× 반응액에 미리 들어 있는 경우도 많다.

(1) Taq 폴리머라제

온천에서 사는 Thermus aquaticus라는 미생물에서 추출한 DNA 폴리머라제로 활성에 적당한 적정온도가 약 72℃이고 95℃에서의 반감기는 약 40분가량 된다.

PCR 반응에 사용하는 Taq 폴리머라제의 양은 100 μL 반응의 경우 약 1~2 U 정도가 보통 쓰인다.

100 μL당 5 U 이상은 피하는 것이 좋다. 최근에는 Taq 폴리머라제의 장단점을 보완한 다른 열 안정성(thermostable) DNA 폴리머라제들이 나와 있는데, 최적 농도나 가장 적합한 완충액 등이 다를 수 있으므로 반드시 제조회사 설명서를 참조하여야 한다(표 3-1).

(2) 데옥시 뉴클레오티드(dNTPs)

각각의 dNTPs가 0.2 mM이 되도록 사용한다. 네 가지 dNTPs를 각각 2.5 mM 또는 10 mM이 되도록 혼합한 뒤 -20℃에 보관한다. 서로의 농도가 틀리면 dNTPs가 잘못 들어갈 수 있어(misincoporation) 중합반응속도가 느려지면서 중간에서 멈추게 된다(premature termination). 또 dNTPs 농도가 너무 낮으면 필요한 만큼의 DNA를 증폭하는 데 지장이 있을 수 있고 너무 많으면 misincorporation의 확률이 높아진다.

(3) 시발체(Primer)

시발체의 농도는 보통 0.1~1.0 uM까지 사용한다. 대부분의 PCR에서는 두 시발체의 농도가 같아야 한다.

(시발체)/(주형DNA)의 비는 특이적 PCR 산물을 만드는 데 매우 중요한데, 시발체의 농도가 주형 DNA 양에 비해 너무 높으면 시발체-dimer의 형성, mispriming 및 비특이적 산물이 많아지게 된다. 반면 너무 적은 양의 시발체가 들어가면 PCR 산물이 비례적으로 만들어지지 않으므로 새로 만들어진 가닥이 renaturation 되기 쉽다.

Multiplex PCR이나 Alu PCR, RAPD-PCR 등을 할 때는 시발체의 양을 두 배로 늘린다.

(4) 주형 DNA (template DNA)

주형 DNA (template DNA)는 PCR 반응 시 Taq 폴리머라제의 표적이 되는 염기서열을 가지고 있는 DNA를 말하며 이는 게놈 DNA, 플라스미드 DNA, 증폭된 PCR 산물 등이 다 될 수 있다. 게놈 DNA의 경우 보통 0.1~1 μg이 쓰이며 플라스미드 DNA는 1~10 ng이면 충분히 증폭될 수 있다.

일반적으로 100 μL 반응의 경우 10^5~10^6개의 표적 시료이면 적당하다고 한다. 아주 소량의 DNA가 들어가면 주형 DNA에 비해 상대적으로 많은 양의 시약이 들어가게 되는 셈이며, 시발체끼리의 결합도 많아져서 dimer 형성이 일어나기 쉽다.

(5) 반응액

① $MgCl_2$

PCR 성공의 중요한 변수 중의 하나는 Mg^{+2}의 농도다. Mg^{+2} 농도는 PCR이 얼마나 잘 되느냐와 얼마나 특이하게 되느냐와 관련이 있다. Taq 폴리머라제의 작용을 위해서는 $MgCl_2$가 필수적이며 대개 1.5 mM가 적절하나 경우에 따라서는 1.5~4 mM 정도까지 실험하여 최적의 농도를 찾아야 한다(반응 완충액에 $MgCl_2$가 섞여 있는 종류도 있으므로 이를 확인해야 한다.).

일반적으로 Mg^{+2}의 농도가 높으면 Taq 폴리머라제의 효율(enzyme activity fidelity)이 좋아지나, 이중가닥 DNA의 변성을 방해하여 길이가 긴 DNA의 증폭이 잘 안되고 반대로 농도가 낮으면 비교적 긴 밴드를 증폭할 수 있으나 효율이 떨어진다.

② 반응액(reaction buffer)

KCl 완충액이 가장 많이 쓰이고 있으며, GC가 많은 구조를 PCR 하려면 NaCl 반응액을 쓰는 것이 PCR 산물의 반응 특이도를 높이는 데 좋다.

pfu/vent 폴리머라제 등을 이용한 PCR에서는 ammonium sulfate가 함유된 완충액을 사용하는 것이 좋다.

(6) 효소 안정화 요소(Enzyme stabilizer)

제품에 따라 젤라틴이나 Triton X-100과 같은 것이 효소 저장액에 들어있기도 하고 없기도 한

데 0.01%(w/v) 젤라틴과 0.1%(v/v) Triton X-100은 효소를 안정화시키는 작용을 한다.

(7) 반응 혼합물의 양

최종 반응액은 10, 25, 50, 100 μL 등으로 조절할 수 있으며 증류수(D.W.)는 최종 반응액의 양에 따라 결정한다.

최종 반응액이 50 μL 미만인 경우에는 0.2 mL 튜브를 사용하는 것이 좋다.

(8) 마스터 혼합물(Master mix)

PCR 개수가 많아 마스터 혼합물을 만드는 경우에는 증류수, 반응액, $MgCl_2$, dNTPs, 시발체의 순으로 넣고 혼합물의 맨 나중에 Taq 폴리머라제를 넣어 미리 마스터 혼합물을 만들어 각 튜브에 넣고 주형 DNA만 각각 첨가하여 사용하면 편리하다(그림 3-3).

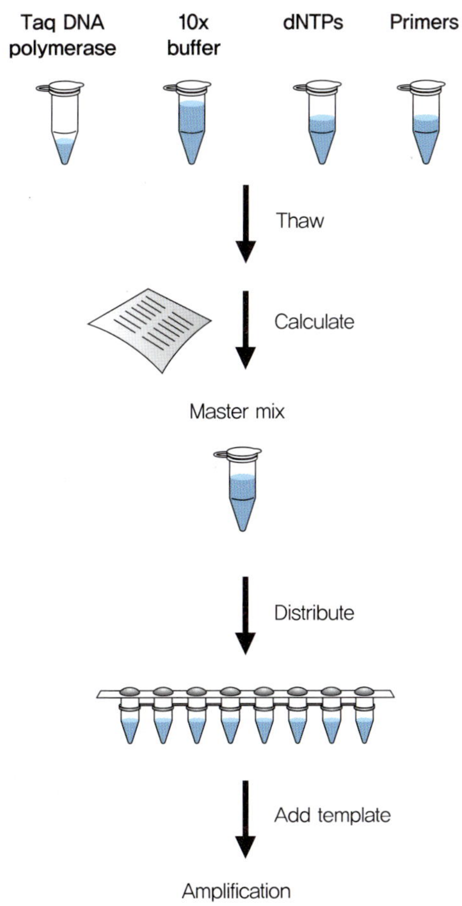

그림 3-3. PCR 반응을 위한 마스터 혼합물 만드는 순서

(9) 미네랄 오일

PCR이 진행되는 동안 반응 혼합물의 증발을 막기 위해 1~2방울 떨어뜨린다. 최근에 나온 PCR 기계는 대부분 혼합물의 증발을 막아주는 장치가 되어 있어 미네랄 오일이 필요 없는 경우가 많다(튜브 뚜껑의 윗부분에도 가열 장치가 되어있는 장비의 경우에는 오일이 필요 없음 : Perkin-Elmer 9600).

3) PCR 반응 조건

(1) 증폭 싸이클

처음에는 보통 30회의 싸이클을 시도해보고 만약 나오는 밴드의 강도에 따라 몇 싸이클을 가감할 수도 있다. 적당한 증폭 싸이클은 시발체와 주형 DNA의 분자비에 따라 좌우된다. 예를 들어 시발체와 주형 DNA의 분자비가 10^6~10^7 정도이면 30 싸이클이면 보통 에티디움 브로마이드(EtBr) 검출에 충분한 양을 얻을 수 있으며 동위원소 표지를 하는 경우는 25 싸이클만 해도 충분히 검출할 수 있다(그림 3-2 참조).

(2) 증폭 조건(그림 3-2 참조)

① 초기 DNA 열변성(denaturation)

처음에 94~95℃에서 5~10분간 반응시켜 DNA를 충분히 열변성시킨다.

② DNA의 증폭을 위하여 다음의 3 싸이클을 반복하며 대개 25~35 싸이클을 시행한다.

㉠ 열변성(Denaturation)

이중가닥 DNA를 단일가닥 DNA로 만든다.

90~96℃, 30초~1분. 보통 1 kb 이하의 DNA에는 94℃에서 1분간 열변성시키며 만약 ultra-thin 튜브를 사용한다면 시간을 30초로 줄여도 된다.

㉡ 결합(Annealing)

시발체가 단일가닥 DNA에 붙는다. 40~65℃, 30초~1분 일반적으로 높은 결합 온도에서 더욱 특이적 산물을 얻는다. 최적온도는 실험을 반복해서 얻어지나 시발체의 G+C 함량이 높을수록 고온이 필요하다.

㉢ DNA 상보가닥 합성(Extension)

시발체를 기점으로 DNA 가닥을 합성한다. 70~80℃, 30~2분 Taq 폴리머라제의 경우 1분당 2,000~4,000 염기의 신장률을 가지므로 1 kb 이하의 DNA에는 72℃에서 1분이면 충분하다. 일단 증폭이 잘 되면 신장시간을 더 짧게 시도해 볼 수 있다.

③ 최종신장(Final Extension)

일부 불완전하게 합성된 PCR 산물의 마무리 중합반응을 위해 충분한 시간(5~10분)을 허용하며 반응이 모두 끝나면 4℃에 저장하고 장기간 보관할 산물이면 -20℃에 보관한다.

3. PCR이 잘 안 될 때의 점검사항 및 문제해결 방법

1) PCR 산물이 없을 때

(1) 반응이 제대로 준비되었는가?

PCR 반응의 각각의 성분들을 검사하기 전에 우선 실험을 적어도 한 번은 더 반복하여 모든 성분들을 정확한 양으로 넣었는지부터 확인한다. 사용하는 피펫이 정확한지를 실험을 반복하기 전에 확인한다. 만약 다시 정확하게 반복하였는데도 전혀 밴드가 나오지 않을 때에는 각각의 성분들을 차례로 확인해야 한다.

① 폴리머라제

오래되지 않은 것인지 확인해 보고 양을 늘려서 반응을 시켜볼 수도 있다. 확실하게 PCR이 되는 다른 세트가 있으면 시험해 본다.

② dNTPs

반응에 사용한 dNTPs 농도가 적당하였는가? 일반적으로 사용되는 dNTP의 최종 농도는 각 200~250 uM이다.

③ 완충액

적당한 완충액를 사용하였는가? 경우에 따라서는 어떤 완충액을 사용하는가가 매우 중요한 변수가 될 수 있다.

④ 주형 DNA

주형 DNA를 희석하거나 DNA 용액에 들어 있는 염(salt) 또는 여러 가지 반응에 해로운 것들(예 : 페놀, 클로로포름)을 제거한다.

DNA의 순도가 떨어지는 경우에는 페놀/클로로포름 처리, 에탄올 침전 등으로 재정제하거나, PCR 하려는 부분에 GC 함량이 매우 높은 경우에는 DMSO나 글리세롤을 5~20% 비율로 넣어주거나 dGTP 대신 deaza-dGTP 등을 사용하면 PCR이 잘 되기도 한다.

⑤ 시발체(Primer)

아무리 확인하여보아도 다른 성분들의 이상이 없는데 전혀 밴드가 나오지 않는 경우에는 잘못된 시발체를 생각해 봐야 한다. 시발체의 염기서열 선택 자체가 잘못 되었거나 주문서에 잘못 기재하였거나, 제조회사에서 잘못 입력하였거나, 잘못 만들어졌을 가능성도 있으니 시발체의 기록자체를 잘 확인해볼 필요가 있다. 시발체의 염기서열 자체가 잘못되었을 때에는 다른 적합한 염기서열을 다시 선택하여야 한다. 간혹 시발체의 종류가 많은 경우 혼동하여 다른 시발체를 사용하는 경우도 있으며 희석할 때 제대로 희석했는지도 확인해 보아야 할 중요한 사항이다.

⑥ 물

반응액을 제대로 희석할 만큼 충분한 양을 넣었는가?

⑦ 반응 조건

PCR 기계가 제대로 작동하였는가?

밤새 'hold' 상태로 계속 있었던 것은 아닌가?

시작단추를 안 누른 것은 아닌가?

프로그램을 제대로 만들었는가?

합성 온도가 너무 높거나 변성 온도가 너무 낮았던 것은 아닌가?

(2) 검출방법이 적당하였는가?

PCR이 잘되었더라도 에티디움 브로마이드(EtBr)로 검출하기에는 부족할 수도 있고 탈염색(destaining)이 잘 안 된 경우에는 잘 안 보일 수도 있다. 이럴 때에는 보다 오랜 시간 노출을 시키거나 탈염색을 더 해볼 수도 있다. 또는 형광 물질이나 방사성 동위원소로 표지하면 훨씬 잘 검출할 수 있다.

2) 너무 많은 밴드가 보일 때

(1) 합성 온도가 너무 낮아 mispriming이 된 경우 : 합성 온도를 높여본다.

(2) 싸이클 수가 너무 많은 경우 : 몇 싸이클 줄여서 비교해 본다.

(3) Mg^{+2}, 효소, 시발체, 또는 dNTPs의 양이 과다한 경우 : 반응조건이나 싸이클 수를 바꾸어도 계속 밴드가 많은 경우, 처음에 계산한 농도들이 제대로 되었는지 확인해서 조정한다.

(4) 시발체가 충분히 특이하지 않은 경우 : 드물기는 하지만 시발체가 특이적이지 않아 여러 군데에 붙으면 밴드가 많이 나올 수 있다.

3) 시발체-dimer가 많이 보일 때

(1) 두 시발체의 3'말단이 서로 상보적이지는 않은가? : 새로 시발체를 만든다.

(2) 결합 온도가 너무 낮아서 주형 DNA와 결합되지 못하는 경우 : 결합 온도를 올려본다

(3) 시발체의 농도가 너무 높은 경우 : 농도를 낮추어본다.

4) 크기가 다른 밴드가 나올 때

(1) 기대한 밴드의 크기를 확인한다 : 논문에 나온 밴드의 크기도 부정확할 수 있으므로 얻을 수 있는 염기서열로부터 직접 크기를 확인한다.

(2) 시발체가 주형 DNA의 반복 염기서열(repetitive sequence)과 상동성(homology)이 있는 경우

(3) 시발체가 미토콘드리아 DNA와 상동성이 있는 경우

5) 어떤 DNA를 쓸 때는 잘되고 다른 DNA를 쓰면 안 되는 경우

(1) 클론된 DNA는 게놈 DNA보다 구조가 덜 복잡하다.

(2) 시발체가 polymorphic sequence에 붙는 경우

(3) DNA 추출이 제대로 되었는가? 흔한 문제 중 하나는 DNA를 TE 완충액에 녹였을 때 EDTA 양이 너무 많으면 Mg^{+2}의 기능을 억제시켜 Taq 폴리머라제의 활성을 방해 할 수 있다. 또 혈액에서 DNA를 추출하는 경우 hemoglobin이 손상된 산물이 PCR을 방해할 수도 있다.

6) smear 현상이 나타나는 경우

(1) Taq 폴리머라제의 농도를 줄여본다.

(2) 합성온도를 올린다.

(3) Mg^{2+}의 농도를 감소시킨다.

(4) 싸이클 수를 줄여본다.

(5) nested 시발체로 2차 PCR을 시행해 본다.

(6) 너무 다량의 DNA가 들어가지 않았는지 확인해 본다.

7) 오염(Contamination)

PCR은 매우 예민한 방법이기 때문에 실험초기부터 PCR로 증폭되는 DNA의 오염에 대하여 주의해야 하며, 플라스미드의 조작은 가장 중요한 오염의 원인이 될 수 있다.

PCR 조작 시에는 다음의 사항을 지키도록 한다.

① 검체, 시약을 제조하는 방과 PCR 하는 방을 따로 구분한다.

② 사용하는 피펫을 시약 제조용과 PCR용으로 구분하고 DNA를 넣을 때에는 오염방지 피펫 팁(aerosol tip)을 사용하도록 한다.

③ 실험실을 사용하지 않을 때에는 자외선(ultraviolet, UV)을 켜 놓는다.

④ 매 실험마다 음성 대조군(negative control)을 넣어서 오염여부를 점검하는 것이 바람직하다.

8) Long PCR

PCR의 결점은 증폭할 수 있는 영역이 5 kb 미만이라는 점이다. Pfu 폴리머라제, Deep Vent 폴리머라제 등에는 3'-5'엑소뉴클레아제(exonuclease) 활성이 강하므로 교정기능을 갖는 위의 효소를 이용하면 보다 긴 PCR 산물을 얻을 수 있다.

4. PCR의 응용

1) PCR 산물의 subcloning

PCR 산물을 평할말단(blunted end) 또는 TA 벡터에 바로 ligation 시키거나, 제한효소부위를 시발체에 처음부터 넣어 PCR 산물을 제한효소 처리 후 돌출 말단 벡터(cohesive-end)에 ligation 시킬 수 있다.

2) PCR 산물의 염기서열분석

PCR 산물을 직접염기서열분석(direct sequencing)하거나 sub-cloning 하여 염기서열 분석할 수 있다.

3) 단일쇄 형태구조 다형성(Single Strand Conformation Polymorphism, SSCP)

증폭된 DNA를 변성시켜 단일쇄 DNA를 요소(urea)를 포함하지 않은 폴리아크릴아마이드 젤에 전기영동 하면 염기 치환이 있는 경우 정상배열을 가지는 DNA와 이동도의 차이가 생겨 변이를 검출할 수 있다.

4) RNA대상의 유전자분석(RT-PCR)

RNA를 역전사(reverse transcription)하여 DNA를 만들고 이를 PCR법으로 증폭하여 미량의 RNA를 검출 · 정량하는 방법이다.

5) 그 이외에 감염성 미생물(infectious microorganism)의 검출

돌연변이 분석(mutation detection), 암 대사이상(cancer etastasis)의 검출 및 여러 가지 유전병의 진단, 법의학적 진단 등에 널리 적용시킬 수 있다.

5. DNA 젤 전기영동(Electrophoresis)

아가로스나 폴리아크릴아마이드 젤로 전기영동하여 PCR 산물을 확인한다. DNA는 backbone의 인산기(phosphate group) 때문에 음전기를 띠고 있어 두 전극 사이에서 양극 쪽으로 이동하게 된다. DNA 분자가 젤 사이를 통과하는 속도는 분자량이 클수록, 젤 구조가 치밀할수록 늦어진다. 또한 분자량이 같더라도 구조에 따라 달라 슈퍼코일(supercoil) DNA가 선형 DNA보다 빨리 움직인다.

1) 젤의 종류

(1) 아가로스 젤

100 bp 이상 100 bp~20 kb까지의 DNA를 분리하는 데 사용되는데 500 bp 이상은 1% 젤을, 100~500 bp는 2% 젤을 사용하는 것이 좋다. 아가로스는 용해되어 dispersion-hydration-melting/dissolution의 과정으로 이루어진다(그림 3-4, 5, 표 3-2).

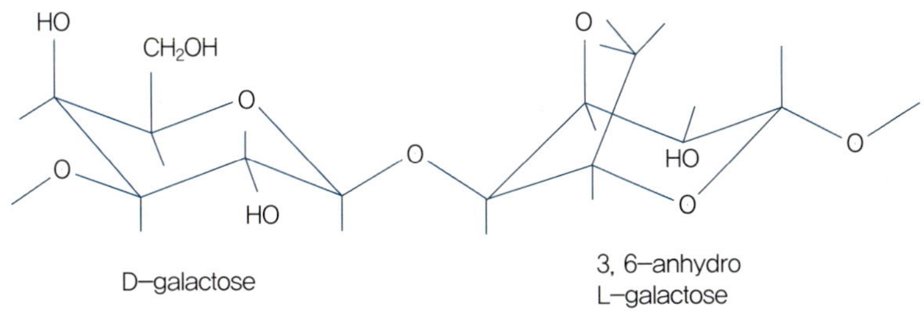

그림 3–4. 아가로스 기본화학구조

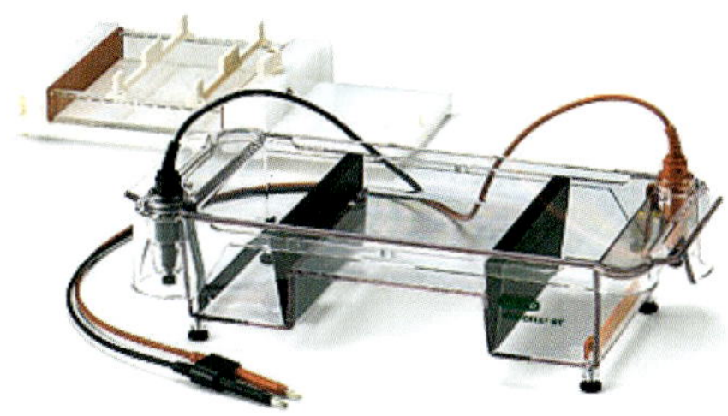

A

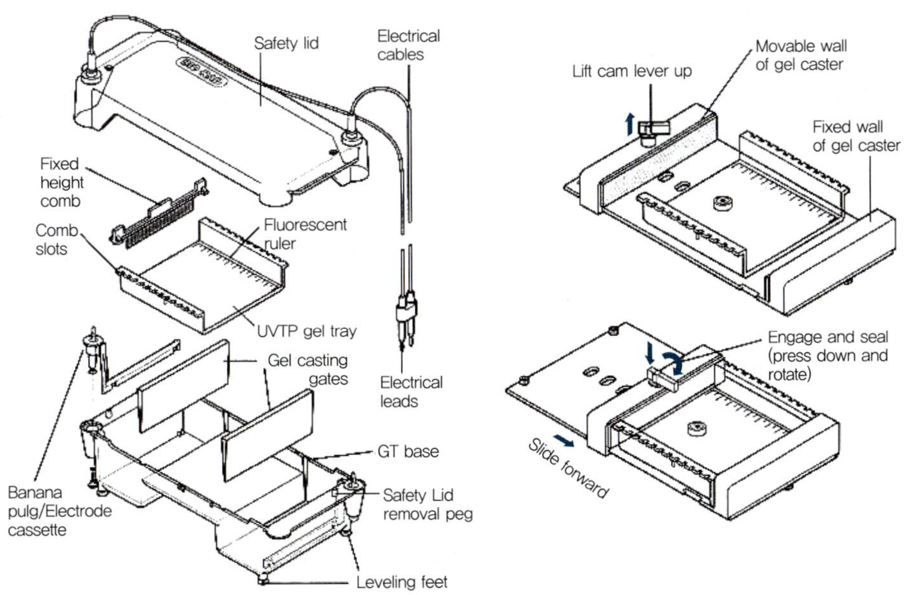

B

그림 3–5. A. 아가로스 젤 전기영동을 위한 수평(horizontal) 전기영동기구와 구성. B. 전기영동 킷트 모식도.

TIP

아가로스 젤의 장점

① 독성이 없다.

② 염색과 탈염색이 용이하다.

③ 젤 강도가 높으므로 저농도의 젤(1% 미만)도 만들어 사용하기가 쉽다.

표 3-2. 선형 dsDNA의 구분을 위한 아가로스 젤 농도

선형 dsDNA	
아가로스(%)	분리할 산물의 크기
0.5	01월 30일
0.7	0.8~12
1	0.5~10
1.2	0.4~7
1.5	0.2~3
2	0.05~2

* 0.5×TBE로 만든 아가로스 젤 0.5~1.4% 농도 범위에서 BPB (Bromophenol Blue)는 약 30 bp XC (xylene cyanol)은 약 4 kb의 DNA와 같이 이동한다.

(2) 폴리아크릴아마이드 젤

아가로스 젤에 비하여 젤의 밀도가 높기 때문에 10 bp 이상 1,000 bp 이하 크기의 DNA를 분리하는 데 쓰인다(그림 3-6, 7, 표 3-3).

표 3-3. 선형 dsDN의 분리를 위한 비변성 젤(nondenaturingacrylmide 젤) 농도

Recommended nondenaturing acrylamide concentrations for resolution of linear dsDNA			
Acrylamide (%)	분리할 산물의 크기(bp)	Dye 이동(bp)	
		Xylene cyanol	Bromophenol blue
3.5	100~1,000	640	100
5	85~50	260	65
8	60~400	160	45
12	40~200	70	20
15	25~150	60	15
20	6~100	45	12

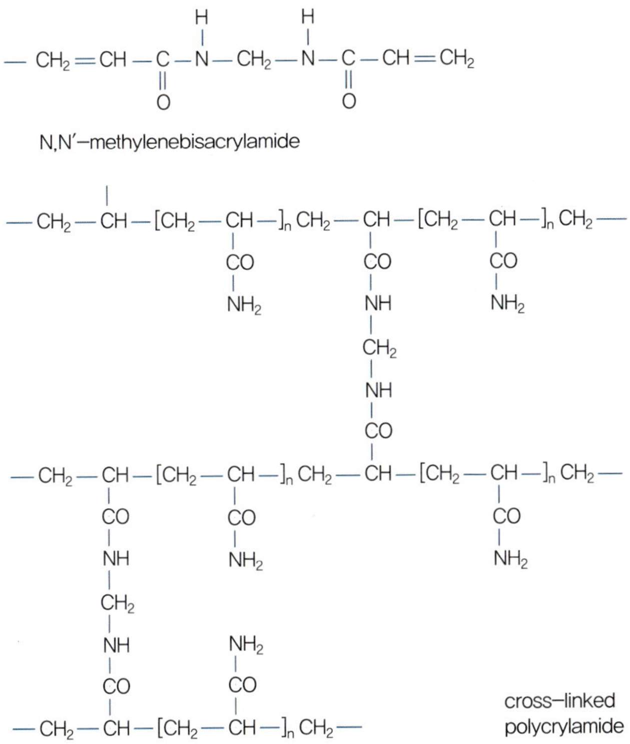

그림 3-6. Polyacrylamide를 이루는 acrylamide와 bis acrylamide cross-link 구조

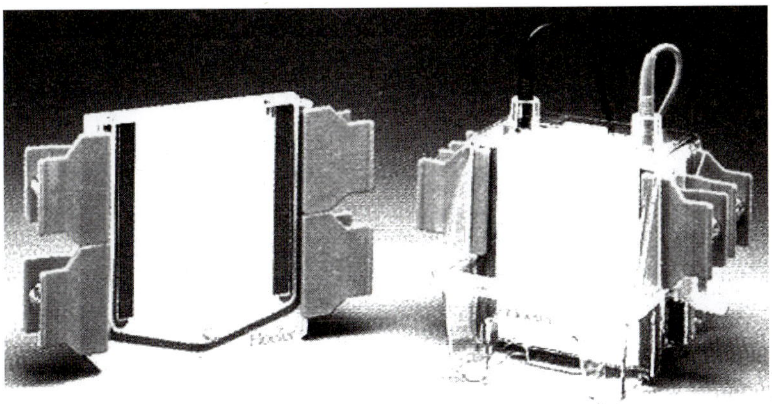

그림 3-7. Polyacrylamide 젤 영동에 쓰이는 수직(vertical) 영동기구

2) 염색(stain)

핵산은 대개 에티디움 브로마이드(EtBr)로 염색하여 자외선투영기(UV transillunator)로 확인할 수 있는데 폴리아크릴아마이드 젤로 전기영동한 경우 은염색을 하면 적은 양의 DNA도 검출할 수 있다. 은염색은 0.1%의 silver nitrate ($AgNO_3$) 용액에 처리한 후 증류수로 2회 씻어 주고 1.5%의 NaOH와 몇 방울의 포름알데히드 용액으로 발색한다.

3) 전기영동 완충액

전기영동에는 다음과 같이 여러 가지 종류의 용액들이 사용될 수 있다. 젤을 덮는 완충액의 깊이는 수평전기영동의 경우 3~5 mm가 좋다.

(1) 트리스 초산 EDTA (Tris Acetate EDTA, TAE)

40 mM Tris-acetate, 2 mM EDTA DNA 분자량이 큰 경우에 사용(12 kb 이상)

(2) 트리스 붕산 EDTA (Tris Borate EDTA, TBE)

89 mM Tris-borate, 2 mM EDTA DNA 분자량이 작은 경우에 사용(1 kb 이하)

(3) Tris-phosphate (TPE) 89 mM Tris-phosphate, 2 mM EDTA TBE와 유사하며 DNA회수에 방해하지 않음

완충액	적용
TAE (Tris-acetate with EDTA)	· DNA를 회수할 때
	· 큰 DNA (〉12 kb)의 전기영동
	· 전기영동시간이(6 hr 이상) 길어질 때
TBE (Tris-borate with EDTA)	· Use for electrophoresis of small (〈1 kb) DNA : 작은(〈1 kb) DNA의 전기영동
	· Better resolution of small (1 kb) DNA : 작은(〈1 kb) DNA에 더 좋은 해상도 보임
	· Decresed DNA mobility : DNA 이동도 감소
	· High buffering capacity-no recirculation required for extended run times : 고도 완충 능력

* 주로 사용되는 완충액의 적용

① 전기영동 염색액(Gel loading buffer)

DNA 전기영동 시 쓰이는 젤 전기영동 염색액은 샘플을 전기영동 할 때 ㉠ 위로 뜨는 것을 막기 위하여 글리세롤, 슈크로스(sucrose) 또는 피콜(ficoll) 등을 포함하고 있다. 즉, 시료와 염색액을 혼합하면 무거워지기 때문에 아래로 잘 가라앉게 된다. ㉡ 또한 샘플의 색깔을 줌으로써 전기영동 거는 것이 용이해지며 이동염색으로서의 역할을 한다. 간혹 제한효소의 반응을 중지시키기 위해서 10 mM EDTA를 함유하기도 한다.

* 6× 젤 전기영동 염색액 구성

증류수 내에 BPB 0.25%, XC 0.25%, 글리세롤 30%

전기영동 색소액 6x recipe 보관 온도슈크로스(Sucrose) 40% (w/w) Sucrose

0.25% Bromopenol Blue

0.25% Xylene Cyanol FF4℃ 글리세롤(Glycerol) 30% Gylcerol in D.W

0.25% Bromopenol Blue

0.25% Xylene Cyanol FF4℃ 피콜(Ficoll) 15% Ficoll (type 400) 실온알카라인 300 mM NaOH, 6 mM EDTA

18% Ficoll (type 400) 4℃* 아가로스 젤 전기영동 시 주로 사용되는 전기영동 염색액

② 적정한 DNA 전기영동 양

DNA를 젤에 거는 양은 다음의 요소 등에 의해서 결정할 수 있으며, 에티디윰 브로마이드 (EtBr) 염색으로 볼 수 있는 최소량은 대략 10 ng 정도이다. 그리고 100 ng 정도면 깨끗하다.

- 웰 부피
- 산물 크기
- 단편조각의 크기별 분포정도
- 전압구배 : 더 높은 전압은 1 kb 이하의 DNA 크기에 적당하며, 상대적으로 더 낮은 전압은 1 kb 이상에서 적당하다.

③ 전류

전류의 전압이 너무 낮으면 시간이 오래 걸리고 너무 높으면 전기저항이 높아져 젤의 온도가 오르게 된다. 아가로스 젤은 온도가 올라가면 부분적으로 젤이 녹게 되므로 해상력이 떨어질 수 있다. 최적 전류는 젤의 두께와 길이에 따라 다르며 두께가 두꺼울수록 낮고 길이가 길수록 높다. 일반적으로 PCR 산물의 경우 100 V에서 30분이면 적당하다.

크기	전압	회수용(완충액)	분석용(완충액)
1 kb 이하	5 V/cm	TAE	TBE
1~12 kb	4~10 V/cm	TAE	TBE/TAE
12 kb 이상	1~2 V/cm	TAE	TAE

* DNA크기에 따른 전압과 완충액 및 적용

실험 실습 – PCR : Polymerase Chain Reaction

방법 A. 게놈 DNA의 PCR 증폭

PCR (Polymerase Chain Reaction, 중합효소 연쇄반응)은 게놈 DNA 혹은 cDNA의 특정한 부위만을 증폭시키는 분자생물학적 기법으로, DNA 중합반응에 수적인 세 가지 단계를 기본으로 한다. 첫째는, 이중가닥의 DNA를 단일가닥으로 만드는 열변성단계(denaturation step), 둘째는 각각의 단일가닥에 시발체가 혼성화(hybridize)하는 합성단계(결합 step), 그리고 셋째는 이 시발체를 기점으로 새로운 DNA 가닥을 합성해가는 신장단계(extension step)이다. 따라서 PCR 반응의 조작은 필수적인 반응성분과 DNA 폴리머라제를 넣어준 후 이 반응혼합물을 각각의 단계에 적합한 온도로 바꾸어 가는 싸이클을 반복함으로써 이루어진다.

그러나 실험기술이 대단히 민감한 만큼 오염에 기인한 위양성(false positive) 밴드가 관찰될 수 있으므로 오염에 극도의 주의가 요한다.

이 책에서는 알고 있는 목적 유전자 1, 2를 증폭하기로 한다(10장 참조).

1. 시약

□ ① 주형 DNA (0.1~0.2 μg/μL)

□ ② 10x 반응액

a. BIONEER (E-2011) : 100 mM Tris-HC (pH9.0), 400 mM KCl, 10 mM DTT, 15 mM $MgCl_2$, 5 μg/mL acetylated BSA (pH.8.3)

b. BMS (1-146-165) : 20 mM Tris-HCl, 1 mM DTT, 0.1 mM EDTA, 0.1 M KCl, 0.5% Nonidet P40, 0.5% Tween 20, 50% glycerol (pH 8.0)

□ ③ 상류 및 하류 시발체(10 pmol/μL) : 증폭하고자 하는 부위에 따라 그 염기서열이 결정되며 이 염기서열의 결정이야말로 PCR의 성공적 수행에 가장 중요하다.

유전자 1

- 상류 시발체 : 5'ctt gcc aca ggt ctc ccc aa 3'
- 하류 시발체 : 5'agg ggt cag cgg caa gca ga 3'

유전자 2

- 상류 시발체 : 5'ggc ttg cct tgg att tca gcg gca 3'
- 하류 시발체 : 5'gct cca aaa gtc tca ctc acc t 3'

□ ④ dNTPs 혼합물(10 mM)

DNA 합성 시 building block으로 이용되는 dATP, dTTP, dGTP, dCTP 등을 각각 10 mM의 농도가 되도록 혼합용액을 만든다.

□ ⑤ Taq DNA 폴리머라제

Taq 폴리머라제는 뜨거운 온천에서 서식하는 박테리아의 일종인 Thermus aquaticus에서 추출한 DNA 폴리머라제로 94℃ 에서도 상당시간 안정하여 PCR에 대표적으로 이용되고 있다. 적정 온도가 75~80℃ 이지만 시발체가 DNA로부터 분리되는 것을 방지하기 위하여 대개는 준적정온도(72℃)에서 중합반응을 수행한다.

Taq 폴리머라제는 Mg^{2+}가 필수적이며 결합온도에 영향을 미치므로 PCR 조건 결정 시 Mg^{2+}의 적절한 농도를 특별히 결정해야 하는 경우도 있다.

□ ⑥ 미네랄 오일과 클로로포름 :

미네랄 오일은 PCR 싸이클이 진행되는 동안 반응 혼합물의 표면으로부터 용액의 증발을 막는 역할을 하며 반응이 끝난 후 chloroform을 처리하여 분리해낸다. PCR 기계에 따라서는 미네랄 오일 처리를 하지 않아도 되는 것도 있다.

□ ⑦ 6× 전기영동 염색액 : 30% 글리세롤, 0.05% XC, 0.05% BPB

2. 기구

1) 열조절장치(thermal cyler)(그림 3-8)
2) 탁상형 원심분리기(tabletop microcentrifuge)
3) 전기영동 기구
4) 자외선 투영기(UV transiluminator)
5) 에티디움 브로마이드 염색용액(Ethidium Bromide staining solution)(0.5 mg/mL)

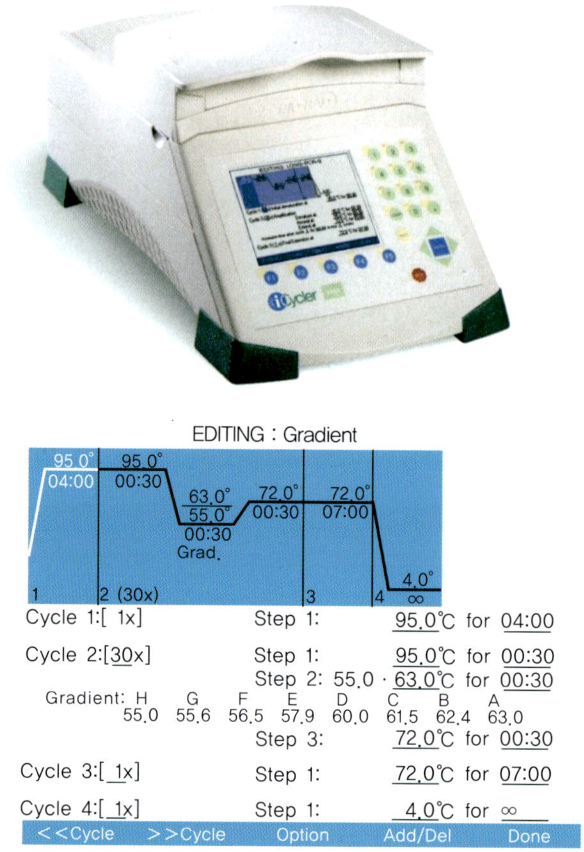

그림 3-8. PCR themal cycler.

3. 방법

〈방법 1 : 목적 유전자 1 엑손 A 부위〉

1) 0.2 μL (0.5 μL) 튜브에 다음과 같은 반응 시약들을 첨가한다.

시약	양(μL)	최종 농도	마스터 혼합물(n+1) 예: 9개
증류수	35		350
10× 반응액	5	1×	50
2.5 mM dNTPs	4	0.2 mM	40
상류 시발체(10 pmol/μL)	2	20 pmol	20
하류 시발체(10 pmol/μL)	2	20 pmol	20
Taq 폴리머라제(5 U/μL)	0.25	1.25 U	2.5
주형 DNA (0.1 μg/μL)	2	0.2 μg	×
총	50		

☞ 모든 시약은 얼음 위에서 녹인 후 사용 전 간단히 원침하여 사용하고 Taq 폴리머라제는 사용 직전에 꺼내 쓰고 바로 냉동고에 넣는다.

☞ 효소는 글리세롤이 들어 있으므로 피펫팅 시 천천히 한다.

☞ 마스터 혼합물을 만드는 경우에는 (샘플 개수 +1)를 실제 개수로 하여 계산한다.

☞ 경우에 따라 반응 혼합물의 규모를 scale-down하여 전체 양을 20 μL 혹은 10 μL로 할 수 있다. 여러 튜브를 만들 경우 일반적으로는 DNA를 제외한 나머지 시약들의 마스터 혼합물을 만든 후 분배하면 피펫팅에 따르는 오차와 낭비를 방지할 수 있다. 주형 DNA는 그 다음에 첨가한다. 오염의 방지를 위한 여러 가지 주의사항을 엄수해야 한다.

2) 각 튜브에 마스터 혼합물 48 μL씩 분주한 뒤 DNA를 넣고 잘 섞은 뒤 간단히 원침한다.

☞ 0.5 mL 튜브 사용 시에는 미네랄 오일 25 μL를 가하고 잘 섞은 후 원침한다.

3) PCR 증폭기에 튜브를 넣고 다음과 같은 프로그램을 입력하여 시행한다.

Pre denaturation	95℃ 3분
싸이클린 열변성	
열변성	95℃, 30초
결합	59℃, 30초(×30 cycles)
합성	72℃, 1분
최종합성	72℃, 7분
Soaking	4℃, forever

☞ 최종 신장은 일부 불완전하게 합성된 PCR 산물의 마무리 중합반응을 위해 각각 충분한 시간을 허용한다. 결합온도는 시발체의 염기서열에 따라 제각기 다를 수 있으나 열변성과 신장 반응에는 대개의 경우 차이가 없다. 온도뿐 아니라 각 단계에 소요되는 시간 및 싸이클의 수도 중요하여 PCR 조건설정 시 가장 능률적인 온도를 결정해야 한다.

〈방법 2 : 목적 유전자 2 엑손 B 부위〉

1) PCR

(1) 마스터 혼합물 만들기

① 다음과 같이 마스터 혼합물을 만든다.

시약	양(μL)	최종 농도	마스터 혼합물(n+1) 예: 9개
증류수	35		350
10× 반응액	5	1×	50
2.5 mM dNTPs	4	0.2 mM	40
상류 시발체(10 pmol/μL)	2	20 pmol	20
하류 시발체(10 pmol/μL)	2	20 pmol	20
Taq 폴리머라제(5 U/μL)	0.25	1.25 U	2.5
주형 DNA (0.1 μg/μL)	2	0.2 μg	×
총	50		

② 각 tube에 마스터 혼합물 48 μL씩 분주한 뒤 DNA를 넣고 잘 섞은 뒤 간단히 원침한다.

③ PCR 증폭기에 튜브를 넣고 다음과 같은 프로그램을 입력하여 시행한다.

[PCR 조건]

㉠ 최초 열변성 : 94℃ 3분

결합 : 58℃ 40초(1 싸이클)

합성 : 72℃ 1분

㉡ 열변성 : 94℃ 40초

결합 : 58℃ 40초(34 싸이클)

합성 : 72℃ 1분

㉢ 최종 합성 : 72℃ 5분

㉣ 4℃ soaking

④ PCR이 끝나면 간단히 원침 후 10 μL를 취해 전기영동하여 산물을 확인한다.

2) 제한효소 처리

① 다음과 같이 PCR 산물을 제한효소 반응액과 섞는다.

시약	양(μL)	마스터 혼합물 예: 9개
증류수	7	70
10× 반응액	2	20
Bbv I	1	10
PCR 산물	10	×
총	20	

② 37℃, 2~3시간 반응시킨다.

③ 반응이 끝나면 2.5~3% 아가로스 젤을 만들어 전기영동하여 결과를 확인한다.

④ PCR이 끝나면 간단히 원침하여 전기영동하여 산물을 확인한다.

☞ 미네랄 오일 제거법

- 25 μL의 클로로포름을 가하고 10초간 vortex → 상온에서 13,000 rpm으로 1분간 원심분리
- 원심분리 결과 미네랄 오일과 클로로포름은 혼합되어 아래층에 모이게 된다. → 상층액을 새로운 튜브에 옮긴다.

☞ PCR 산물을 장기간 보관 시에는 -20℃에서 보관한다.

⑤ 전기영동을 통한 PCR 산물을 확인, 분석한다.

(1) 젤의 제조

① 아가로스 젤 만드는 법

㉠ 젤판과 콤을 미리 꽂아둔다.

㉡ 2% 아가로스 젤이 되게 전기영동 완충액(0.5×TBE)에 넣고 끓여서 녹인다.

☞ 전자렌지로 2분 정도 가열하면 쉽게 녹는다. 잘 흔들어서 사용하는데 이때 거품이 나지 않도록 조심스럽게 다룬다.

㉢ 50~60℃가 되도록 수돗물로 식힌 다음 젤 판에 골고루 붓고 콤을 꽂아 웰을 만든다.

㉣ 30분~1시간 후 젤이 굳으면 콤과 테잎을 제거한다.

② 폴리아크릴아마이드 젤 만드는 법

㉠ 준비물(30% 폴리아크릴아마이드 용액) : 29 mg 아크릴아마이드 1 mg 비스-아크릴아마이드를 100 mL의 증류수에 녹여 필터한 후 빛에 노출되지 않도록 하여 냉장 보관한다. 폴리아크릴아마이드 젤은 사용 목적에 따라 여러 가지 농도로 만들 수 있으나 6% 폴리아크릴아마이드 용액을 만들려면 다음과 같이 혼합한다.

30% 폴리아크릴아마이드	2 mL
5×TBE	2 mL
증류수	6 mL
10% 과황산암모늄	100 μL (냉장보관)
TEMED	10 μL (냉장보관)

☞ 전기영동 판의 크기, 콤의 두께에 따라 적당량의 용액을 준비하여야 한다.

a. 30% 폴리아크릴아마이드 젤 용액, 5×TBE, 10% 과황산암모늄을 혼합한 후 1.5 mL 튜브에 1 mL을 따서 TEMED 5 μL를 넣어 cast 바닥을 막아준다.
b. 5분 후쯤 굳었다고 생각되면 남은 혼합액에 TEMED 10 μL를 더해서 섞은 후 주사기로 끝부분에서 채워 넣는다. 콤 주위에 공기방울이 생기지 않도록 주의한다.
c. 1×TBE을 만들어 젤이 굳으면 전기영동 chamber에 채워 전기영동을 준비한다.
d. 콤을 뺀 후 웰이 잘 만들어 진 것을 확인하고 웰을 깨끗이 씻어준 후 전기영동한다.

(2) PCR 산물 걸기

① PCR 산물 5 μL에 6× 전기영동 염색액 1 μL를 섞은 샘플과 적당한 size marker (100 bp ladder) 5 μL를 걸어준다.
② 100 V로 30분간 영동한다.
③ 젤 전기영동액(0.5×TBE) 300 mL에 10 mg/mL의 에티디움 브로마이드 용액 150 μL을 넣어 0.5 mg/mL 농도가 되게 한 다음 30분간 흔들면서 염색한다.
④ 동량의 증류수에 젤을 넣어 잠깐 흔들어주어 탈염색시킨다.
☞ DNA에 염색되지 않은 부분 이외의 젤에 묻은 에티디움 브로마이드를 제거하기 위해 탈염색시킨다.
⑤ 자외선 투영기(UV transilluminator)에 아가로스 젤을 놓고 DNA를 관찰한 후 폴라로이드카메라(polaroid camera)를 이용하여 사진을 찍는다(그림 3-9).
⑥ 최근에는 영상분석기를 이용하여 파일형태로 저장할 수 있거나 프로그램을 이용하여 여러 가지 분석을 할 수 있다(그림 3-10).

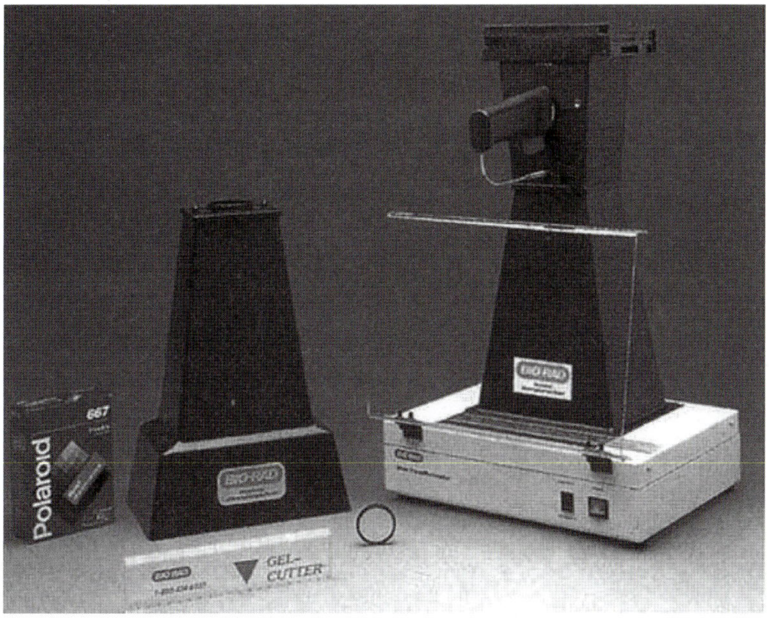

그림 3-9. 폴라로이드 카메라 시스템. EtBr로 염색한 아가로스 젤을 UV로 확인 후 필름으로 보관 PCR 산물의 크기를 확인하여 목적 밴드 외에 비특이적 밴드가 없으면 '선택-1'의 방법으로 정제하고, 비특이적 밴드가 관찰되면 '선택-2'의 방법으로 정제한다.

A

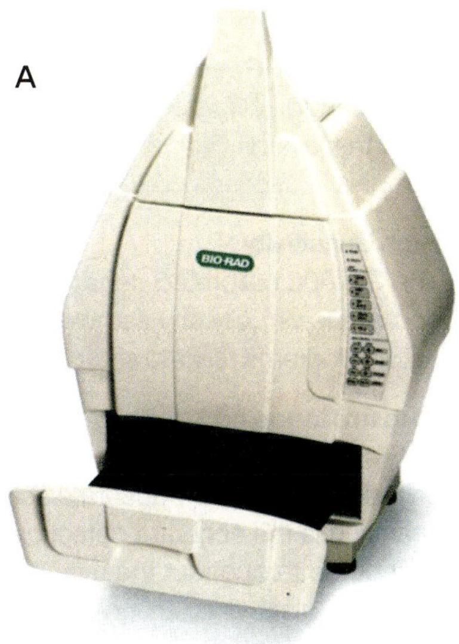

B

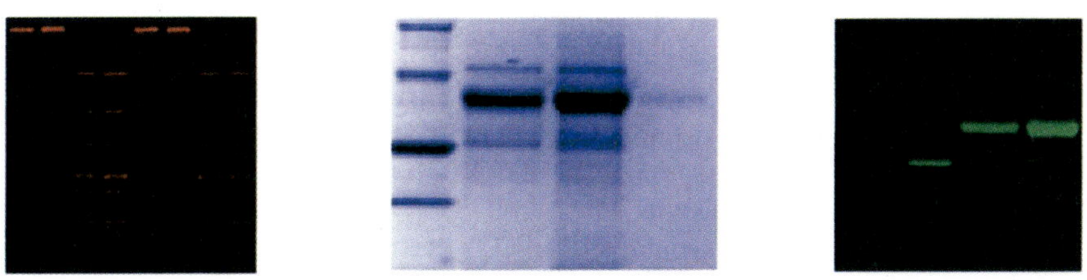

Ethidium bromide stain. Coomassie Blue R-250 stain. SYBR Green I stain.

그림 3-10. A. 최근에 사용되고 있는 영상분석장치(Boio-rad gel documentation system). B. 염색법에 따른 젤 밴드 모습.

선택 – 1. PCR 산물의 정제(QIAquick–spin PCR purification kit 이용)

PCR 산물이 깨끗하지 않으면 PCR 이후에 수행될 여러 가지 반응들이 방해받을 수 있으므로 PCR 산물을 시발체, 사용되지 않은 뉴클레오타이드, Taq 폴리머라제 그리고 미네랄 오일 등과 같은 불순물로부터 분리해내야 한다. 특히 비특이적 밴드가 없는 경우는 전기영동을 통하지 않고 spin culumn kit를 이용하여 직접 세척해내는 정도로 PCR 산물을 정제할 수 있다. 모든 절차를 상온에서 수행한다.

1. 시약

□ ① PB binding buffer
신경자극제의 하나인 구아니딘 클로라이드가 포함되어 있으므로 주의해서 취급한다.

□ ② PE washing buffer
맨 처음 사용하기 전에 44 mL의 에탄올(96~100%)을 첨가한다.

□ ③ 2 mL collecting microcentrifuge 튜브

□ ④ QIAquick-spin column

□ ⑤ TE 완충액(10 mM Tris-Cl pH 8.0, 1 mM EDTA)
DNA를 녹이고 elution 할 때 증류수를 사용해도 되지만 DNA는 산성이므로 완충성분(buffering agent)이 없을 때는 자가분해될 수 있으므로 10 mM Tris-HCl (pH 8.5)나 TE 완충액을 이용한다.

2. 방법

1) PCR 산물 5배의 PB 완충액을 가하고 vortexing 하여 잘 섞는다.
2) QIAquick-spin column을 collecting 튜브에 맞춘 후 샘플을 column에 건다.
3) 13,000 rpm으로 30~60초간 원심분리한다.
4) Collecting 튜브에 흘러나온 용액을 버린다.
5) QIAquick-spin column에 0.75 mL의 PE buffer를 가하고 30~60초간 원심분리하여 column을 세척한다.
6) Collecting 튜브에 흘러나온 PE buffer를 버린다.
7) QIAquick-spin column을 30~60초간 한 번 더 원심분리하여 PE buffer의 나머지를 철저히 제거한다.
8) QIAquick-spin column을 새로운 1.5 mL 튜브에 얹는다.
9) 10 mM Tris-Cl (pH 8.5)이나 TE buffer (10 mM Tris-Cl pH 8.0, 1 mM EDTA)를 column에

50 μL정도 가하고 30~60초간 원심분리하여 DNA를 elution 한다.

☞ 클로닝 혹은 직접 염기서열분석(direct sequencing)을 할 경우, 각 반응에 적절한 농도를 만들기 위해 Speed Vac을 이용하여 건조시킬 수 있다.

10) 전기영동을 통하여 DNA를 확인한다.

선택 – 2. 아가로스 젤에 DNA를 얻는 방법(QIAEX 젤 extraction kit 이용)

PCR 산물에 비특이적 밴드가 혼합되어 있는 경우는, 먼저 전기영동을 통하여 DNA 밴드들을 크기에 따라 분획한 다음 elution 하여야 한다. 시발체, 뉴클레오타이드 그리고 Taq 폴리머라제 등과 같은 불순물도 효과적으로 제거된다. 이 방법은 50 bp~50 kb의 DNA를 분리해내는 데 적합하다.

1. 시약

□ ① QX1

고농도의 sodium perchlorate가 함유된 용액으로 아가로스 젤을 녹일 수 있으며 이 용액이 지닌 고농도의 염은 DNA에 결합된 단백질을 분리해내는 역할도 수행한다.

□ ② QIAEX

DNA가 고염도에서 유리나 실리카 젤과 같은 물질에 잘 결합한다는 것은 이미 알려져 있는데 QIAEX는 구형의(spherical) 미세한 실리카 젤 입자로서 DNA가 잘 흡착(adsorption)되도록 표면처리된 물질이다. QIAEX는 또한 거대 음이온을 함유하여 주변 물분자의 구조를 변형시켜 결과적으로 DNA의 흡착효율을 강화시키도록 고안되었다.

□ ③ QX2

고염의 용액으로서 QIAEX와 DNA 결합물로부터 아가로스나 기타 잡물을 제거해내는 역할을 수행한다.

□ ④ QX3

맨 처음 사용하기 전에 126 mL의 에탄올을 첨가한다.

에탄올이 첨가되어 있어 남아있는 염을 제거하는 데 적합하다. pellet의 염농도가 충분히 낮아지지 않으면 DNA는 TE나 증류수에 잘 elution 되지 않는다.

□ ⑤ TE 완충액(10 mM Tris-Cl pH 8.0, 1 mM EDTA)

2. 방법

1) 에티디움 브로마이드가 포함된 아가로스 젤을 통해 전기영동을 한 후, 자외선 투영기 위에서 목적 밴드를 포함하는 젤 부분을 칼날로 얇게 잘라내고 이것의 무게를 측정한다. 가급적 젤 조각의 크기를 작게 하도록 한다.
2) 젤 조각을 적당한 튜브에 담고 젤 1 g당 3 mL의 비율로 QX1을 넣는다. 아가로스가 250 mg 이하인 경우에는 1.5 mL 튜브를 이용한다.
   ☞ 2% 이상의 아가로스 젤을 사용한 경우에는 젤 1 g당 6 mL의 QX1을 넣어야 한다. QX1은 젤을 녹이고 안에 포함되어 있던 DNA를 방출시킨다.
3) QIAEX를 1분간 vortex 하여 녹인다.
4) DNA 5에 10 μL의 비율로 QIAEX를 넣고 잘 섞는다.
   ☞ 단계 2에서 QX1을 넣은 전체 양이 3 mL이 넘는 경우는 DNA 양에 관계없이 QX1 300 μL당 QIAEX 2 μL의 비율로 넣는다.
5) 50℃에서 10분간 incubation 시킨다. 이때 2분마다 샘플을 섞어 주어 QIAEX가 가급적 suspension 상태를 유지하도록 한다.
   ☞ QIAEX를 suspension 상태로 유지되어야 QIAEX 입자와 DNA 상호간 결합의 효율을 극대화할 수 있다.
6) 상온에서 13,000 rpm으로 30초간 원심분리한다.
   ☞ 이때 형성된 pellet에는 DNA와 QIAEX 입자가 결합되어 있다.
7) 상층액을 조심스럽게 피펫으로 제거한다.
8) 침전을 500 μL의 Q×2로 2회 세척한다. 즉, 용액을 넣고 vortex 하여 suspension을 만들고 이를 원침한 후 상층액을 제거한다.
   ☞ 이 단계를 통하여 아가로스 찌꺼기나 기타 불순물이 제거된다.
9) 침전을 500 μL의 Q×3로 2회 세척한다.
   ☞ 이 단계를 통하여 염이 제거되어 DNA가 TE나 증류수에 잘 용해되도록 하여 준다. 이후에 샘플을 잘 건조시켜 에탄올이 완전히 제거되어야 한다. 그렇지 않으면 뒤에 수행될 여러 가지 효소반응이 방해받기 때문이다.
10) 침전을 공기 중에서 10~15분간 건조시킨다.
   ☞ Speed Vac을 사용하지 않는다. 지나친 건조는 elution 효율을 감소시킨다.
11) 20 μL의 TE 완충액을 넣고 이를 vortex 하여 다시 녹인다.
12) 상온에서 5분간 incubation 시킨다.
13) 이를 30초간 원심분리하고 상층액을 새로운 튜브로 옮긴다.
   ☞ 상층액에는 DNA가 포함되어 있으며 침전은 QIAEX 입자다.
   상층액을 옮기는 과정에서 침전이 딸려올 경우 원심분리를 다시 수행하고, 한 번 elution

된 침전을 같은 방법으로 재차 elution 하여(단계 14) DNA 회수능을 증대시킨다.

14) 11)~13)번 단계를 한두 번 더 반복하여 상층액을 함께 모은다.

15) 전기영동을 통하여 DNA를 확인한다.

용어해설(핵심용어)

중합효소 연쇄반응법(polymerase chain reaction, PCR) : 게놈 DNA에서 특정한 핵산부분만을 선택적으로 시험관 내에서 복제하고 증폭할 수 있는 간편하고 신속한 분자생물학 실험법이다.

시발체(Primer) : 중합효소 연쇄반응법의 실험 중 표적 부위(Target)의 DNA합성을 개시하도록 디자인하여 합성된 올리고뉴클레오티드(Oligonucleotide)이다.

DNA 중합효소 : 중합효소 연쇄반응법의 실험 중 고안된 특정 부위의 시발체가 DNA합성을 할 수 있도록 이용되는 효소로서 Thermus aquaticus라는 열에 강한 미생물에서 추출한 효소이다.

주형 DNA (template DNA) : 주형 DNA는 PCR 반응 시 Taq 폴리머라제의 표적이 되는 염기서열을 가지고 있는 DNA를 말하며 이는 게놈 DNA, 플라스미드 DNA, 증폭된 PCR 산물 등이 될 수 있다.

단원요약

1. 중합효소 연쇄반응의 기본단계는 주형의 1) 변성 반응(Denaturation) DNA, 2) 결합반응(Annealing), 3) DNA 사슬연장 반응(Extention 혹은 Elongation)으로 구성되어 있다.
2. 중합효소 연쇄반응법에 이용되는 시발체(Primer)의 제작은 표적 부위의 유전자만을 선택적으로 증폭하기 위하여 중요하며 주로 시발체의 길이(약 20~25 mer), 시발체의 Tm, 시발체의 GC 함량(약 50%), 시발체의 2차 구조 등을 고려하여 신중히 제작하여야 한다.
3. 중합효소 연쇄반응의 실험을 위해서는 Taq 폴리머레이즈(Taq Polymerase), 데옥시뉴클레오티드(dNTP), 시발체(Primer), 주형 DNA (Template DNA), 반응액, 효소 안정화 효소 등을 이용하여 마스터 혼합물을 각각의 농도를 고려하여 만든 후 PCR 반응을 진행한다.

04
CHAPTER

제한효소

(restriction enzyme)

학습목표

1. 제한효소의 작용기전을 이해한다.
2. 제한효소의 사용 시 주의할 점을 파악한다.

제한효소(**restriction enzyme**)는 DNA 분자 내의 특정한 염기서열을 인식하고 특정한 부위에서 dsDNA를 절단하는 endonuclease이다(그림 4-1). 이것은 세포 내로 침입해오는 virus 또는 외부 DNA를 절단하여 제거하는 세균의 자기 방어기구로 존재하였으며 현재는 유용한 유전공학의 도구로 널리 사용되고 있다.

제한효소 절단은 적절한 반응조건하에서 DNA와 효소를 incubation 시킴으로써 간단히 수행할 수 있다. 염기 농도, pH, 반응온도, DNA의 양 및 효소의 양 등이 효소반응의 변수로 작용한다. 각각의 제한효소는 각각의 알맞은 반응조건을 갖고 있으며 제조회사의 설명서에 잘 기록되어 있다. 현재까지 발견된 제한효소는 그 반응에 필수적인 인자와 절단점의 특성 등에 따라 다음의 3가지 형으로 구분한다(그림 4-1).

이들 중 유전자공학 실험에 이용하고 있는 것은 일반적으로 **II형 제한효소**로서, 현재 시판되고 있는 효소는 전부 II형에 속한다. 제한효소는 그 반응 조건, 기질 DNA의 종류에 따라 절단 상황, Star 활성의 출현빈도 등의 차이가 관찰되며, 그 정도도 효소에 따라 천차만별이다. 따라서 제한효소를 사용할 때는, 이 같은 요인에 충분히 주의하여, 사용목적에 맞게 정확하게 절단할 수 있도록 하여야 한다. 다음은 제한효소 사용에 있어서 주의할 점을 소개한다.

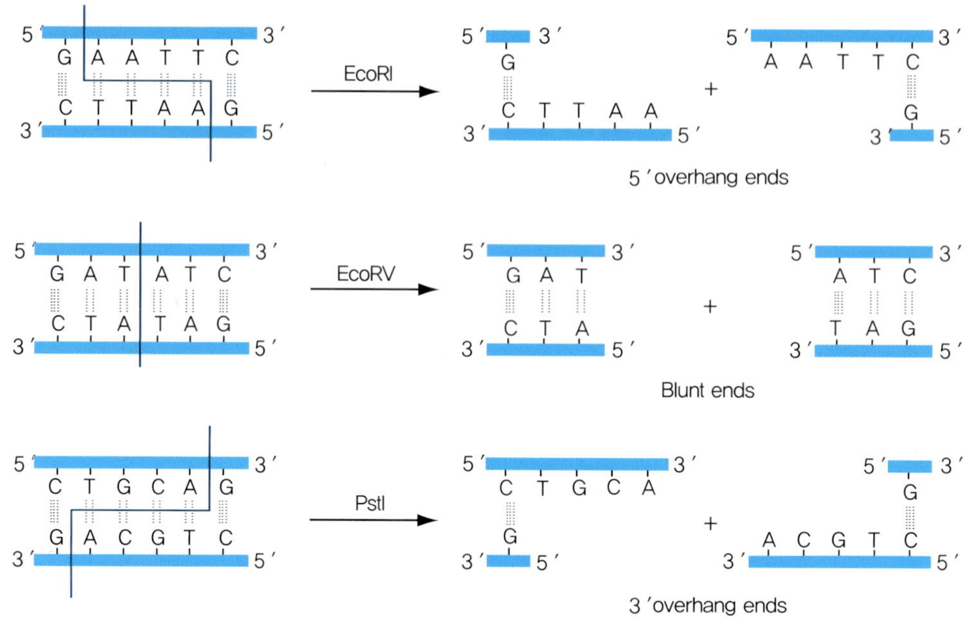

그림 4-1. 제한효소의 유형

1. Methyl화의 영향

DNA methylase 유전자를 갖고 있는 숙주균으로부터 조제한 DNA는 그 염기의 일부가 methyl 화되어 있어, 해당 서열을 인식 절단하는 제한효소를 사용하여도 거의 절단되지 않는다. methyl 화되는 부위는 기질 DNA의 종류, 숙주의 종류에 따라 달라, 예를 들면 대장균의 경우에는 그 숙주의 종류에 따라

$$\text{GATC} \xrightarrow{\text{dam methylase}} \text{G}^{6m}\text{ATC}$$
$$\text{CC(A/T)GG} \xrightarrow{\text{dam methylase}} \text{C}^{5m}\text{C(A/T)GC}$$

의 영향을 받는다. 통상의 형질전환에 자주 이용하는 균주 C600, HB101, JM109 등은 dam, dcm을 모두 갖고 있으므로 이들 균주로부터 조제한 DNA를 사용할 때는 주의가 필요하다. 또, 동물유래의 DNA의 경우, CG 서열은 ^{5m}CG로 되어 있는 경우가 많고 식물유래의 DNA의 경우는 CG 또는 CNG 서열이 ^{5m}CG 또는 ^{5m}CNG로 되어 있는 경우가 많다.

대분류	반응필수인자	절단점	효소예
I형	ATP, S-adenosyl methione, Mg^{2+}	인식부위와 절단점이 다르고 절단 부위도 일정치 않음	EcoB, EcoK
II형	Mg^{2+}	인식부위 내 또는 그 근방의 특정부위를 절단	EcoR I, BamH I
III형	ATP, Mg^{2+}	인식부위와 절단점은 다르나 특정부위를 절단	EcoP I, Hinf III

2. Star 활성

제한효소 중에는 기질이 되는 DNA에 대하여, 특정한 반응조건하에서 사용하면 그 특이성이 저하되어 본래의 인식서열과 다른 염기서열을 절단하는 것이 있다. 이 같은 현상을 제한효소의 Star 활성이라고 한다. Star 활성의 출현빈도는 제한효소의 양, 기질 DNA, 반응조건 등에 따라 다르나, 거의 모든 제한효소가 Star 활성을 갖고 있다고 해도 과언이 아니며 인식서열의 특이성의 저하 외에 DNA부분적으로 nick가 생기는 nick 활성이 관찰되기도 한다.

아무튼 Star 활성을 최대한 억제하기 위해서는 제한효소의 반응성이 저하되더라도 정확한 절단을 위해 일반적으로 낮은 글리세린 농도, 중성 pH, 높은 염농도 조건에서 반응하는 것이 좋다.

3. 부분 분해

기질 DNA에 대해 절단이 예상되는 제한효소를 사용하여도 충분히 절단되지 않는 경우, 상기의 1), 2)와 효소의 활성저해 외에 DNA의 순도, 반응 저해물질의 영향, 기질 DNA의 종류 등이 관여할 때도 있다. 특히, DNA의 종류에 따라 그 size와 site가 다르면 완전 분해에 필요한 효소량도 변하고, 그 값으로부터 계산되는 「1 μg DNA의 완전분해에 필요한 제한효소의 추정량」과 「실제량」에는 각각의 효소에 따라 차이가 생긴다. 이런 차이는 효소와 그 인식서열 주변의 고차구조와의 상대적인 성질로 따른 것으로 생각되며, 실제로 제한효소 Nae I은 pBR322 DNA에 극히 절단하기 어려운 부위가 있다(Site Preference). 또, 반응액 조성(spermidine의 첨가)에 의해 그 절단되는 순서가 바뀌는 경우도 있다.

4. DNA 결합단백질

제한효소로 반응한 후 전기영동하였을 때 밴드가 확인되지 않거나, 밴드의 퍼짐 현상이 일어나거나, 밴드의 이동도가 이상할 경우 등 문제가 발생할 때가 있다. 이는 효소단백질 자신이나 다른 불순 단백질이 DNA에 결합하고 있기 때문에 DNA가 gel 속으로 들어가지 않거나, DNA가 ethidium bromide에 염색되지 않는 원인이라고 생각된다. 이 같은 현상이 관찰될 때는 SDS 등의 변성제를 최종농도 0.1%가 되도록 시료에 첨가하여 영동하면 개선되는 경우도 있다.

5. 기타

제한효소의 안정 기간은 기본적으로 품질검정 후 약 1년간으로 정하고 있으나 거의 모든 효소가 그 기간이 경과해도 급격히 효소 활성이 저하되지 않는다. 따라서 구입 후 장기간 보관한 효소도 충분히 사용할 수 있으므로 이들 효소에 대해서는 사용 전에 역가검정(효소의 활성도 검정)

을 실시한 후 사용하는 것이 좋다. 또 보존 중에 효소가 동결되었을 때도 거의 모든 효소가 급격히 활성이 저하되지는 않으므로 위의 경우와 같이 사용 전에 역가검정을 실시한 후 사용되는 것이 좋다.

[유의사항]

제한효소를 사용할 때 기본적인 주의사항은 다음과 같다.

1) 제한효소는 반드시 영하 20도에 보관하여야 하며 같은 온도를 유지하여야 적절한 활성도를 기대할 수 있다. 장시간 얼음 위에 보관하지 말고 특히 0도 이상에 노출시키지 않도록 하여야 한다.
2) 제한효소들은 고농도로 제조되어 판매되므로 효소반응 시 극소량을 취하게 된다. 따라서 pipett에 의해 오염되지 않도록 특히 유의하고 효소반응액 제조는 얼음 속에서 해야 한다.
3) 제한효소들은 안정된 저장을 위해 50% glycerol을 함유하고 있다. 그러므로 효소반응 시 glycerol에 의한 저해작용을 없애기 위해 제한효소의 양은 최종 반응혼합액의 1/10 이하이어야 한다. 또 효소량이 기질에 비해 과량이면 비특이적 반응이 일어날 수 있다.
4) 반응의 종료를 위해서는 EDTA를 첨가하거나(최종농도 10 mM), 열로 효소를 불활성화 시킨다. 열에 예민한 효소는 65℃에서 10분이면 불활성화되고, 대부분은 75℃ 15분이면 불활성화된다. 또한 열에 강한 효소의 경우 phenol 추출 또는 ethanol 침전으로 해결할 수도 있다.

[DNA의 제한효소 처리 반응]

1) 시험관에 다음의 물질들을 넣는다(총 반응액이 20 μL일 때).

   DNA 또는 PCR product : 적당량

   10×Reaction Buffer : 2 μL

   Restriction enzyme : 1~2 U/μgDNA,

   DW : 총 반응액 20 μL로 조정

☞ total vol.은 20~50 μL로 조절할 수 있다.

☞ 제한효소 1 U는 1시간 동안 DNA 1 μg을 완전히 분해하는 데 필요한 양이다.

PCR product의 경우 DNA 양이 많아 10~20 U 정도가 필요하다.

☞ 제한효소의 종류에 따라 BSA (bovine serum albumin)를 추가로 넣는 경우도 있다.

TIP

주의사항

1. 에티디움 브로마이드는 강력한 돌연변이원이며 독성을 갖는다. 위의 색소를 포함한 용액을 취급할 경우에는 폴리비닐장갑을 착용한다.
2. 자외선 방사는 위험요소이며 특히 눈에 영향을 준다.
   노출을 최소화하기 위하여 자외선 광원을 적당한 것으로 차단시켜야 하며 보호안경이나 방어할 수 있는 안전장치를 하는 것이 좋다.
3. 아크릴아마이드는 신경독성이 강하며 피부를 통하여 흡수된다. 취급 시 폴리글러브와 마스크를 착용한다.

용어해설(핵심용어)

제한효소(restriction enzyme) : 세균 속에 존재하며 세균의 방어 시스템의 하나로 세균 내부로 들어온 외래 DNA의 특정 부위를 자르는 가위 역할을 하는 효소.

II형 제한효소 : 제한효소의 한 종류. 제한 효소는 작용 기자에 따라 I형, II형, III형으로 대분류하며 II형 제한효소는 제한효소가 붙는 위치와 자르는 위치가 근접한 효소이다.

^{6}mA : N6-methyl adenine (아데닌에 메틸화가 된 상태)

^{5}mC : C5-methly cytosine (시토신에 메틸화가 된 상태)

단원요약

1. 제한효소(restriction enzyme)는 DNA 분자 내의 특정한 염기서열을 인식하고 특정한 부위에서 dsDNA를 절단하는 endonuclease이다.
2. 제한효소의 작용은 염기 농도, pH, 반응온도, DNA의 양 및 효소의 양 등에 영향을 받는다.
3. Methyl화의 영향으로 해당 서열을 인식 절단하는 제한효소를 사용하여도 거의 절단되지 않을 수 있다.
4. 제한효소 중에는 기질이 되는 DNA에 대하여, 특정한 반응조건하에서 사용하면 그 특이성이 저하되어 본래의 인식서열과 다른 염기서열을 절단하는 것이 있다.
5. 제한효소는 반드시 영하 20도에 보관하여야 하며 같은 온도를 유지하여야 적절한 활성도를 기대할 수 있다.

05
CHAPTER

중합효소 연쇄반응-단일쇄 형태구조 다형성(PCR-SSCP) 분석

학습목표

1. PCR-SSCP의 개념과 원리를 이해한다.
2. SSCP 분석을 통한 SNP marker typing 방법을 이해하고, 실험을 통해 기술을 습득한다.

1. 서론

근래 들어 새로운 유전자가 계속 발견되고 있으며 그 결과 많은 질환에서 유전자 이상에 대한 연구가 활발히 진행되고 있다. 이러한 유전자 이상은 대개 핵산의 변화인 경우가 많으므로 유전자 이상을 예민하게 검색할 수 있는 스크리닝 방법이 필요하게 되었다. 이러한 목적을 위하여 사용될 수 있는 방법에는 여러 가지가 보고되고 있으나 **단일쇄 형태구조 다형성(Single-Strand Conformation Polymorphism, SSCP)**은 비교적 간단하고 효용성이 높아 여러 연구자에 의해 많이 사용되고 있다. 이 방법은 게놈 DNA 중에서 한 염기의 치환을 반영하는 배열변화 즉, 돌연변이(mutation)나 유전자의 다형성(polymorphism) 등을 고감도로 검출할 수 있는 기법으로 사용되고 있다. Orita 등(1989)이 처음 발표한 PCR-SSCP법은 형태구조(conformation)의 차이에 의한 전기영동상의 이동거리의 차이를 찾는 방법으로 그림 5-1에서 보는 바와 같이 특정 유전자의 일부를 PCR로 증폭한 후 이를 비변성 (non-denaturing) 젤에 전기영동하여 증폭된 유전자 배열에 돌연변이가 있을 때 그 wild type과 다른 형태구조를 갖게 되어 거리의 이동에 차이를 보인다(aberrant band). 이때 band를 보기 위하여 PCR을 시행할 때 방사성 동위원소를 함께 넣어 증폭한 뒤 자가방사법(autoradiography)으로 검출하거나 방사성 동위원소를 사용하지 않고 PCR 한 뒤 은염색 등으로 결과를 확인한다.

Aberrant band가 보일 때에는 1) 증폭된 DNA에 돌연변이가 있거나 2) 증폭된 DNA가 다형성(polymorphism)이 있거나 3) 같은 DNA라도 두 가지 또는 그 이상의 다른 형태구조를 갖는 경우의 가능성이 있다고 볼 수 있다.

SSCP의 효과는 단일쇄 DNA가 염기서열의 차이에 따라 삼차원적인 구조의 차이를 보여 전기영동상 차이가 나타날 수 있는 적절한 실험조건을 확인하는 것이 가장 중요한 과제가 된다. 따라서 이 방법의 성공률은 현재 35~100%까지 다양하게 보고되고 있으며 글리세롤(glycerol) 등의 첨가물을 사용하여 SSCP의 예민성을 증가시키기 위한 노력이 계속되고 있다(Hayashi and Yandell, 1993). 그럼에도 불구하고 이 방법은 결과를 예측할 수 없기 때문에 위음성 또는 판독하기 어려운 실험결과가 나오는 경우가 많다.

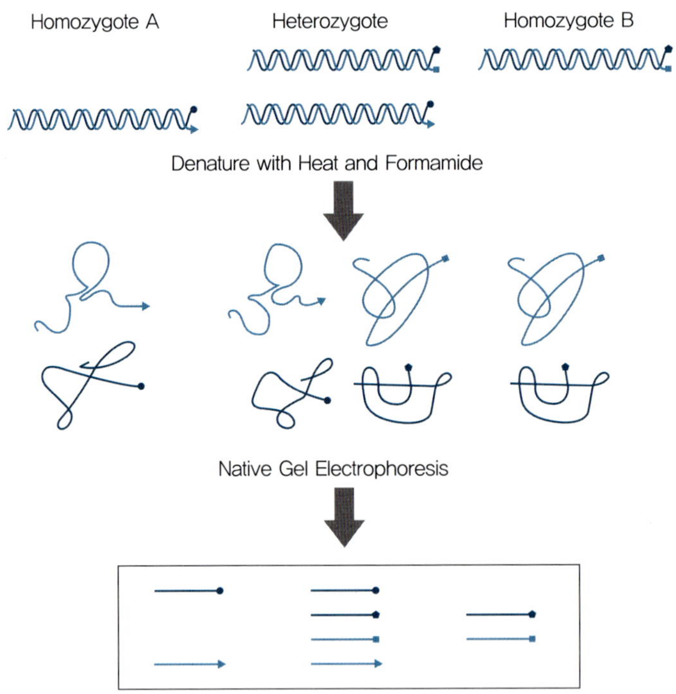

그림 5-1. SSCP 모식도

2. SSCP의 조건

1) 주형 DNA

PCR 산물이 200 bp 이상이면 90% 이상, 400 bp 이상이면 80% 이상의 변이가 찾아진다. SSCP로 분석 가능한 크기에 대해서는 여러 연구자들에 의해 여러 가지 이론이 주장되고 있으나 통상 150~250 bp 내외의 길이가 가장 적합하며 그 이상의 시료는 제한효소 처리를 하여 작게 만든다

(돌연변이가 의심되는 band가 관찰되면 이 single SSCP band를 처음 사용한 시발체를 이용하여 재증폭한 후 염기서열분석을 통해 돌연변이를 확인하는 게 되는데 제한효소처리를 한 경우에는 불가능하게 되는 문제점이 있다).

PCR 산물의 크기 외에도 돌연변이의 위치, 염기서열 등 여러 가지 인자들을 고려해야 한다.

2) 글리세롤 등 첨가물의 첨가

젤에 5~10%의 글리세롤을 첨가하면 변이에 의한 이동도 차이가 달라질 수 있다. 5~10%의 글리세롤을 첨가하면 젤의 온도를 10~15℃로 낮춘 것과 거의 비슷한 효과를 나타낸다(Hayashi, 1992). 그 이유는 glycerol이 TBE 완충용액 속의 borate 이온과 글리세롤-borate 복합체를 형성하여 pH를 낮추는데 pH가 낮아지면 핵산 내 phosphate의 전하를 억제하여 삼차구조 형성이 잘 이루어져 SSCP가 좀 더 잘 되게 된다. 따라서 borate 이온이 들어 있지 않은 buffer를 사용하는 경우에는 글리세롤 효과가 나타나지 않는다.

3) 전기영동 온도의 조절

SSCP에서 온도가 상승하게 되면 분리의 재현성이 떨어지게 된다. 따라서 전기영동을 할 때 글리세롤을 포함하지 않는 젤에서는 4~10℃로 전기영동할 때 변이를 확인할 수 있는 경우가 있으므로 전기영동할 때 글리세롤을 넣지 않는 젤, 글리세롤을 넣은 젤을 실온 전기영동해 보거나, 글리세롤을 넣은 젤의 저온 전기영동, 3종류로 나누어 시험해 보도록 한다.

온도를 균일하게 하기 위하여 water-jacketed 전기영동 장비를 사용하는 것이 좋고, 젤 판 뒤에 알루미늄 판을 붙이기도 한다. 4℃의 낮은 온도로 전기영동을 시행할 때에는 온도를 유지하기 위하여 냉장실에서 시행하기도 한다.

전기영동(bromphenol blue) 염색액(dye)의 band가 smiling 현상이 있으면 젤은 온도가 높아졌다는 것을 의미한다.

4) 전기영동에 사용하는 젤의 길이 증가

10×10 cm짜리부터 염기서열 분석에 사용되는 35×40 cm까지 다양한 길이의 젤로 SSCP 분석이 가능한데, 젤의 길이가 길수록 분리능이 좋아진다.

5) 얇은 젤

얇은 젤(0.25~0.4 mm)을 사용하면 전기영동 시 발생하는 열을 줄이고 방열 효율을 높이며, 젤의 온도를 균일하게 하여 분리능이 증가하고 전기영동 시간이 단축된다.

6) 전기영동시간

SSCP band shift의 차이를 증가시키기 위하여 충분한 시간 동안 전기영동을 시켜야 한다. 기본적으로 전기영동 시간은 PCR 산물의 크기에 따라 결정한다.

Band shift를 놓치지 않기 위해 한 검체에 대해서 시간을 달리 해서 두 번 전기영동을 하기도 한다.

3. SSCP 분석을 위한 PCR 시 주의사항

특이적 PCR 산물을 만드는 것이 가장 중요하므로 다음 사항들에 주의한다.

1) 순수분리된 주형 DNA를 사용할 것
2) partial mismatch가 없는 시발체를 사용할 것
3) PCR optimization
4) non-specific priming이 배제되는 PCR 조건을 확립할 것
5) 가능한 적은 수의 cycle로 증폭할 것
6) PCR 후 전기영동을 실시하여 artifacts의 증폭이 없는지 확인할 것
7) 시발체와 dNTP의 농도를 일반 PCR보다 낮은 농도로 사용 : 많은 양 사용 시 남은 시발체와 증폭된 ssDNA 간에 원하지 않은 반응이 생길 가능성이 높아 전기영동 band의 해석에 어려움이 있을 수 있음(Cai and Touitou, 1993).
8) PCR 산물은 denaturing solution (sample running buffer)과 5~20:1로 혼합하여 95℃ 에 5분간 denaturation 시켜 바로 얼음에 옮긴 상태에서 젤에 loading 한다. Denaturing solution으로는 0.3 M NaOH + 1 mM EDTA나 95% foramide + 20 mM EDTA에 running dye를 섞어서 사용한다.

4. 일반적인 전기영동 젤(Manual)

1) Polyacrylamide 젤

일반적으로 많이 쓰이는 것으로 낮은 cross-linker (NN'-methylenebisacrylamide/acrylamide 비율이 낮음)를 사용한다. Polyacrylamide gel은 농도를 보통 4~6% 정도를 사용한다.

2) MDE 젤(Mutation Detection Enhancement 젤)

일반적으로 polyacrylamide 젤을 사용한 결과와 비교하여 MDE를 사용하면 우월한 결과를 얻기가 쉽다. 그러나 이러한 경우에도 SSCP에 적절한 조건을 쉽게 판단하기는 어려우며 여러 가지 조건을 실시하여 보는 방법밖에는 없다. MDE 젤을 사용할 때에는 MDE를 0.4× 에서 1×로 변화시켜 가며 다시 시도해 보는 것이 좋다.

3) Agarose 젤

긴 DNA 산물에 대한 SSCP를 시행할 경우 agarose 젤을 사용할 수 있다. 6.3 kb나 되는 minisatellite oalleles을 agarose 젤을 이용하여 성공적으로 SSCP를 했다는 보고가 있다(Monckton and Jeffreys, 1995).

5. Phast pre-made gel

미리 만들어 시판 중인 젤을 이용하며 전기영동 system으로 amersham pharmacia사의 Phast system을 이용해 보다 쉽게 band를 분석할 수 있다.

1) Phast system의 장점

① 빠르다 : 단 몇 시간이면 결과를 볼 수 있다.
② resolution이 높다 : 민감하며 쉽게 detection 할 수 있다.
③ 동위원소를 사용하지 않는다 : silver staining
④ 재현성이 높다 : 정확히 온도 조절이 가능하다.
⑤ 반자동화(semi-automated) system이다 : ready-to-use gels and buffers
⑥ 다양한 분석이 가능하다 : SDS-PAGE, Native, IEF, DNA (SSCP)

2) Pre-made gel, buffer의 종류

(1) PAGE (Polyacrylamide gel electrophoresis)

PhastGel gradient media : 10~15, 8~25, 4~15

PhastGel homogeneous media : 20, 12.5, 7.5, high density

(2) Chemicals

PhastGel DNA buffer strips

PhastGel native strips, pH 8.8

PhastGel SDS strips, pH 8.1

PhastGel Blue R

PhastGel silver kit

6. 검출법(Detection)

1) 방사성 동위원소를 사용하는 경우

시발체를 방사성 동위원소를 사용해 표지하거나 PCR 증폭 산물을 표지하는 경우에는 필름을 넣고 자가방사법으로 검출한다. PCR 증폭산물을 표지하는 방법은 간편하지만 X-선 필름 노출을 길게 할 필요가 있다.

2) 방사성 동위원소를 사용하지 않는 경우

(1) 은염색(Silver staining) PCR-SSCP

전기영동이 끝나면 젤을 은(silver nitrate)으로 염색하여 band를 검출하는 방법으로 방사성 동위원소를 사용하는 경우보다 안전하며 빠른 시간 안에 결과를 확인할 수 있다. 그러나 좋은 결과를 얻기 위해서는 염색 조건(염색 시약의 온도, 염색 시간 등)을 맞추어야 한다.

(2) 형광 PCR-SSCP

5'말단에 형광색소로 표지한 시발체를 이용하여 만들어진 형광 단편을 자동 DNA 염기서열 분석기(automated DNA sequencer)로 검출한다.

7. 결과 분석

일반적으로 wild-type의 경우 두 개의 band를 보일 수 있으며 두 개의 대립인자(allele) 모두 유전자 이상이 있는 동형 이합체(homozygote)의 경우라면 정상과는 다른 이동도 (mobility)를 보이는 두 개의 band를 예상할 수 있다. 보통 흔히 경험하는 이형접합체(heterozygote)의 경우 일반적으로 조건이 좋은 경우 4개의 band를 예상할 수 있다. 그러나 이러한 결과가 항상 나타나는 것은 아니며 예상하지 못한 band가 나타나는 경우도 많이 있다. 다시 결합한 산물(reannealed product)이 나타나는 경우가 있는데 열변성하지 않은 PCR 산물을 전기영동하여 비교하여 보면 이를 구별할 수 있다.

돌연변이의 확인 : Aberrant band가 관찰되면 젤에서 band (한 개의 대립유전자를 가지는 DNA band)를 잘라내어 DNA를 추출한 후 처음 사용한 시발체로 다시 증폭하여 염기서열분석을 하면 돌연변이를 확인할 수 있다(Suzuki, 1991).

8. SSCP의 응용

DNA 다형성(polymorphism) 분석, 암 억제 유전자나 암 유전자의 돌연변이 분석 및 다양한 유전질환의 분석에 PCR-SSCP법이 많이 사용되고 있다.

실험 실습

여러 가지 조건에서 전기영동을 실시하여 가장 적합한 조건을 찾는데 검출 민감도를 높이기 위해 2가지 이상의 조건에서 전기영동하는 것을 권장한다. 일반적으로는 25℃에서 5% 글리세롤을 첨가하는 젤에서 전기영동을 먼저 한다. 글리세롤을 첨가하지 않거나 온도를 4℃, 15℃ 등으로 바꾸어 가며 적절한 조건을 찾는다.

방법 A. MDE 젤을 이용한 SSCP

1. 시약

□ ① MDE 젤 용액(2×, cat. no. 50620, Promega USA)

□ ② 5× TBE

□ ③ 증류수

□ ④ 10% 과황산 암모늄(APS, Ammonium persulfate)

단일체(monomer)인 acrlyamide와 bis-acrlyamide가 중합(polymerization)될 수 있도록 free radical을 제공해 준다.

□ ⑤ TEMED (N, N, N', N',-tetramethyethylenediamide)

과황산암모늄에 의해 제공된 free radical을 안정화시켜 젤 용액을 굳히는 역할을 한다. 지나치게 많이 넣으면 젤의 중합반응(polymerization)이 고르게 되지 않는다. 과황산암모늄과는 달리 젤을 바로 굳히게 하므로 젤 만들기 직전에 넣도록 한다.

□ ⑥ Loading Dye

□ ⑦ Sigmacote (Sigma SL-2)

젤이 유리판에 붙지 않도록 coating 해 주는 시약 toxic하므로 장갑을 끼고 hood 안에서 작업한다.

비독성인 젤 slick solution (FMC, Promega, USA)을 사용할 수도 있다.

□ ⑧ MTMS

2. 기구

① 전기영동 젤 unit과 Cooling unit (그림 5-2, 3)

② 전원장치(Power supply)

③ Thermocycler (Thermal cycler 480 또는 GeneAmp PCR system 9600), MJ research PTC-200

④ 젤 건조기

⑤ Cassette with intensifying screen

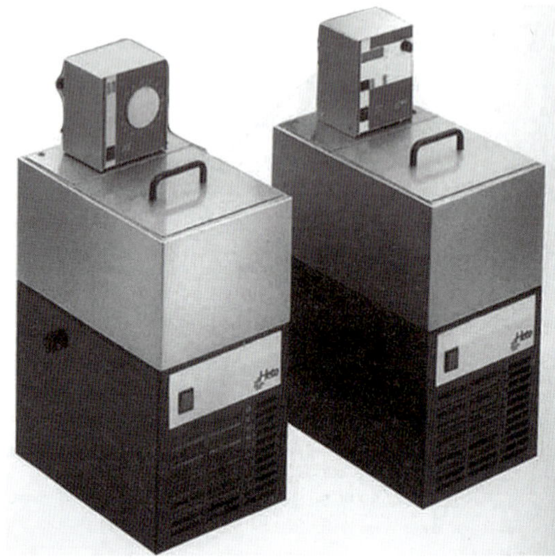

그림 5-2. cooling water circulator

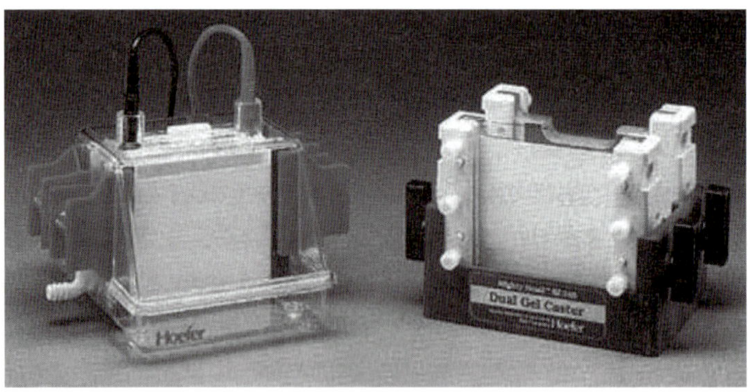

그림 5-3. 전기영동 장치

3. 방법

1) 젤 만들기

① 젤 판을 깨끗하게 닦는다.

② 젤 판의 한쪽 면은 Sigmacote로 코팅한다.
약 2~3 mL을 붓고 닦은 후 말린다.

③ 다른 한 면은 MTMS (-methacryloxypropyltrimrthosxysilane : Sigma M-6514) 10 mL의 에

탄올에 40 μL의 glacial HOAc와 혼합하여 코팅한다.

④ 0.4~0.8 mm 두께의 스페이서를 이용하여 젤 판을 준비한다.

⑤ 원하는 농도의 polyacylamide를 사용하거나 다음의 내용과 같이 MDE 젤 혼합 용액을 만든다.

⑥ 공기 방울이 생기지 않도록 조심하며 적어도 1시간 이상 굳힌다.

⑦ 콤을 제거한 후 well을 잘 씻고 전기영동을 실시한다.

2) 전기영동

MDE preparation : 0.5× MDE, 0.6× TBE

MDE 젤 solution (2×)	25 mL
5× TBE	12 mL
D.W. (fill to)	100 mL
→ mix	
→ 10% APS	400 μL
→ TEMED	40 μL

① 동위원소로 표지된 시료 1 μL를 10 μL의 loading dye에 혼합하고 94℃에서 2분간 열변성시킨 후 얼음에 보관한다.

② 전기영동하기 전 다시 한 번 well을 잘 씻고 1~3 μL의 시료를 전기영동 한다.

③ 약 6~8 watt에서 14시간 정도 실온에서 전기영동한다.

3) 자가방사법(Autoradiography)

전기영동이 끝나면 젤을 3 MM 흡착지에 옮겨 랩으로 덮은 뒤 잘 말린다. 이후 통상적인 방법으로 노출한다(그림 5-4).

방법 B. Polyacrylamide 젤을 이용한 SSCP

MDE 젤 용액이 사용하기 간편하고 해상도도 뛰어나지만 polyacrlyamide 젤을 이용할 경우 다음의 방법을 이용하기도 한다. 여기서는 30% polyacrylamide stock (49:1) 용액을 사용한다.

처음에는 증폭산물의 크기가 150 bp일 경우 BPB band가 전기영동 젤의 끝에서 5 cm 정도 도달했을 때부터 1시간 정도를 더 전기영동하고 400 bp일 경우에는 2시간 정도를 더 전기영동한다.

방법 C. Phastsystem 검출법

시약 \ 농도	10%	12.5%
증류수	3.37 mL	4.12 mL
acrlyamide stock	3.75 mL	3.0 mL
5× TBE	0.9 mL	0.9 mL
0.5% EDTA	18 μL	18 μL
글리세롤	0.9 mL	0.9 mL
10% 과황산암모늄	48 μL I	48 μ
TEMED	18 μL	18 μL
Total	9 mL	9 mL

1. 시약

☐ ① PhastGel gradient media : 4~15%

☐ ② PhastGel DNA buffer strips

☐ ③ Loading dye

95% formamide, 0.25% BPB, 0.25% Xylene cyanol, 10 mM NaOH

2. 기구

① Phast system 전기영동 장치

② Buffer strip holder

③ Sample applicator

④ Comb

⑤ Parafilm

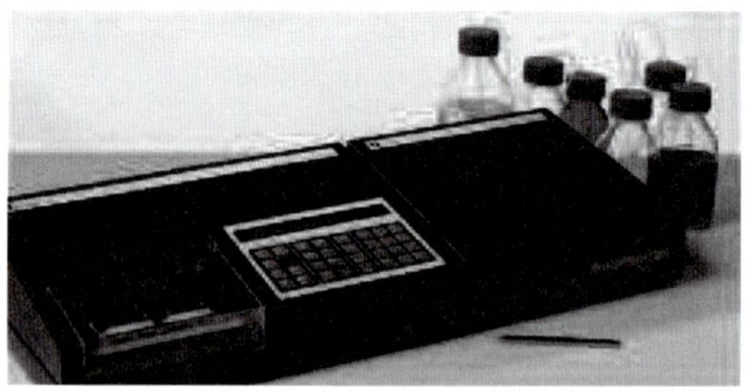

3. 방법

1) Set a running program

전류의 총합이 50 mA를 넘지 않고 전력도 7 W를 넘지 않도록 조절한다. 온도 조절 및 전류조절, alarm을 method program에 입력한다.

2) Preparing the gel compartment

2개의 gel을 동시에 run 할 수 있다.

gel을 bed에 놓기 전에 먼지나 입자를 깨끗이 닦아준다.

3) Positioning the gels

① gel area의 중간쯤에 물을 한 방울 떨어뜨리고, gel의 포장을 벗겨 핀셋으로 조심스럽게 집어 separation bed의 붉은 선을 기준으로 올려놓고 밀착시킨다.

② gel 위에 붙어있는 얇은 plastic film을 핀셋으로 떼어낸다.

③ gel 주위에 남아있는 물기를 완전히 제거한다.

④ buffer strip holder를 장착하고 buffer를 끼운다.

※ 주의 : 장갑을 반드시 착용하고 strip을 끼워 실험자의 손에 있던 단백질이 오염되지 않도록 한다.

⑤ sample applicator arm을 놓는다.

4) Sample application

① sample-well stamp 위에 parafilm을 올려놓고 그 위에 0.5~1 μL의 sample을 loading 한다.

② sample applicator로 찍어 arm 위에 올려놓고 눌러준다.

③ electrode을 조립해 buffer strip과 완전히 접촉하도록 한다.

5) Starting the run

미리 setting 해 둔 program 하에서 real program을 개시한다.

6) Stopping the run

SEP stop button을 눌러 method를 종료한다.

방법 D. SSCP 검출법으로 은 염색할 경우

1. 시약

☐ ① Fix solution : 10% acetic acid in D.W.

☐ ② Rinse solution : 3차 증류수

☐ ③ Silver staining solution : silver nitrate ($AgNO_3$) 1 g/L of

☐ ④ 3차 증류수

☐ ⑤ Developing solution : sodium carbonate 30g/L of D.W.

☐ ⑥ Stop solution : 10% acetic acid in D.W.

☐ ⑦ Conc. formaldehyde

☐ ⑧ Sodium thiosulfate ($Na_2S_2O_3$-$5H_2O$) 10 mg/mL of D.W.

2. 기구

① staining jar

② shaking rotator

3. 방법

① 젤을 해체한다.

② 젤 좌우가 바뀌지 않게 표시한다.

③ 고정(Fix) : 젤을 fix solution에 담그고 15분간 흔들어 준다.

④ 린스(Rinse) : D.W.로 3분간 2회 washing 한다.

⑤ 염색(Staining) : staining solution (1 g/L)에 formaldehyde를 0.15% 되게 가한 다음, 젤을 담그고 30분간 흔들어 준다.

☞ 염색 용액은 미리 만들어 보관하지 말고 염색 전에 만들고 formaldehyde는 염색 직전에 가한다.

⑥ 세척(Washing) : 증류수로 2회 간단히 washimng 한다.

⑦ 검출확인(developing) : developing sol. (30 g/L)에 formaldehyde를 0.15% (1.5 mL/L), sodium thiosulfate를 0.02% (200 μL/L) 되게 가한 뒤 원하는 band가 나올 때까지 흔들어 준다.

☞ developing solution의 온도는 18~20℃일 때 해상도가 좋다.

☞ formaldehyde와 sodium thiosulfate는 사용 직전에 가한다.

⑧ 정지(Stop) : 원하는 band가 완전히 나타나면 developing solution과 동량의 stop solution을 가하고 10분 정도 흔들어 준다.

☞ stop solution을 가하면 거품이 많이 생기는데, 거품이 다 사라질 때까지 흔들어 주면 염색이 종료된다.

⑨ 염색 과정이 종료되면 3MM 종이를 젤 크기로 자른 뒤 젤을 올려놓고 젤 dryer에서 1시간 가량 말린다.

TIP

sequenincg size 젤을 은 염색하기 위해서는 판이 크므로 한쪽 유리면에 glass-bind solution을 발라 염색하는 동안 젤이 망가지지 않게 한다. glass-bind solution은 접착력이 매우 강하기 때문에 에탄올로 5% 되게 희석한 뒤 사용한다.

[시약 제조]

5× TBE (Tris-Borate EDTA)

Tris base	54 g	0.45 M
Boric acid	27.5 g	0.45 M
0.5 M EDTA (pH8.3)	20 mL	0.01 M
D.W.		1 L

☞ autoclave/실온보관

10% Ammonium persulfate

Ammonium persulfate 100 mg (in 1.5 mL tube)을 재서 실온보관 사용 전 1 mL의 D.W.를 넣고 vortex로 완전히 녹여 사용

Loading Dye (SSCP stop solution)

95% Formamide

10 mmol/L EDTA

0.05% Xylene Cyanol

0.05% Bromophenol Blue

D.W.에 넣고 mix.

30% (49:1) acrlyamide 젤 stock

Acrlyamide	29.4 g
Bis-acrlyamide	0.6 g
D.W. (fill to)	100 mL

☞ filtering, dark bottle에 담아 4℃ 보관

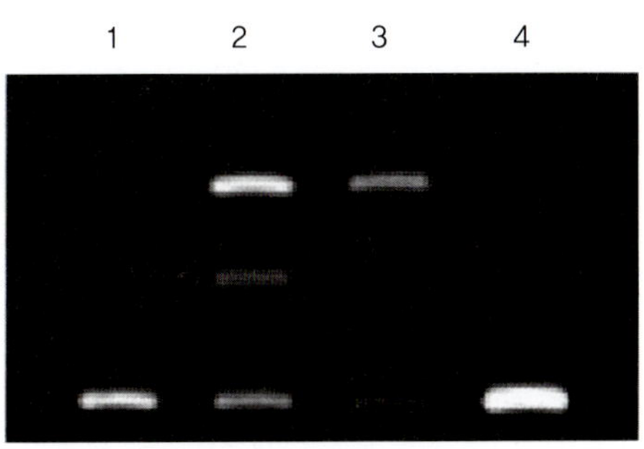

Lane 1, undenatured mutant allele; lane 2, mutant allele; lane 3, wild-type allele; lane 4, undenatured wild-type allele.

그림 5-4. SSCP 분리 염색노출사진

용어해설(핵심용어)

단일쇄 형태구조 다형성(Single-Strand Conformation Polymorphism, SSCP) : 변이를 찾고자 하는 유전자를 PCR로 증폭하여 이 PCR 산물을 알칼리나 열로 denature 시킴으로써 double stranded DNA를 single stranded DNA로 만든 후 급속히 냉각시켜 이 산물을 전기영동하는 방법.

단원요약

1. 핵산의 변화로 인한 유전자 이상의 경우에서 스크리닝 방법으로 사용되는 단일쇄 형태구조 다형성(Single-Strand Conformation Polymorphism, SSCP)은 한 염기의 치환 즉, 돌연변이(mutation)나 유전자의 다형성(polymorphism) 등을 고감도로 검출할 수 있는 기법이다.
2. SSCP의 분석 시 주형 DNA, 전기영동 젤 및 첨가물, 전기영동 온도 및 시간 등의 여러 가지 인자들을 고려해야 한다.
3. SSCP 분석을 위한 PCR 시 PCR 조건을 고려하여 SSCP 분석에 적합한 특이적 PCR 산물을 생성하여야 한다.
4. 일반적인 전기영동 젤(Manual)에는 Polyacrylamide gel, MDE gel, Agarose gel 등이 사용된다.
5. 미리 만들어 시판 중인 Phast pre-made gel을 이용하여 보다 쉽게 band를 분석할 수 있다.
6. 검출법(Detection)으로는 방사성 동위원소를 사용하거나 은염색, 형광 색소를 이용하는 방법 등이 있다.
7. 돌연변이가 있을 때 wild type과는 다른 형태의 구조를 갖게 되어 전기영동상 거리의 이동에 차이를 보인다.

06 CHAPTER

역전사–중합효소 연쇄반응 (RT-PCR)

학습목표

1. 역전사–중합효소 연쇄반응법의 원리와 방법을 이해한다.
2. 실습을 통하여 역전사–중합효소 연쇄반응법에 필요한 역량을 습득한다.

1. RT–PCR의 원리

1) mRNA (전령 RNA)란 무엇인가 ?

어떤 유전자가 세포에서 발현되기 위하여서는 세포질 내의 단백 제조 공장인 라이보좀으로 유전 정보를 전달해 주는 **전령 RNA (messanger RNA, mRNA)**가 만들어져야 하는데 이 과정을 전사(transcription)라고 하며 RNA 중합효소 II (RNA polymerase II)에 의하여 이루어진다. 전사된 RNA는 미성숙 mRNA로서 여러 가지 과정을 거쳐야 성숙 mRNA (mature mRNA)로 변화되는데, 이것을 RNA의 처리과정(processing)이라고 한다. 전령 RNA의 5’쪽 맨 앞에 마치 모자처럼 G 뉴클레오타이드를 달게 되는 capping이라는 과정을 거치며, 3’쪽으로는 맨 끝에 수백 개의 뉴클레오타이드 A로 된 긴 꼬리를 달게 되는 polyadenylation이라는 과정을 거치게 되며 이 과정 중에 생긴 꼬리를 poly A tail이라고 한다. 유전정보를 지닌 DNA로부터 전사과정을 거쳐 mRNA가 만들어지고 이것이 라이보좀에 부착되게 되고 mRNA에 실려 온 정보를 해독한 후 각 코드에 해당하는 아미노산을 운반 RNA가 운반하여 오는 대로 계속 연결시켜 단백을 만드는데 이 과정을 해독(translation)이라 한다.

RNA는 기능에 따라 라이보좀 RNA (ribosomal RNA, rRNA, 주로 28S 18S, 5S), 운반 RNA (transfer RNA, tRNA), 전령 RNA (messanger RNA, mRNA)의 3가지 종류로 분류된다. 라이보좀 RNA는 라이보좀을 구성하는 RNA로서 세포 내에 존재하는 RNA의 약 85% 정도를 차지한다. 운반 RNA는 mRNA가 가져온 정보에 따라 해당 단백을 라이보좀에서 생산할 때 정보에 맞는 각각의 아미노산을 라이보좀으로 운반해오는 역할을 하는데 전체 RNA의 약 15% 정도를 차지한다. mRNA는 유전자가 가지고 있는 정보를 세포질 내의 단백 제조 공장인 라이보좀으로 전달해 주는 역할을 하는데 전체 RNA의 약 1% 정도뿐이다.

2) RT-PCR의 원리

통상적으로 mRNA를 측정하여 유전자의 발현도를 측정하는 방법은 Nothern blotting이 주로 이용되는데 이 방법은 실험에 많은 시간이 소요되며 사용하려고 하는 sample 내에 RNA의 양이 풍부하지 않을 때에는 실제로 수행하기가 곤란하다는 단점이 있다. RT-PCR이란 소량의 mRNA를 이용하여 유전자의 발현을 알아볼 수 있는 검사법이다. 어떤 종류의 바이러스는 앞에서 기술한 바와 같은 전사방향과는 반대로 RNA로부터 DNA를 만들어내어 숙주 세포의 DNA 속에 그 DNA를 삽입시켜 자신을 증폭시킬 수 있는 능력을 지니고 있는데 그 대표적인 것이 avian myoblastosis virus (AMV)와 Molony murine leukemia virus (Mm/V)이다. 이들 RNA 바이러스들이 가지고 있는 **역전사효소(reverse transcriptase)**는 mRNA를 이용하여 이에 **상보적인 DNA (complementary DNA, cDNA)**를 만들어내는 데 이용되고 있다. 이 cDNA를 만드는 데는 priming의 방법에 따라 크게 3가지로 나누어 볼 수 있다. 첫째 gene-specific primer가 mRNA에 결합하면서 역전사 효소에 의해 확장되는 방법, 둘째 mRNA의 3'end의 polyadenyl 부위에 oligo (dT) primer가 결합하면서 cDNA를 합성하는 것, 마지막으로 random hexamer primer가 결합하면서 합성되는 방법 등이 있다.

이 중 oligo (dT) primer를 이용한 방법은 polyadenyl 부위가 mRNA에만 있기 때문에 다른 RNA를 역전사하지 않는 장점이 있다. 이렇게 만들어진 cDNA는 이미 처리과정을 거친 mRNA로부터 만들어졌으므로 인트론을 전사한 부분을 지니고 있지 않다. 반면에 염색체 위에 원래 존재하는 DNA를 지놈 DNA (genomic DNA)라고 부르며 이들은 인트론을 포함하고 있다.

이렇게 만들어진 cDNA를 중합효소 연쇄반응을 이용하여 증폭시켜 우리가 얻고자 하는 mRNA의 발현을 확인한다.

2. RT-PCR의 방법

RT-PCR은 조직이나 세포로부터의 RNA의 추출 과정과 역전사 효소 reverse transcriptase를 이용한 cDNA의 합성, 그리고 이 cDNA를 사용하여 PCR을 시행하는 3가지의 과정으로 이루어진다. RNA의 추출 과정과 reverse transcription의 방법은 여러 가지가 있으며 이를 수행하기 위한 kit도 많이 있다.

TIP

RNA의 추출 시 주의사항

※ RNA handling 시 일반적 주의사항

(1) 실험 전 작업할 장소를 70% ethanol로 소독한다.

(2) RNA 작업을 위하여 :

① 장갑을 착용한다.

② 따로 마련된 pipettors를 쓴다.

③ sterile microcentrifuge tubes,

RNase-free (DEPC-treated)

pipette tips, water 등을 사용한다.

1) TRIzol Reagent (total RNA isolation reagent)를 이용한 방법

이 시약은 phenol과 guanidine isothiocyanate의 혼합용액으로 Chomczynski and Sacchi에 의한 RNA 추출을 하나의 과정으로 수행할 수 있는 장점을 지니고 있다. Sample을 균질화시키거나 융해시키는 동안 이 시약은 RNA integrity를 유지시키며 이후에 chloroform을 첨가하고 원심분리를 하면 aqueous and organic phase로 분리되는데 RNA는 용액 층에 남으며 이를 isopropyl alcohol을 첨가함으로 RNA를 얻을 수 있다.

Aqueous phase를 제거하고 RNA를 추출하면 남은 interphase에서 ethanol precipitation으로 DNA를 얻을 수 있고 organic phase에서는 추가적인 isopropyl alcohol precipitation으로 단백질은 얻을 수 있다.

① The expected yield of RNA/mg tissue :

liver and spleen; 6~10 μg, kidney; 3~4 μg, skeletal muscle and brain; 1~1.5 μg

② The expected yield of RNA from 1×10^6 cell :

epithelial cells; 8~15 μg, fiboblast; 5~7 μg

③ Reagents required, but not supplied :

Chloroform (without any additives, such as isoamyl alcohol)

Isopropyl alcohol

75% Ethanol (in DEPC-treated water)

RNase-free water or 0.5% SDS solution[Toprepare RNase-free water, draw water into RNase-free glass bottles. Add diethylpyrocarbonate(DEPC) to 0.01%(v/v). Let stand overnight and autoclave. The SDS solution must be prepared using DEPCtreated, autoclaved water.]

2) Instructions for RNA Isolation

(1) 균질화 Homogenization

① 조직 Tissues

1 mL의 TRIzol reagent에 50~100 mg의 조직을 넣고 glass-Teflon이나 power homogenizer (Polytron equivalent)를 이용하여 분쇄한다. 수술장이나 외래 등에서 채취되어 LN2로 급속 냉각 된 조직은 얼린 채로 잘게 빻아 TRIzol에 넣기도 한다.

조직의 양은 전체 TRIzol Reagent의 10%가 넘지 않도록 한다.

② Cells grown in monolayer

1 mL의 TRIzol Reagent를 3.5 cm culture dish에 직접 넣고 pipette으로 여러 번 통과시켜 배양세포로부터 직접 RNA를 추출한다.

Reagent의 양은 10 cm^2의 배양면적당 1 mL을 사용한다.

③ Cells grown in suspension

세포를 부유시켜 배양한 경우 원심분리를 하여 세포를 침전시킨 후 reagent를 넣고 pipette를 이용하여 pellet을 분쇄한다. 보통 $5\text{~}6\times10^6$ of animal, yeast cells, 혹은 1×10^7 bacterial cells당 1 mL의 reagent를 사용한다.

(2) 상 분리 Phase Separation

① 분쇄된 조직은 pipetting을 충분히 하여 골고루 섞이도록 한 후 nucleoprotein complex가 완전히 분해될 때까지 약 5분간 실온에서 반응시킨다(이 상태에서 -70℃로 한 달 정도 보관이 가능하다.)

② 0.2 mL의 chloroform (1 mL의 TRIzol Reagent당)을 넣고 15초간 잘 흔들어 준 후 실온에서 2~3분간 더 반응시킨다.

③ 12,000×g (15,000 rpm) at 4℃에서 15분간 원심분리한다.

④ 원심분리를 하면 아래쪽은 red, phenol-chloroform phase, interphase, 그리고 위쪽은 colorless aqueous phase로 분리된다(대개 TRIzol 1 mL당 0.6~0.7 mL의 aqueous phase가 분리된다.)

(3) 침전 RNA Precipitation

① 중간층(interphase)이 섞이지 않도록 조심하면서 위층(aqueous phase)을 잘 걷어 내어 다른 tube에 옮긴다.

② 약 0.5 mL of isopropyl alcohol (최초 사용된 TRIzol Reagent 1 mL당)을 넣고 실온에서 10분간 반응시켜 RNA를 침전시킨다.

③ 12,000×g (15,000 rpm) at 4℃ 에서 약 10분간 원심분리한다.

(4) 세척 RNA Wash

① Supernate (pellet이 딸려 나가지 않도록 조심)를 버리고 pellet을 75% DEPC-ethanol로 한 차례 씻어낸다. 최초 사용된 TRIzol Reagent 1 mL당 최소 1 mL의 75% DEPC-ethanol을 사용한다.

② 7,500×g (11,000 rpm) at 4℃ 에서 약 5분간 원심분리 한다(RNA에 75% DEPC-ethanol 첨가 상태에서 -4℃ 에서 한 달, -20℃ 에서 일 년간 보관이 가능하다).

(5) 재부유 Redissolving the RNA

① 실온에서 약 5~10분간 pellet을 말린다. 이때 너무 많이 마르지 않도록 조심한다.

② 적당히 pellet이 마르면 RNase-free water나 0.5% SDS solution 30~50 μL로 pellet을 녹인다(55~60℃ 의 수조에서 약 10분간 반응시키는 방법도 있다).

(6) RNA 농도 계산

① DEPC water 99 μL + RNA 1 μL 넣고 농도 계산(100배 희석) blank로 DEPC water 100 μL

② spectrophotometer를 nucleic acid mode에서 설정하고 260 nm에서 OD값을 측정

③ RNA 농도는 OD값×40 μL/mL×100/1,000 된다.

3) 역전사 Reverse transcription

① total RNA extraction from homogenized tissues and cultured cell

② RT를 위한 master mix 제작(promega RT-PCR kit) - 대개 sample 수×1.1배 정도로 한다.

하나의 substrate당

25 mM $MgCl_2$	4 μL
10× reaction buffer	2 μL
10 mM dNTP mixture	2 μL
rRNAasin ribonuclease inhibitor	0.5 μL
AMV reverse transcriptase 15 units	(1.5 μL)
Oligo dT primer	2 μL
(substrate RNA)	1 μL(2 μg)
DEPC water	7 μL
Total 20 μL	

③ master mix를 substrate 넣기 전에 19 μL씩 tube에 나누어 놓고 substrate RNA를 1 μL씩 넣고 vortexing and spin down

④ PCR machine 사용 : 25℃, 10분 → 42℃, 60분 → 99℃, 5분 → 4℃

* 2 μg RNA / 20 μL —RT-PCR → 20 μg DNA / 20 μL

⇒ RT-PCR 한 DNA sample 2 μL = 2 μg DNA

3. 중합효소 연쇄반응 PCR

① 99℃로 cDNA boiling 때쯤 Premix top kit와 여기에 넣을 Primer mix를 준비한다.

② Primer mix는 5'primer : 3'primer : autoclaved D.W.를 1:1:3의 비율로 sample의 수에 따라 양을 결정한다.

③ Premix top kit의 용량에 따라 template (cDNA)와 primer mix, D.W. 양을 결정한다.

④ Kit 내에 primer와 D.W. template의 순서로 넣고 mineral oil을 15 μL 정도 넣은 후 vortexing and spin down 하여 PCR cycler에 넣는다.

⑤ PCR cycler는 미리 setting 해 놓는다. 각 과정의 온도와 시간, PCR cycle의 수는 각 실험에 따라 조정한다.

4. 젤 전기영동 Agarose gel electrophoresis

① PCR cycle이 5 cycle 정도 남으면 agarose gel을 준비한다.

② electrophoresis buffer (×1 TBE buffer)에 loading 할 sample 수에 따라 gel의 양을 결정한다(작은 column으로 할 경우 15 mL buffer에 agarose 300 mg를 넣고 전자렌지에서 눈으로 확인하며 녹인다. 넘치지 않도록 주의).

③ 녹은 gel을 판에 붓기 전에 Etidium bromide를 15 mL당 2 μL의 양으로 넣는다.

④ 판에 gel을 붓고 well을 만들기 위해 comb을 꽂는다.

⑤ agarose gel을 electrophoresis buffer에 넣고 PCR product를 vortexing and spin down 하여 작은 well은 5 μL, 큰 well은 10 μL씩 loading 한다. 이때 loading dye를 1:6의 비율로 희석하여 첨가한다.

⑥ DNA marker를 걸 경우 10배 희석한 DNA ladder에 loading dye를 5:1 (×6 time loading buffer)로 mix 하여 사용한다.

⑦ 각 well에 정확하게 loading 하고 70~90 volts로 electrophoresis를 시행한다. loading 된 부위에서 아래 방향으로 전자가 이동하도록 위쪽에 (-)극을 걸고 아래에 (+)극을 건다.

⑧ marker band가 원하는 부위까지 내려오면(1시간 정도 소요) 전기영동을 끝내고 UV에서 확인한다.

⑨ 사진촬영

실험 실습

방법 A. 정량 Quantitative RT-PCR 실습

1. 총 RNA 추출 Total RNA extraction (TRIzol kit)

시약

☐ ① TRIzol kit

☐ ② Chloroform

☐ ③ Isopropyl alcohol

☐ ④ 75% ethanol (w/ DEPCd water)

☐ ⑤ DEPCd water

1) 균질화 Homogenization

① 100 mm dish에 1 mL의 TRIzol을 넣고 cell을 떼어낸다.

② 1.5 mL tube에 옮긴 다음, pipetting으로 cell을 lysis 시킨다.

2) 상 분리 Phase separation

① Lysis 시킨 cell을 실온에서 5분간 방치시킨다.

② TRIzol 1 mL당 0.2 mL의 chloroform을 첨가한다.

③ 잘 섞은(vortex) 후, 실온에서 2~3분간 방치시킨다.

④ 12,000×g, 2~8℃ 에서 15분간 원심분리한다.

l Phase separation :

- 상층 : 무색의 aqueous phase로 RNA를 포함하고 있음.
- 하층 : 분홍색의 chloroform phase.

3) 침전 RNA precipitation

① 무색의 상층액을 새로운 tube에 옮긴다.

② TRIzol 1 mL당 0.5 mL의 isopropyl alcohol을 첨가한 다음, 실온에서 10분간 방치한다.

③ 12,000×g, 2~8℃ 에서 10분간 원심분리한다.

4) 세척 RNA washing

① RNA pellet만 남기고 상층은 버린다.

② 1 mL의 75% ethanol을 첨가하여 2~3회 섞어준다.

③ 12,000×g, 2~8℃ 에서 5분간 원심분리한다.

5) 재부유 Redissolving the RNA

① RNA pellet을 5분간 공기 중에서 건조시킨다.

② 적당량의 DEPCd water를 첨가하여 RNA를 녹인 후, 다음 사용을 위해 -70℃ 냉동고에 보관한다.

2. 내부표준물질 Internal Standard 제조(in vitro Transcription)

1) KSP 3 Plasmid DNA (증폭시키려는 PPAR 염기서열 중간의 70 bp를 deletion 시킨 염기서열이 들어있음)를 Sac I으로 linearize 시킨 다음 DNA를 정제한다(DNA purification : phenol extraction and ethanol precipitation).

2) 다음의 성분들을 혼합하여 cRNA를 합성한다.

Transcription Optimized 5X Buffer	20 μL
100 mM DTT	10 μL
Recombinant Rnasin Ribonuclease Inhibitor (40 u/μL)	2.5 μL (100 u)
ATP, GTP, CTP and UTP (2.5 mM each)	20μL
Prepared by mixing equal volumes of each of the four rRNTP stocks supplied (each 5 μL)	10 mM
Linearized template DNA (1.0~2.5 μg/μL)	2 μL
T7 RNA Polymerase (17 u/μL)	2.4 μL (40u)
Nuclease-Free water (DEPCd water) to final volume of	100 μL

3) 위 혼합물을 37~40℃에서 1~2시간 반응시킨다.

매 시간마다 5 μL씩 취해서 합성된 양을 확인한다.

4) 사용된 DNA Template을 제거한다.

① RQ1 RNase-Free DNase를 1 μL/μg template DNA의 농도로 첨가한다.

② 37℃ 에서 15분간 incubation 시킨다.

③ 1 volume의 TE-saturated phenol : Chloroform을 첨가하여 잘 섞은 후, 12,000 ×g에서 2

분간 원심분리한다.

④ 상층액을 fresh tube에 옮기고, 1 volume의 Chloroform : isoamyl alcohol (24:1)을 첨가한 후 12,000×g에서 2분간 원심분리한다.

⑤ 상층액을 fresh tube에 옮긴 후, 0.5 volume의 7.5 M ammonium acetate와 2.5 volume of 100% EtOH.을 첨가하여 잘 섞은 다음 -70℃ 냉동고에서 overnight로 반응시킨다.

⑥ 12,000×g에서 10분간 원심분리한 후, 70% EtOH로 washing 한다.

⑦ Pellet을 적당량의 DEPCd water에 녹인 후, -70℃ deep freezer에 보관한다.

3. 경쟁(competitive) RT-PCR

cRNA를 100, 10, 1, 0.1, 0.01 amol/μL로 dilution 한다.

1) 역전사 Reverse transcription

5× RT buffer	4 μL
100 mM DTT	2 μL (10 mM)
10 mM dNTP	1 μL (500 uM)
Oligo (dT)12~18 primer (0.5 μg/μL)	0.4 μL
RNase inhibitor (10u/μL)	0.2 μL (2 unit)
Reverse transcriptase	1 μL (200 unit)
DEPCd DW	8.4 μL
Template RNA (0.5 μg/μL)	1 μL
Diluted cRNA	2 μL
Final volume	20 μL

- Enzyme을 제외한 모든 성분을 혼합한 후, 65℃에서 3분간 heating 한다.
- Enzyme을 넣은 후, 37℃에서 60분, 70℃에서 10분 반응시킨다. 반응이 종료하면 -20℃에 보관한다.

2) 중합효소 연쇄반응 Polymerase Chain Reaction

10× PCR buffer	2 μL
2.5 mM dNTP	1.6 μL (200 uM)
Primer (5 pmol/μL)	2+2 μL (10 pmole)
RT solution	5 μL
D.W.	7.3 μL

Taq polymerase (5 u/μL)	0.1 μL
Final volume	20 μL

• 성분을 혼합한 후, 아래의 방법으로 반응시킨다.

94℃	6 min	
94℃	40 sec	
58℃	30 sec	38 cycle
72℃	40 sec	
72℃	10 min	
4℃	sock	

3) 전기영동(DNA gel electrophoresis)

① 1.5% agarose gel을 만든다.

② PCR solution을 10 μL loading 하여 band를 확인한다.

③ NIH image프로그램을 이용하여 RNA를 정량한다.

알아두기

RT-PCR의 방법

One-step RT-PCR은 역전사반응과 PCR 반응이 한 tube 내에서 동시에 진행되기 때문에 조작이 간편하고 sample 간의 contamination 위험이 낮다. 따라서 대용량의 검체를 처리해야 하는 경우나 RNA 바이러스 검출 등 contamination의 방지가 최우선되는 진단 분야에서 많이 이용되고 있다.

용어해설(핵심용어)

전령 RNA (messanger RNA, mRNA) : DNA 원형으로부터 전사되며 유전정보에 암호(코돈)를 부여하여 단백질 합성이 일어나는 장소인 라이보좀으로 운반하는 역할을 하는 RNA.

역전사효소(reverse transcriptase) : 레트로바이러스에서 유래한 RNA를 주형으로 하여 이에 상보적인 DNA를 합성하는 효소.

상보적 DNA (complementary DNA, cDNA) : mRNA와 상보적 배열을 가진 DNA로서 mRNA를 역전사하여 얻은 인트론이 없는 엑손으로 구성된 DNA.

단원요약

1. RT-PCR은 역전사효소(reverse transcriptase)를 사용하여 소량의 mRNA로부터 이에 상보적인 DNA (complementary DNA, cDNA)를 만들어낸 후 중합효소 연쇄반응(PCR)을 이용하여 mRNA의 발현을 확인하는 방법이다.
2. RT-PCR은 조직이나 세포로부터의 RNA의 추출 과정과 역전사 효소 reverse transcriptase를 이용한 cDNA의 합성, 그리고 이 cDNA를 사용하여 PCR을 시행하는 3가지의 과정으로 이루어진다.

07
CHAPTER

웨스턴블럿팅 (Western blotting)

학습목표

1. 웨스턴블럿팅의 실험원리에 대하여 이해한다.
2. 웨스턴블럿팅 실험을 수행하기 위한 각 시료(조직, 세포 등)의 단백질 검체 제조방법, 단백질 정량법과 다양한 단백질 효소 억제제(Protease inhibitor)에 대하여 이해한다.
3. SDS-PAGE 의 실험원리 및 실험법에 대하여 정확히 이해한다.

1. 원리

웨스턴블럿팅 Western blotting(혹은 Immunoblotting)은 1979년 Towbin 등이 electroblotting 방법을 발표한 뒤 1981년에 Burnett 등이 명명한 면역화학방법(immunochemical techniques)으로서, 특정항원을 인지하는 항체를 이용하여 막(membrane matrix)에 결합된 특정 단백질(항원)을 검출하는 방법이다. 이 방법은 단백질혼합물을 분자량, 크기(SDS-PAGE)와 전하(nondenaturing electrophoresis) 혹은 등전점(isoelectric focusing)에 의해 분리시킨 후 특정 단백질을 검출하는 데 매우 효율적인 방법이다. 또 Western blotting과 **면역침강(Immunoprecipitation)**을 병행할 경우 미량 단백질의 정량분석도 가능하다. 이 방법의 가장 큰 장점은 높은 예민도로서 검출 방법에 따라 horsradish peroxidase 혹은 alkaline phosphatase 방법의 경우 10 pg의 단백질을, immunogold 혹은 동위원소 I^{125} 표지의 경우 1 pg의 단백질까지 검출할 수 있다. 단백질을 막에 부착시키는 이유는 젤 상태일 경우보다 다루기가 쉽고 시약이 적게 들고 시간을 단축할 수 있기 때문이다.

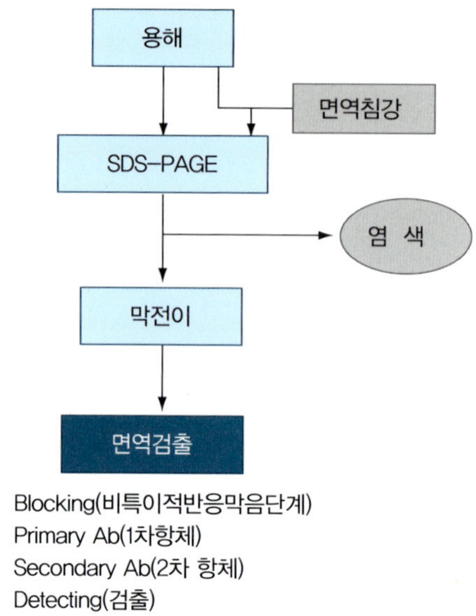

그림 7-1. Western blotting은 크게 4단계로 나눌 수 있다.

2. 단백질 검체의 제조

Bacteria, yeast, mammalian cell lines, tissues는 lysis buffer를 첨가한 후 sonicator, homogenizer 또는 glass grinder 등의 기구를 이용하여 lysate로 만든 후 실험에 이용할 수 있다. 각각의 재료로부터 sonication, homogenization 등의 과정은 4℃에서 수행해야 하며, lysis buffer는 lysis를 하려는 대상세포에 따라 그 종류가 다른데, 일반적으로 이 용액에는 Hepes, Tris-HCl, PBS 등과 NaCl, detergent, protease inhibitor, phosphatase inhibitor 등이 첨가된다. 또한 detergent의 농도에 따라서 nuclear, cytosol, 막 fraction으로 나눌 수 있다.

재조합단백질(recombinant protein)을 추출하기 위하여 *E. coli*를 깰 때는 French press를 이용하는 것이 가장 좋다. 그러나 이 기기가 없는 실험실에서는 lysozyme이나 sonication법을 사용할 수 있다. 세포를 파괴하는 과정이 재조합단백질의 용해도와 안정성에 영향을 미칠 수 있다는 점을 생각해야 한다. 세균의 총 단백질량의 약 12%가 수용성 재조합단백질이라면 단백질과 RNA의 비율이 2.7:1이고 세균의 세포질에 있는 단백질과 RNA의 농도가 약 340 mg/mL이라고 가정하면 세포질 내의 재조합단백질의 농도는 약 30 mg/mL이 된다.

E. coli 의 lysis buffer는 100 mM Tris-HCl, pH 8.0, 2 mM EDTA, pH 8.0, 5 mM bezamidine-HCl (780 mg/L)를 사용하며, 이 용액은 사용하기 직전에 제조하거나 냉장고에 몇 일간 보관할 수 있다. 온도가 1℃ 내려가면 Tris buffer의 pH가 0.03씩 상승하는 점에 유의해야 한다. bezamidine-HCl은 수용성 serine protease inhibitor이다.

이 대신에 50 μM 4-(2-aminoethyl) benzenesulfonyl fluoride hydrochloride (AEBSF; Perfabloc SC, Boehringer Mannheim)을 사용할 수 있는데, 이는 phenylmethylsulfonyl fluoride (PMSF)와

동일한 활성을 갖는 수용성 inhibitor이다. 배양한 mammalian cell의 lysis buffer는 1% (w/w) Nonidet P-40 (NP-40), 0.15 M NaCl, 0.01 M sodium phosphate, pH 7.2, 2 mM EDTA, 50 mM sodium fluoride, 0.2 mM sodium vanadate, 100 U/mL aprotinin을 사용한다. NP-40 대신에 10 mM [(3-cholamidopropyl)-dimethylammonio] -1-propane-sulfonate (CHAPS)를 사용할 수 있다.

1) Protease inhibitors의 종류

Inhibitor	Specificity	Solubility/Stability	Working concentration
APMSF (4-amidinophenyl) methanesulfonyl fluoride	Specific and irreversible inhibitor of serine proteases of the plasma	Can be dissolved in water, soluble to 20 mg/mL. Solution can be stored frozen at -20℃ in aliquots	10~20 μM
Aprotinin	Serine preotease inhibitor. Does not act on thrombin or Factor Xa. Inhibits plasmin, kallikrein, trypsin, chymotrypsin with high activity	Free soluble in H_2O (10 mg/mL) or aqueous buffer solution (Tris 0.1 M, pH 8.0). A solution adjusted to pH 7~8 is stable for 1 week at 4℃. Aliquots at -20℃ are stable for 6 months	0.01~0.3 μM
Leupeptin	Inhibits serine and thiol proteases such as trypsin, papain, plasmin, and cathepsin B	Soluble in water. Stable for 1 week at 4℃ and 6 months frozen in aliquots at -20℃.	1 μM
PMSF (Phenylmethanesulfonyl fluoride)	Inhibits serine proteases (chymotrypsin, trypsin and thrombin). Also inhibits thiolproteases such as papain.	Soluble to >10 mg/mL in isopropanol, ethanol, methanol and 1,2-propanediol. Unstable in aqueous solution. In 100% isopropanol, stable for 9 months at 25℃.	100~1,000 μM

2) 단백질 정량 방법

① Absorbance at 280 nm

0.2~2 mg/mL의 단백질 정량 가능

② Bradford method : Coomassie brilliant blue

Bovine serum albumin으로 표준곡선을 그린다.

25~200 μg/mL의 단백질 정량 가능

Bio-Rad사의 제품을 이용할 수 있다.

Poly styrene tube (disposable) 사용

③ lowry assay : Folin–Ciocalteu Phenol Reagent

유동성(little variation)이 적다.

단백질 정량에 적합한 방법 : 5~100 μg/mL의 단백질 정량 가능

3. SDS–PAGE (Sodium dodecyl sulfate–polyacylamide gel electrophoresis)

SDS-PAGE는 단백질이나 펩타이드(peptide)의 분자량측정 및 분석에 많이 이용되는 방법이다.

1) SDS (Sodium dodecyl sulfate)

SDS는 anionic detergent로 단백질을 변성(denaturation)시킨다. 또한, 1 g 단백질에 1.4 g의 SDS가 결합함으로써 다량의 음전하((-)charge)가 생기므로, 전기영동 시 단백질 고유의 전하는 무시되고 단지 분자량에 따라서만 분리된다.

2) 폴리아크릴아마이드 젤(Polyacrylamide gel)

폴리아크릴아마이드(polyacrylamide) 젤은 아크릴아마이드(CH_2=CH-$CONH_2$)에 crosslinker인 N1N'N- methylene-bis-acrylamide

$$(CH_2{=}CH-\overset{\overset{0}{\|}}{C}-NH-CH_2-NH-\overset{\overset{0}{\|}}{C}-CH{=}CH_2)$$ 가 격자모양으로 중합되어 만들어진다.

중합반응 시 initiator로는 주로 ammonium persulfate나 riboflavin phosphate를, 촉매제로는 TEMED (tetramethyl ethylenediamine)를 사용한다.

*Effective range of separation of SDS–PAGE

Acrylamide concentration (%)	Linear range of separation (KD)
15	12~43
10	16~68
7.5	36~94
5.0	57~212

3) 불연속 완충액 조건(Discontinuous buffer system)

치쌓음 젤(Stacking gel)의 완충액에는 단백질의 이동속도보다 빠른 염소이온(leading ion)이 있다. 전기영동 용액에는 단백질의 이동속도보다 느린 glycine ion (trailing ion)이 있다. 따라서

치쌓음 젤에 있던 빠른 염소이온이 흘러가 버리면 치쌓음 젤과 분리젤(separating gel) 사이에 전도성(conductivity)이 떨어져 이곳에 단백질이 일단 모이게 된다.

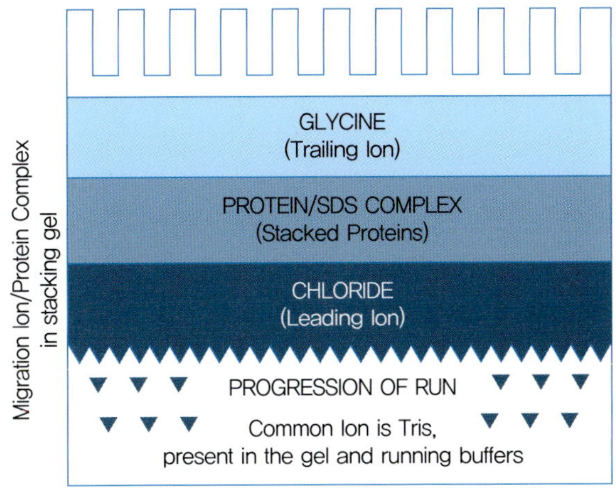

그림 7-2. Stacking gel 내에서의 이전이온 및 단백질복합체

4. 전기에 의한 막으로의 단백질 이동(Electrophoretic transfer to matrix)

SDS-PAGE에 의해 단백질을 전개시킨 후 젤을 막에 이동(transfer)시킨다. 이동시킬 때 온도가 올라가면 젤과 막 사이에 기포(air bubble)가 형성되어 이동이 잘 되지 않으므로 이동 장치를 냉각하여야 한다.

이동이 제대로 되었는지 여부는 물로 씻으면 지워지는 염색방법(Ponceau S)을 이용하거나, prestained standard size maker를 사용하여 확인할 수 있다.

1) 막(Membrane matrix)의 종류

① Nitrocellulose 막(Millipore, Schleicher & Schuell)

- 경제적이다.
- 비특이항체결합(non-specificbinding)에 대한 차단이 빠르고 간단하다.
- 측정하고자 하는 단백질이 15 KDa 이상 : 0.45 μm 사용
  15 KDa 이하 : 0.2 μm 사용

② 양전하성(Positively charged) nylon 막(Bio-Rad)

- 단백질 결합능력(binding capacity)이 크다.
  (nitrocellulose 80 μg/cm^2, Nylon : 480 μg/cm^2)
- 분자량이 큰 단백질이나 산성단백질일 경우에 사용

③ PVDF 막(Millipore, Bio-Rad)

- Polyvinylidene difluoride
- 소수성(Hydrophobic)
- 단백질 결합능력이 크다(140~150 μg/cm^2).
- 구겨지지 않고 재사용이 가능하다.

2) Blotting 방법

	Tank system	Semidry system
buffer	~500 mL	~200 mL
temperature control	4℃	Room temperature
transfer time	1 h-O/N	~45 min
multiple gel transfer	2장	multiple possible but dialysis membrane needed
Low MW	Quantitative transfer	some molecules will transfer through the membrane
High MW	Efficient, but cooling system required	variable
Flexibility	Flexibility in select electrod position, voltage setting, blotting times cooling conditions are very flexible	Dedicated to rapid transfer with minimal buffer without cooling

5. 비특이결합방지(Blocking non-specific binding site)

막에 전기적으로 전달된 단백질이 결합하고 있는 부분 이외의 결합부위(binding site)는BSA (Tombin et al. 1982), hemoglobin, gelatin, non-fatdry milk (Johnson et al. 1984)와 detergent (Tween 20, Triton X-100) 등의 차단물질(blocking agent)을 사용하여 비특이결합을 막음으로써 background signal을 최소화할 수 있다.

6. 특정 단백질과 특정 항원 간의 항원 - 항체 반응유도(Antibody binding)

일차항체는(Primary antibody) monoclonal antibodies (mouse), polyclonal antibodies (rabbit), pooled monoclonal antibodies를 사용하며, 이차항체(secondary antibodies)는 일차항체에 따라 anti-mouse IgG (monoclonal antibodies), anti-rabbit IgG (polyclonal antibodies) 등으로 나누어 사용한다. 일차항체는 항원 단백질에 대한 항체가 그 특정단백질(target protein)에 붙는 과정으로 사용량은 실험적으로 결정하는 것이 좋으나, 다음과 같이 희석해서 사용하기도 한다.

1) Polyclonal 항체의 경우는 1/100~1/5,000로 희석한다.

2) Hybridoma cell을 배양한 후 supernatant의 경우는 1/10~1/100로 희석한다.

3) Ascitic fluid의 경우는 1/1,000 미만으로 희석하여 사용한다. 이차항체는 일차항체에 결합하는 항체로서 발색반응을 일으키는 효소가 붙어 있다. 대부분 Horseradish peroxidase (HRP)나 Alkaline phosphatase가 표지된 항체를 사용하며, 제품화되어 있어 희석배수는 판매회사의 지침서대로 사용하면 된다.

	Polyclonal antibodies	Monoclonal antibodies	Pooled monoclonal antibodies
Signal strength	Usually good	Antibody dependent (zero to excellent)	Excellent
Specificity	Good, but some background	Excellent, but some cross-reactions	Excellent
Good features	Most recognize denatured antigen	Specificity unlimited supply	Signal strength Specificity unlimited supply
Bad features	Nonrenewable background Need to titer	Many do not recognize denatured antigen	Availability

7. 이차항체 효소 발색반응에 의한 항원항체 복합체 검출

이 과정은 여러 가지 단백질 중에서 특정 단백질(target protein)만을 보는 방법으로 fluorescence, radioactivity, enzyme reaction (peroxidase, alkaline phosphatase, β-galactosidase, glucose oxidase) 등의 방법이 이용되고 있다. 효소반응을 이용하여 특정 단백질을 보고자 할 경우 항원항체복합체(Antigen-antibody complex)는 이차항체에 연결되어 있는 horseradish peroxidase (HRP) 또는 alkaline phosphatase와 같은 효소와 이 효소의 기질인 chromogenic substrate 또는 luminescent substrate를 이용하여 검출을 할 수 있다.

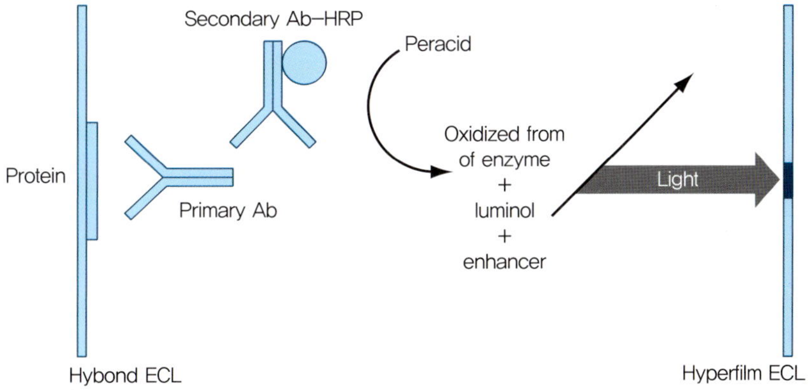

그림 7-3. ECL western blotting의 원리

실험 실습

1. 시약

□ ① Lysis buffer

1% NP-40

0.15 M NaCl

0.01 M Sodium phosphate (pH 7.2)

2 mM EDTA

50 mM Sodium Fluoride

0.2 mM Sodium Vanadate

100 U/mL aprotinin

□ ② 5× sample buffer

60mM Tris-Cl (pH 6.8)

25% glycerol

2% SDS

14.4 mM 2-mercaptoethanol

0.1% bromophenol blue

□ ③ 아크릴아마이드 젤 구성 시약

30% acrylamide, bis-acrylamide mix (29:1)

1.5 M Tris-Cl (pH 8.8)

1 M Tris-Cl (pH 6.8)

10% SDS

10% ammonium persulfate (APS)

TEMED

□ ④ 전기영동 완충액

25 mM Tris

192 mM Glycine

0.1% SDS (pH 약 8.3)

□ ⑤ 이동 완충액(Transfer buffer)

25 mM Tris

192 mM Glycine

20% Methanol

☐ ⑥ PBS (phosphate-buffered saline)

8 g NaCl

0.2 g KCl

1.44 g Na_2HPO_4

0.24 g KH_2PO_4/1 L (pH 7.4)

☐ ⑦ TBS (Tris-buffered saline)

2.42 g Tris

8 g NaCl/1 L (pH 7.6)

☐ ⑧ 차단 용액 : 1~5% Non fat dry milk (혹은 BSA) in PBST or TBST

☐ ⑨ 세척용액(washing) (PBST or TBST) PBS or TBS + 0.05~0.1% Tween 20

☐ ⑩ 표준 단백질(standard 단백질) : BSA (1 mg/mL)

☐ ⑪ Bradford 용액(Bio-Rad)

☐ ⑫ ECL 용액 : Amersham 제품을 사용

2. 기구

① SDS-PAGE 전기영동장치 및 이동(transfer) 장치(Bio-Rad, Hoefer, Novex사 등의 제품을 이용)

② Microcentrifuge (refregerated)

③ Film cassette

④ 자가방사능 필름(Autoradiography film)

⑤ Film 현상기

⑥ heating block 또는 hot plate

⑦ Sealer

⑧ Shaker (rotater)

⑨ Hybridization bag 또는 플라스틱 통

⑩ Forceps

⑪ Tray

⑫ 3 MM paper

⑬ PVDF 막

3. 실험방법

1) 순서

(1) 젤 만들기

(2) Lysis

(3) 단백질 정량

(4) 전기영동

(5) 단백질이동(Electrotransfer)

(6) 비특이결합방지(Blocking non-specific binding site)

(7) 일차항체 결합(Primary antibody incubation)

(8) 이차항체 결합(Secondary antibody incubation)

	6%	8%	10%	12%	15%
증류수	5.3	4.6	4	3.3	2.3
30% acrylamide, bis acrylamide mix	2	2.7	3.3	4	5
1.5 M Tris (pH 8.8)	2.5	2.5	2.5	2.5	2.5
10% SDS	0.1	0.1	0.1	0.1	0.1

(9) 검출(Detection)

2) 방법

(1) 젤 만들기

① 수직 젤을 굳히기 위한 도구를 조립한다.

㉠ 유리판은 ethanol로 깨끗이 닦는다.

☞ 이물질이 유리판에 남아있을 경우 젤을 굳힐 때 기포가 생기고 전기영동 시 시료가 고르게 전개되지 않는다.

㉡ 조립 후 새는 부위가 있는지 증류수를 부어 확인한다.

㉡ 새는 부위가 없으면 증류수를 제거한다.

② 분석하고자 하는 단백질의 크기에 따라 적당한 농도의 분리젤(separating gel) 용액을 준비한다.

③ 분리젤 용액 10 mL당 10% ammonium persulfate (APS) 0.1 mL TEMED 8 μL를 넣고 섞은 후 바로 젤을 붓는다. 이때 치쌓음 젤(stacking gel)을 위해 위에서 1.5 cm 정도의 공간을 남긴다.

④ 분리젤(separating gel)이 굳기 전에 0.3 mL 정도의 water saturated n-butanol을 조심스럽게 붓는다(그림 7-5).

☞ water saturated n-butanol을 붓는 이유는 젤의 표면과 산소의 접촉을 막아 젤 표면이 매끄럽게 굳게 하기 위해서이다.

⑤ 30~60분 후 젤이 굳었으면 butanol을 완전히 제거하고 3차 증류수로 여러 번 헹군 후 남아 있는 물기를 3 MM 종이로 제거한다.

☞ butanol이 남아있을 경우 치쌓음 젤의 중합반응에 방해가 된다.

⑥ 치쌓음 젤(Stacking gel) 용액을 준비한다.

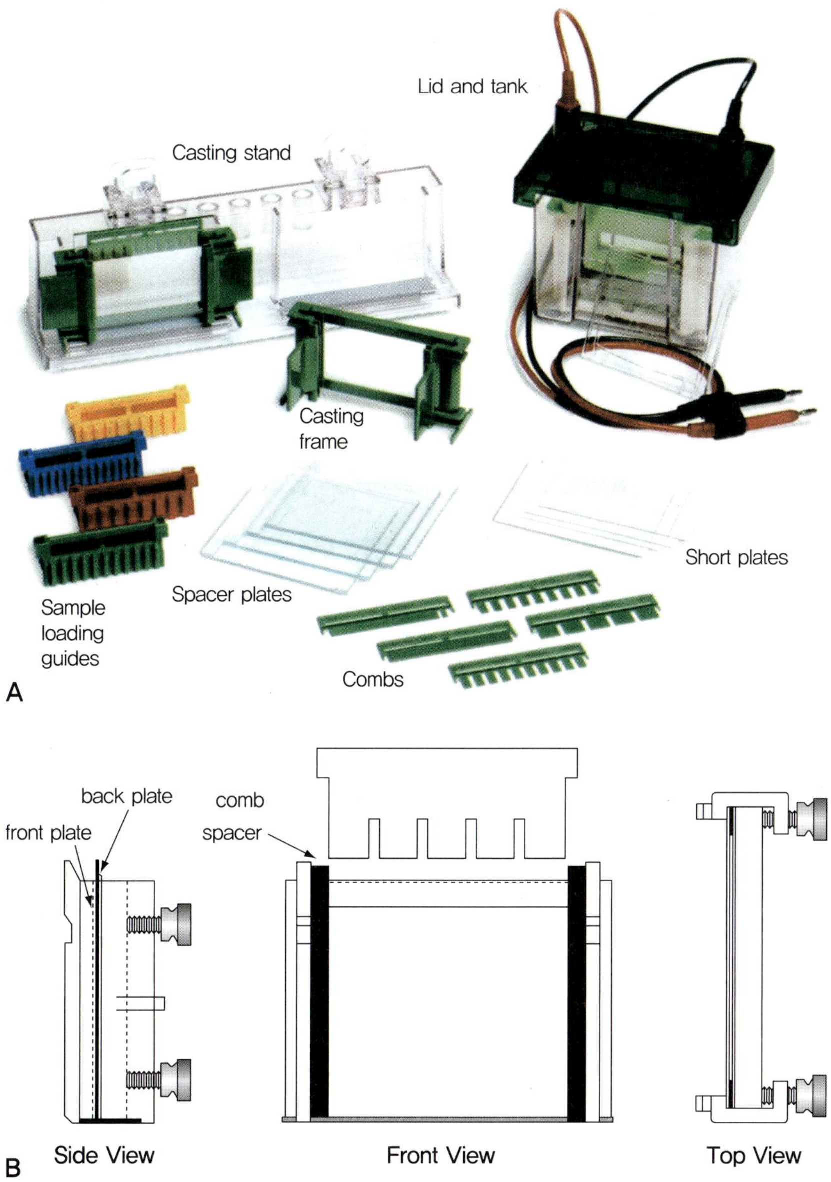

그림 7-4. A. 전기영동장치 B. 단백질 전기영동기구(Bio-Rad Mini-Protein II)

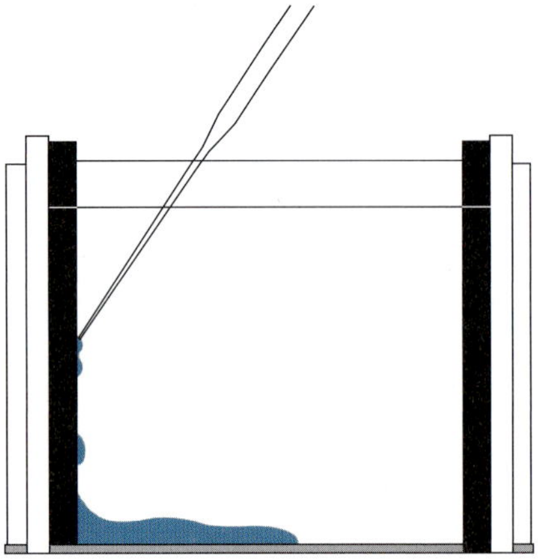

그림 7-5. Separating gel 굳히기

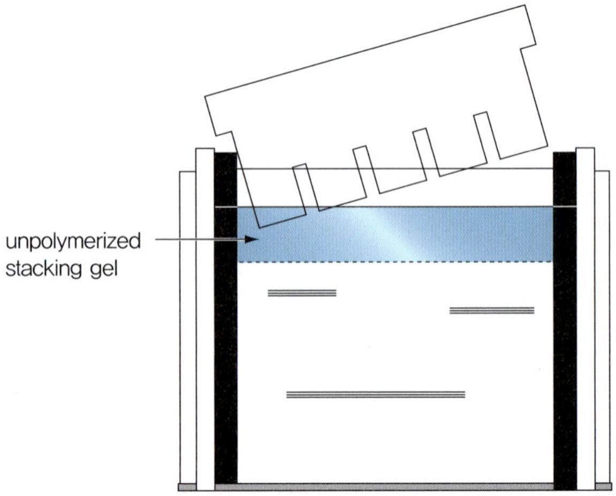

그림 7-6. Stacking gel에 Sample-well comb 꼽기

- 5% 치쌓음 젤 용액(5 mL)
- DW 3.4 mL
- 30% acrylamide mix 0.83 mL
- 1 M Tris (pH6.8) 0.63 mL
- 10% SDS 50 mL
- 10% APS 50 mL
- TEMED 5 mL

⑦ 재빨리 섞은 후 이미 굳은 분리 젤 위에 붓고 comb을 꽂는다. 15분 정도면 치쌓음 젤이 다 굳는다(그림 7-6).

☞ Comb은 이물질이 없도록 깨끗이 씻어 준비하고, comb을 꽂을 때 젤과 comb의 경계면에 기포가 생기지 않도록 주의하여 꽂는다.

☞ Comb을 꽂은 후 comb 주변에 젤 용액을 조금 더 붓는다.

(2) lysis

☞모든 단계를 4℃ 에서 수행한다.

① 바닥에 붙어서 자라는 세포(Attached cell)일 경우

㉠ 배지를 제거하고 PBS 10 mL을 첨가하여 살살 흔들어 세척한 후 PBS를 완전히 제거한다.

㉡ 차갑게 식힌 lysis buffer를 100~500 μL 첨가 한 후 얼음에서 5~10분간 보관한다.

㉢ scraper로 긁어 microcentrifuge tube에 옮긴다.

☞ Trypsine-EDTA를 사용하여 세포를 떼어낼 경우, 배지를 제거한 plate에 trypsine-EDTA 2 mL을 첨가하여 바닥에 골고루 묻도록 잘 흔들어 준 후 37℃ 에서 5분간 보관

한다. 배지를 10 mL 첨가하고 여러 번 pipeting 하여 15 mL tube에 옮긴 후 떠서 자라는 세포와 같은 방법으로 처리하면 된다.

② 떠서 자라는 세포(Suspended cell)일 경우

㉠ 세포를 15 mL tube에 모아 1,500 rpm, 4℃ 에서 10분간 원심분리한다.

㉡ 상층액을 제거하고 PBS 10 mL을 첨가하여 재현탁(resuspend)한 후 다시 1,500 rpm, 4℃ 에서 10분간 원심분리한다.

㉢ 차갑게 식힌 lysis buffer를 100~500 μL 넣고 재현탁(resuspend)한 후 microcentrifuge tube에 옮긴 다음 얼음에서 5~10분 동안 보관한다.

㉣ 약 30초간 sonication 한다(10초씩 3회).

☞ sonication 시 tube는 항상 얼음에 꼽힌 상태로 유지하고 거품이 생기지 않도록 sonicator probe가 용액에 반쯤 잠긴 상태에서 수행한다.

㉤ 10,000 rpm, 4℃ 에서 10분간 원심분리한다.

㉥ 상층액을 새 tube에 옮긴 후 얼음에 보관한다.

(3) 단백질 정량(Bradford Assay)

① 이미 알고 있는 양의 표준 단백질(BSA)을 다음 표와 같이 준비하여 잘 섞는다.

(단위 : μL)

BSA (1 mg/mL)	0	1	2	4	8	16
50 mM Tris 혹은 증류수	20	19	18	16	12	4

② 위의 표준 단백질에 희석한 Bradford 용액 1mL을 각각 넣고 잘 섞는다.

☞ 증류수와 Bradford용액을 4:1로 섞어 Whatman 1번 종이로 filtration 한 후 4℃ 에 보관한다. 단 희석한 Bradford 용액은 2주 이상 보관하지 않는다.

③ 시료를 적당량(보통 1~5 μL 정도) 증류수에 희석하여 20 μL로 만든 후 희석한 Bradford 용액 1 mL을 잘 섞는다.

④ 상온에서 5분간 반응시킨 후 595 nm에서 흡광도 값을 측정한다.

⑤ BSA 측정값으로 표준곡선(standard curve)을 그린 후 공식을 구하고 시료의 흡광도 값을 대입하여 농도를 계산한다.

☞ 흡광 분석기(Spectrophotometer)에 내장되어 있는 단백질 정량 program을 이용하면 손쉽게 시료의 농도를 구할 수 있다.

(4) 전기영동(그림 7-7)

① 시료와 5X sample buffer를 4:1로 잘 섞는다.

② 수조(water bath)에서 5분간 끓인 후 즉시 얼음에 방치한다.

☞ 이때 Standard size marker를 함께 끓인다.

③ 살짝 원심 분리한 후 상층액만 취한다.

④ 그 사이 젤을 전기영동 장치에 조립한 후 1× 전기영동 용액을 채운다.

⑤ well을 잘 씻는다.

⑥ 시료를 조심스럽게 well에 부하(loading)한다.

⑦ 80 V로 약 20분간 전기영동한다(8 V/cm).

⑧ 시료가 치쌓음 젤과 분리 젤의 경계면에 도달하면 150 V로 올린 후 약 1시간~1시간 30분간 전기영동한다(15 V/cm).

☞ Precast 젤을 이용한 전기영동(Novex 제품)

㉠ Precast 젤의 아랫부분의 tape을 제거하고 전기영동 장치에 조립한다.

㉡ comb을 조심스럽게 제거한다.

㉢ 1X 전기영동 용액(running buffer)을 위 chamber에 붓고 용액이 새는지 확인한다.

㉣ 아래 chamber에는 tape이 붙어있던 부위가 잠길 정도까지만 용액을 넣는다.

㉤ well을 잘 씻어준 후 시료를 부하한다.

㉥ 125 V에서 약 90분간 전기영동한다.

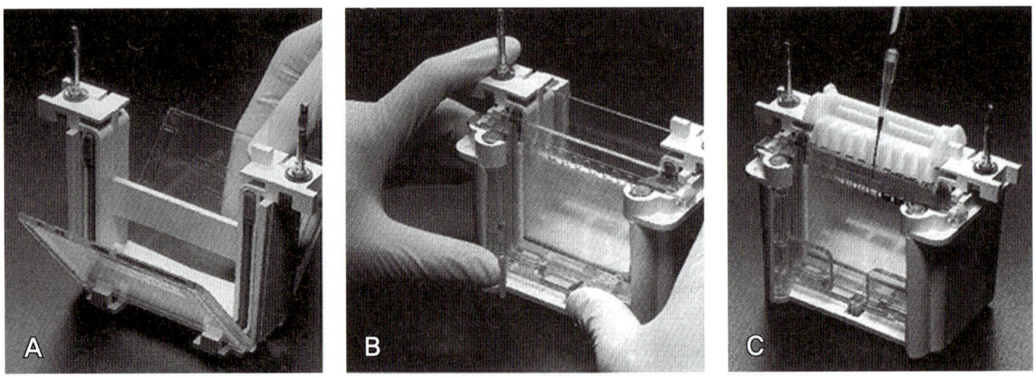

그림 7-7. A. 젤 샌드위치 준비. B. 젤 샌드위치를 전기영동 기구에 조립. C. 시료의 부하.

(5) 단백질 이동(wet transfer method)(그림 7-8~11)

① 3 MM 종이 2장과 PVDF 막 1장을 젤 크기와 같게 미리 잘라 놓는다.

☞ 손에 묻은 기름이나 분비물이 단백질 이동을 방해할 수 있으므로 반드시 장갑을 착용한다.

② 용기에 차갑게 식힌 이동 완충액을 준비한다.

③ 3 MM 종이 2장을 ②의 이동 완충액에 담근다.

④ PVDF 막을 methanol에 15초간 담가놓는다.

⑤ PVDF 막을 증류수에 옮겨 2분간 담가놓는다.

⑥ PVDF 막을 ②의 이동 완충액에 5분 이상 담근다.

⑦ 유리판을 조심스럽게 제거한 후 젤을 적당한 크기로 잘라 이동 완충용액에 적신다.

⑧ 젤, 막, 3 MM 종이를 다음 그림과 같이 순서대로 조립한다.

☞ 젤/ 막/ 3 MM 종이/ 이동지지체(transfer sponge) 사이에 기포가 생기지 않도록 주의한다.

⑨ 이동 완충액이 담긴 통에 ⑧에서 조립한 것을 설치한다.

⑩ 100 V로 1시간 동안 전기영동한다.

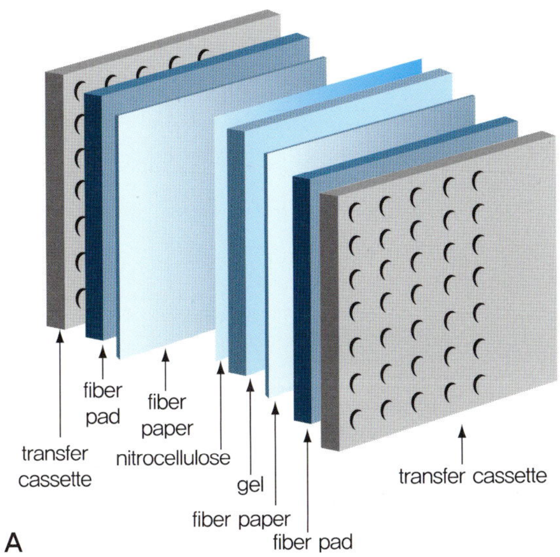

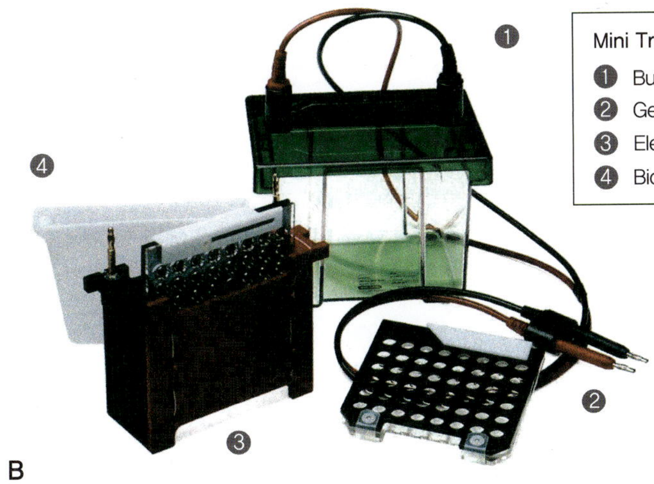

Mini Trans–Blot cell components
❶ Buffer tank and lid
❷ Gel holder cassette
❸ Electrophoresis blotting module
❹ Bio–Ice cooling unit

그림 7–8. A. Transblot sandwich의 구성. B. 단백질 이동장치.

(6) 비특이 결합방지(Blocking non-specific binding site)

① 단백질이동이 끝난 후 막을 떼어내어 세척 용액으로 5분간 세척한다.

☞ 단백질이 붙어있는 면을 미리 표시해 놓는다.

② 막을 차단 용액(blocking solution)에 담근다.

③ 30분 이상(혹은 4℃ 에서 O/N) 천천히 흔들면서 상온에서 보관한다.

(7) 일차항체(Primary Antibody) 처리

① 세척 용액으로 5분간 막을 세척한다.

② 일차항체를 차단 용액으로 적당하게 희석한다.

☞ 보통 희석배수는 구입한 항체에 포함된 실험지침서에 표시되어 있다.

☞ 막 크기가 9×6 cm인 경우 희석한 항체 용액 5 mL 정도가 적당하다.

③ 비닐백(hybridization bag)에 막을 넣고 3면을 봉한다.

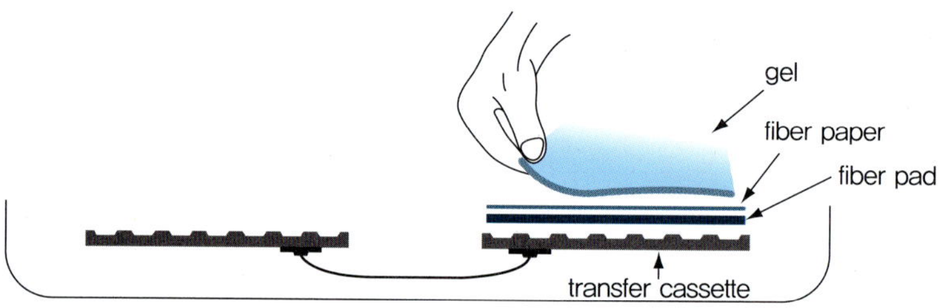

그림 7-9. Filter paper 위에 젤을 얹는다.

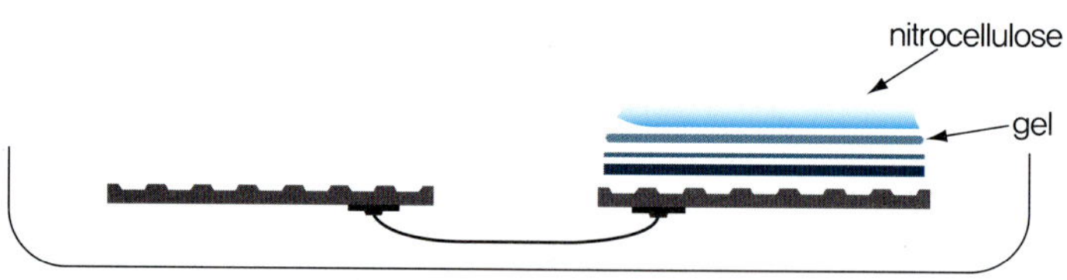

그림 7-10. 젤 위에 membrane을 얹는다.

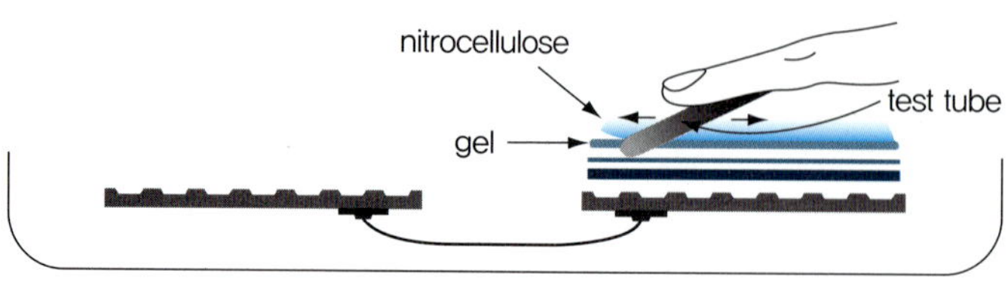

그림 7-11. 기포 제거

④ 희석한 일차항체 용액을 넣고 기포를 제거한 후 나머지 한 면을 봉한다.

☞ 비닐백을 봉할 때 막 크기에 거의 딱 맞도록 봉해야 항체 용액에 대한 효율이 좋다.

⑤ 2시간 이상(혹은 4℃에서 O/N) 천천히 흔들면서 상온에서 보관한다.

☞ 비닐백 대신 막 크기에 맞는 플라스틱 통을 사용하여도 된다.

(8) 이차항체(Secondary Antibody) 처리

① 막을 비닐백에서 꺼낸 후 세척 용액으로 10분간 3번 세척한다.

② 효소가 붙어 있는 이차항체를 차단 용액으로 적당하게 희석한다.

☞ 보통 1:1,000~1:2,000으로 희석한다.

③ 비닐백에 막을 넣고 세 면을 봉한 후 희석한 이차항체 용액을 넣는다.

④ 기포를 제거하고 나머지 한 면을 봉한다.

⑤ 30분~2시간 동안 천천히 흔들면서 상온에서 보관한다.

⑥ 막을 꺼낸 후 세척 용액으로 10분간 3번 세척한다.

(9) 검출(Detection)(그림 7-12)

① 비닐랩을 편 후 막을 얹는다.

☞ 막의 단백질이 붙어 있는 면이 위로 오게 놓는다.

☞ 비닐랩 대신 OHP film을 사용하여도 편리하다.

② ECL 1과 ECL 2 용액을 동량 섞은 후 바로 막에 골고루 묻도록 뿌린다.

③ 1분간 방치한다.

④ 남아있는 용액을 제거한 후 비닐랩을 덮는다.

⑤ film cassette 에 고정시킨다.

⑥ 불을 끈 후 자가방사기록(autoradiography) film을 단번에 막 위에 얹는다.

⑦ 30초 후 film을 현상하여 확인한다.

☞ 자동현상기를 이용하면 편리하다.

⑧ signal이 약한 경우 더 오랜 시간 film에 노출시켜 확인한다.

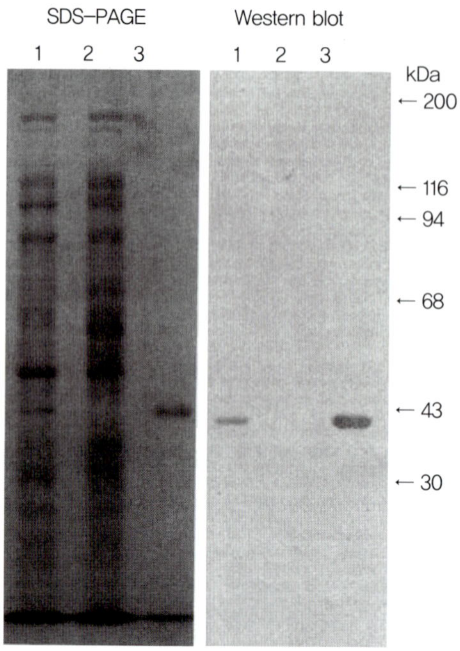

-치주병원균 유전자사산물의 동정-

1. 유전자 클론
2. 벡터만의 숙주
3. 정제한 유전자산물
(Archs Oral Biol. 35(9);693,1990)

그림 7-12. Western Blotting에 의한 단백질 해석의 실험례

용어해설(핵심용어)

웨스턴 블럿팅(Western blotting) : 특정 항원을 인지하는 항체를 이용하여 막에 결합된 특정 단백질(항원)을 검출하는 방법으로 단백질의 분자량, 크기 등을 이용하여 단백질을 검출하는 매우 효과적인 방법이다.

면역 침강법(Immunoprecipitation) : 현재 널리 사용되고 있는 면역 화학적 방법의 하나로 항원과 항체의 친화성을 이용하여 항원과 친화성을 가진 물질은 특이적으로 분리하는 기술이다. 단백질 상호작용 연구, 특정효소 활성의 측정 등에 유용하게 쓰이는 방법이다.

단원요약

1. 웨스턴블럿팅은 다양한 시료에서 단백질을 검출하는 효과적인 방법으로 높은 예민도를 가지고 있어서 다양한 분야에서 이용되고 있다.
2. 웨스턴블럿팅은 1) 단백질의 분리 및 정량 과정, 2) SDS-PAGE 과정, 3) 단백질 농축을 위한 막으로의 단백질 이동과정, 4) 비특이적 반응을 방지하는 Blocking 과정, 5) 항체 반응유도 과정, 6) 단백질-항체 복합체 검출과정을 통해 이루어진다.
3. 각종 세포에 lysis buffer를 첨가하여 단백질을 분리하며 lysis buffer의 종류와 농도는 대상세포와 단백질의 종류에 따라 알맞게 선택한다. 단백질 분리 시 단백분해를 막기 위해 protease inhibitors를 첨가한다.
4. 분리한 단백질은 정량과정을 통하여 단백질의 농도를 확인한 후 SDS-PAGE 방법을 이용하여 분자량에 따라 분리된다.
5. SDS-PAGE는 전기영동 시 단백질 이동속도에 영향을 주는 단백질 고유의 전하는 배제하고 분자량에 따라서만 분리하는 방법이다.
6. SDS-PAGE에 의해 분자량에 따라 분리된 단백질을 단백질과 친화성이 좋은 막으로 이동(transfer)시켜 단백질을 막(membrane matrix)에 농축시킨다.
7. 막에 전기적으로 전달된 단백질이 결합하고 있는 부분 이외의 결합부위(binding site)는 막(membrane matrix)을 차단물질(blocking agent)과 반응시켜 항체의 비특이적인 결합을 방지한다.
8. 비특이적인 결합방지과정이 끝난 후 분석하고자 하는 단백질과 특이적으로 결합하는 항체를 선택하여 막(membrane matrix) 위에 이동한 단백질과 일정시간 반응시킨다.
9. 단백질-항체 복합체가 형성되면 발색을 통한 검출을 위하여 효소가 연결된 이차항체와 반응시켜 분석하고자 하는 단백질을 확인한다.

08
CHAPTER

핵산염기서열분석 (DNA Direct Sequencing)

학습목표

1. 염기서열분석법의 원리를 이해한다.
2. 염기서열분석법의 목적과 그에 따른 방법을 이해한다.
3. 실습을 통하여 염기서열분석법에 필요한 역량을 습득한다.

1. 서론

1990년 전에 염기**서열분석법(sequencing)**은 클로닝 된 DNA 조각을 Sequenase 등의 효소로 염기서열분석을 하는 것이었다. 1990년대 초반에 들어 PCR이 보편화되면서 PCR 산물을 직접 염기서열분석을 하는 여러 연구가 진행되었으며, 1993년에 들어 PCR 산물로 직접 염기서열분석을 할 수 있는 kit가 시판되었고, 그 후 더욱 개선된 kit들이 개발되어 전 세계적으로 사용되고 있다. 따라서 근래에는 일반적으로 "염기서열분석"이라 하면 PCR 산물의 직접 염기서열분석법(direct sequencing)을 의미한다.

분자생물학의 기술 중 많은 것은 각 연구실에서 나름대로의 방법을 사용하지만 염기서열분석은 세계 대부분의 연구실에서 상품화된 kit를 사용한다. 또 이러한 상품화된 kit는 더 편하고 정확하게 계속적으로 발전하고 있다. 이 책에서는 구체적으로 1) 기본적인 염기서열분석과 kit의 원리, 2) 염기서열분석 kit의 선택법, 3) 연구자가 주의하여야 하는 것을 이해하는 데 중점을 두었다.

1) 개요

(1) 핵산염기서열분석

염기서열분석을 하는 이유로는 ① 돌연변이 등 유전자 이상의 분석, ② 다형성의 확인, ③ PCR 산물의 진위 여부 확인, ④ 모르는 DNA 조각의 염기서열분석 등이다. 염기서열분석을 하려는 목적에 따라 방법을 달리할 수 있다. 이러한 목적 중 가장 까다로운 경우인 돌연변이의 이형 접합체(heterozygote)를 분석하는 경우를 목표로 하여 염기서열분석에 대해 설명한다. 그냥 임의의 염기서열을 분석하는 것은 보다 쉽다.

(2) 전통적 염기서열분석

예전의 전통적인 염기서열분석이란 M13이나 플라스미드 등에 클로닝 된 DNA 조각을 염기서열분석을 하는 것이었다. 이때 사용하는 가장 유명한 kit가 Sequenase kit ver. 2.0 (USB, Amersham)이다. 이 kit로 PCR 산물을 직접염기서열분석하려면 일부 술식을 바꾸어야 한다.

(3) PCR 산물의 직접염기서열분석(Direct sequencing)

직접염기서열분석은 PCR 산물을 다시 클로닝하지 않고 염기서열을 분석하는 것이다. 반대로 클로닝 염기서열분석이란 PCR 산물을 다시 클로닝하고 그 클론된 산물을 염기서열분석하는 것이다. 대표적인 클로닝 방법에는 ① 제한효소를 이용하여 플라스미드 등에 클로닝하는 법과 ② TA 클로닝 등의 방법이 있다. 두 방법의 실제적인 차이는 직접염기서열분석법은 두 개의 allele을 분리하지 않고 염기서열분석하는 것이고, 클로닝법은 두 개의 allele을 분리하여 하나의 allele을 염기서열분석하는 것이다(그림 8-1).

```
in vivo status
allele 1 : 돌연변이(Mutation) : 염기서열(sequence)
                    sense seq. 시발체(primer)
                      ----
               S  ---------------------M---------
               AS   ------------------M--------
allele 2 : 정상(wild) : 염기서열(sequence)
                   sense seq. 시발체
                     ----
               S  ---------------------W---------
               AS   ------------------W--------

in vitro 염기서열분석 결과
직접 염기서열분석 결과
                                     M
               S    -----------------------------
                                     W
클로닝 염기서열분석 결과
               S    --------------------M--------
                              or
               S    --------------------W--------
```

그림 8-1. PCR 산물의 직접염기서열분석

TIP

직접법 vs. 클로닝법

직접염기서열분석법은 돌연변이(M)와 정상(W) allele를 동시에 분석하나, 클로닝법은 단지 클론된 allele만 즉, 돌연변이 또는 정상 중 하나만을 찾아낸다.

S : sense AS : antisense

클로닝 후의 염기서열분석 결과가 우수하다고 알려져 있으나 근래의 직접염기서열분석법을 위한 kit들이 많이 발전하여 그 차이가 별로 없다. 클로닝법은 여러 clone을 분석하여야 하는 단점이 있고, 또 PCR 산물에는 misincorporation이 있으므로 주의가 필요하므로 allele을 분리하여야 하는 경우 등 특별할 때 권장된다. 이 책에서는 직접염기서열분석을 다룬다.

때로 논문에서 SSCP 등의 돌연변이 검출법(mutation screening)을 사용하지 않고 돌연변이 유전자를 직접염기서열분석하는 것을 direct sequencing이라 부르기도 하므로 혼돈하지 말아야 한다.

(4) 이중 VS 단일가닥 염기서열분석

이중(Double), 단일(single)이란 염기서열분석하려는 DNA가 이중가닥인지 단일가닥인지를 의미한다. 위에서 말한 allele과 구별하여야 한다. 전통적으로 단일가닥 염기서열분석법 결과가 우수한 것으로 알려져 있으나 술식이 복잡하므로 근래의 대부분의 kit들은 이중가닥을 이용한다. 앞으로 근래 가장 실용적인 방법인 PCR 산물 이중가닥을 이용한 직접염기서열분석법에 대해 소개하기로 한다.

2) 염기서열분석의 기본 원리

(1) 염기서열분석의 두 요소

- 염기서열분석 반응
- 고해상도의 전기영동법

다이데옥시 염기서열분석(Dideoxy sequencing)의 가장 중요한 요소는 ① 염기서열분석 반응과 ② 1 bp 차이를 분리할 수 있는 폴리아크릴아마이드 젤 전기영동(PAGE)이다. 폴리아크릴아마이드 젤 전기영동은 표준적인 방법이 어느 정도 결정되어 있다.

염기서열분석 반응의 기본 원리에는 효소방법(Sanger method : 다이데옥시 method)과 화학방법(Maxam Gilbert method)이 있다. 두 방법의 기본적인 비교는 아래 표와 같다. 화학방법은 특별한 경우에 고려하면 될 것이고 여기서는 현실적으로 거의 대부분의 연구자들이 사용하는 다이데옥시법에 대한 내용을 설명하기로 한다(표 8-1).

표 8-1. 효소방법과 화학방법의 비교

	효소 반응	화학반응
장점	빠르고 간편함 좋은 해상도 긴 염기서열을 읽을 수 있음	폴리머라제에 의한 문제없음 복잡한 구조의 DNA DNA modification study
단점	폴리머라제 문제 있음	장시간 걸림

(2) 다이데옥시법의 개요(그림 8-2)

다음은 다이데옥시 염기서열분석 반응 튜브 중 d/ddG 튜브에서 일어나는 일을 모식적으로 그린 것이다.

각각의 반응에서 시발체는 고정된 5'말단과 G, A, T, C,가 각각 다이데옥시 방사성 동위원소로 표지되어 시발체가 이용되며 각각의 반응산물은 고해상도의 폴리아크릴아마이드 젤에 전기영동한 후 자가 방사법으로 결과를 확인한다.

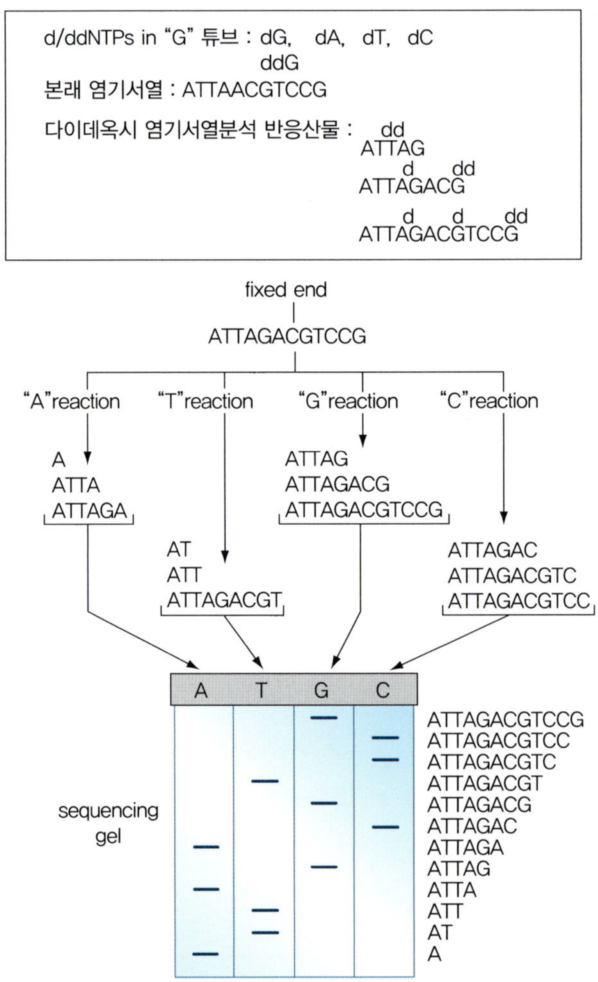

그림 8-2. Dideoxy sequencing법

3) 수동 VS 자동 DNA 염기서열분석법(Manual VS Automated sequencing)

수동 염기서열분석이란 보통 보는 방법으로 염기서열분석 반응을 하고 젤을 만들고 자가방사하는 방법을 말한다. 자동 염기서열분석법(automated 염기서열분석)이란 ABI 373, 377 sequencer와 같은 기기를 이용하는 방법을 말한다. 그러나 이러한 방법이 "완전히 자동화된 염기서열분석"을 의미하지는 않는다.

염기서열분석을 완전 자동으로 보다 적은 비용으로 할 수 있는 방법에 대하여 여러 연구가 진행되어 왔으며, 예를 들어 염기서열분석의 과정을 전자동으로 처리하는 로봇 워크스테이션이 human genome project 등의 특수목적으로 제작되어 사용되고 있다. 그러나 통상 말하는 자동 염기서열분석이란 주형 DNA 준비, 다이데옥시 반응, 젤 준비 등은 수동으로 하고, 전기영동과 결과 판독을 자동으로 하며 방사성 동위원소 대신 형광물질을 사용한다. 자동 판독결과는 특히 돌연변이의 분석은 연구자가 다시 확인하여야 한다. 현재 자동 염기서열분석법으로 점차 전화되는 추세이므로 앞으로 더욱 그 사용이 늘어날 것이다.

2. 수동 염기서열분석법

1) 폴리머라제와 염기서열분석 kit

다이데옥시법을 이용한 여러 염기서열분석 kit의 차이점은 폴리머라제에 있다. 폴리머라제로는 Klenow, T7, Taq, 역전시효소(reverse transcriptase) 등이 이용되며 이 중 가장 대표적인 것이 Sequenase (변형된 T7 폴리머라제)와 변형된 Taq 폴리머라제, thermosequenase 등이다. 수동법이든 자동 염기서열분석법이든 대부분의 연구자들은 이러한 폴리머라제를 사용한다. 이러한 효소들을 이해하면 다른 종류의 kit들도 이해하고 사용할 수 있다.

(1) Sequenase

Sequenase란 변형된 T7 폴리머라제로서 역사적으로 가장 유명한 염기서열분석용 효소이다.

기존의 클로닝 후 염기서열분석하는 kit를 일부 변형하여 PCR 산물용으로 시판한다. [Sequenase PCR 산물염기서열분석 kit, Amersham]. 염기서열분석 반응은 37℃에서 시행하며, 술식이 간편하고 밴드 강도가 일정한 장점이 있다.

(2) Taq

기존의 PCR에 사용하는 Taq 폴리머라제를 일부 변형하여 염기서열분석용으로 개발한 것이다. 여러 회사에서 여러 특징을 갖는 제품을 계속적으로 개발, 시판되고 있다. 특징은 원리적으로 고온에서 염기서열분석을 시행하므로 GC가 높은 비율의 구조나 2차 구조가 형성된 DNA 등에서 도움이 되지만, G, A, T, C 각 밴드 강도가 일정하지 않은 단점이 있었으나 많이 개선되고 있다. Kit로는 AmpliCycle (Perkin Elmer), SequiTherm (Epicentre), Taq DNA (BM), Takara Taq

(Takara) Cyclist Taq, Cyclist Exo- Pfu (Stratagene), Circumvent Thermal Cycle DNA (NEB), fmol (Promega), TAQence (Amersham) 등 많은 종류가 있다.

(3) ThermoSequenase

Tabor and Richardson의 원리[2]를 바탕으로 Taq과 Sequenase의 장점을 합쳐서 밴드 강도가 일정한 싸이클 염기서열분석이 가능하게 한 제품이다.

(4) 기타

Ladderman 다이데옥시 염기서열분석 kit (Takara : BcaBEST 효소사용, 65℃ 반응종료) 등이 있다.

어느 폴리머라제나 kit를 사용하여도 익숙하게 잘 이용하면 된다. 한 가지를 제대로 쓸 줄 알면 다른 kit나 앞으로 나올 새로운 kit도 잘 사용할 수 있다.

2) 표지된 물질

(1) 방사성 동위원소(RI, Radioisotope)

분자생물학 연구에서 방사성 동위원소의 이용이 점차 줄어들고 있지만 수동 염기서열분석에서는 아직 방사성 동위원소가 가장 중요한 표지물질이다. 염기서열분석에 사용하는 주요한 방사성 동위원소와 그 성상은 표 8-2와 같다.

일반적으로 ^{32}P는 ^{35}S보다 강력하여 표지 시발체(labelled primer)법에 주로 사용되나 사용 및 폐기물 처리 등에서 불편하다. ^{35}S는 반감기가 길고 좋은 해상도를 보여 incorporation법에 일반적으로 사용된다. 근래 개발된 ^{33}P은 양자의 중간에 해당하는 성격으로 어느 쪽에서도 유용하게 사용될 수 있으며 ^{33}P는 우선적으로 권장하는 kit가 늘고 있다. 세 가지 방사성 동위원소 기본적인 성격은 다음과 같다.

표 8-2. 염기서열분석에 많이 사용되는 세 가지 방사성 동위원소

특징	^{32}P	^{33}P	^{35}S
반감기(일)	14.3	25.4	87.4
최대특이활성도(C i/mmol)	6000	3000	1500
최대방출에너지(MeV)	1.71	0.249	0.167
특징요약	강도 강함 Less high resolution Practically useful within two weeks Cautious radiation hazard	Intermediate intensity and resolution Practically useful within 2~4 weeks Exposure : several hours	Weak intensity High resolution Practically useful within 4 weeks Exposure : overnight
Main applications	Primer end labelling	Both of ^{32}P and ^{35}S	Incorporation

(2) 비방사성 동위원소

방사성 동위원소의 사용을 줄이는 방법으로 권장된다.

자동 염기서열분석에서는 형광물질을 사용한다. 그 외에 은이나 형광물질 등의 방법이 있으나 불편한 점이 있다. 향후 더욱 발전시킬 소지가 있다.

- Fluorophores : 자동 염기서열분석
- 은 염기서열분석법 : 2~3시간 동안의 은염색으로 염기서열분석한 당일 저녁에 결과를 볼 수 있다. 작업이 다소 번거롭다.
  은 염기서열분석 kit (Promega), 은 염기서열분석 kit (바이오니아) 등이 이용 가능하다.
- Chemiluminescent 염기서열분석 : digoxigenin, biotin 등을 사용하며 방사성 동위원소만큼 민감하나 블롯과정이 필요하다.
  Dig Taq DNA 염기서열분석 kit (BM) 등이 이용 가능하다.

3) 표지법

(1) 시발체 말단 표지법(Primer end labelling)

염기서열분석 시발체의 5'말단에 동위원소를 표지한다. 염기서열분석 부위가 같은 여러 시료가 있을 때는 고려해 볼 만하나 염기서열분석 시발체로 여러 개 사용할 때는 불편하다. ^{32}P, ^{33}P가 권장된다(그림 8-2).

(2) 삽입(Incorporation)

다이데옥시 염기서열분석 반응 산물 속으로 동위원소 등을 집어넣는 방법이다. 통상 ^{35}S나 ^{33}P로 표지된 dATP나 dCTP 등을 사용한다. 싸이클 염기서열분석법 등에서는 염기서열분석 산물 전체에 걸쳐 동위원소가 들어가고, Sequenase법에서는 앞부분에만 들어가게 한다(그림 8-2). 염기서열분석 산물 전체에 걸쳐 동위원소가 삽입(incorporation)될 경우 밴드 강도가 일정하지 않은 단점이 있다.

(3) 다이데옥시뉴클레오타이드 표지법(ddNTP labelling method)

(1)번 법에 반대되는 개념이다. 즉 염기서열분석 산물의 3'말단 쪽으로 마지막 분자인 ddGTP, ddATP, ddCTP, ddTTP를 각각 동위원소로 표지하여 염기서열분석 반응을 한다.

① 장점

염기서열분석 반응 중 중단된 조각 산물들은 표지된 ddNTP가 없으므로 밴드를 나타내지 않아 밴드의 상태가 굉장히 좋다.

② 단점

4종의 동위원소를 사용하여야 하므로 조금 불편하나 문제가 될 정도는 아니다.

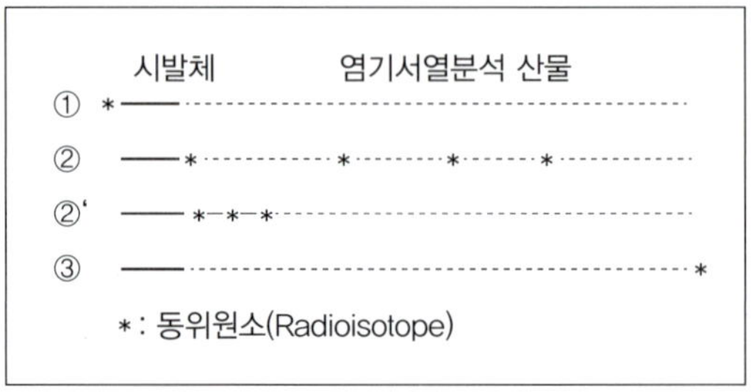

그림 8-3. 염기서열분석에 사용되는 표지법의 기본원리

① 시발체 말단 표지법(Primer end labelling) ② 싸이클 염기서열분석에 쓰이는 incorporation법
② Sequenase 염기서열분석법에 이용되는 incorporation법 ③ 다이데옥시뉴클레오타이드 표지법(ddNTP labelling method)

3. 자동 염기서열분석법

1) 자동 염기서열분석법의 장단점

- 장점 : 대량 검체 처리, 결과의 컴퓨터전환, DNASIS 등의 직접 분석가능
- 단점 : 젤의 증거가 안 남음(젤 필름으로 밴드 양상 분석 불가능) 피크의 다양성(Peak variability) 때문에 돌연변이 등의 검출이 애매할 수 있음(AmpliTaq FS 등에서 개선됨)

2) 기기의 종류

- 4 dye 1 lane법 : Applied Biosystems 373A (그림 8-4)
- 1 dye 4 lane법 : ALF (Pharmacia)
- 완전 자동화 로봇체계 : 염기서열분석 전 과정 자동화

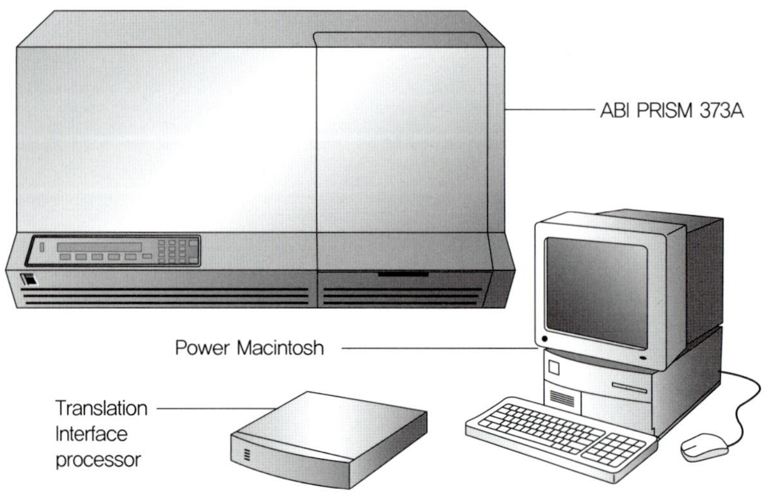

그림 8-4. 염기서열분석기(sequencer)(ABI PRISM 373A)

3) 시약 kit의 종류(ABI systems)

- Taq 싸이클 염기서열분석 kit : AmpliTaq FS 권장됨
- 다이데옥시 터미네이터법 : 방사성 동위원소 incorporation법과 동일, 일반적으로 권장됨
- 다이데옥시 프라이머법 : 시발체 말단 동위원소 표지법과 동일
- Sequenase : 하드웨어의 조정이 필요하고 PCR 산물의 준비가 조금 복잡하나 피크 해석 등에 장점이 있다.

4) 기본 술식(ABI systems)

① DNA 준비
② 염기서열분석 반응
③ 반응산물의 정제
④ 젤 만들기
⑤ 샘플 걸기와 전기영동
⑥ 컴퓨터를 이용한 결과 분석

4. 염기서열분석 준비 : Kit, 시발체, 시료

염기서열분석을 하려면 kit를 선정하고 산물과 염기서열분석 시발체를 준비하여야 한다. 기타 세부 사항들은 kit의 방법을 준수하면 된다.

1) Kit의 선택

물론 각 실험실에서 익숙하고 결과가 잘 나오는 것이 최고이다. 그러나 분석하려는 유전자가 다양하고 각 회사의 여러 kit들이 여러 장단점이 있으며 계속 개발되고 있으므로 여러 kit의 정보를 알고 필요시 이용하면 좋을 것이다. 일단 kit를 선정한 다음 더 중요한 것은 실험하기 전에 kit의 설명서를 완전히 숙지하고 세부적인 것까지 제대로 지켜야 한다는 것이다.

2) 염기서열분석 시발체의 선정

PCR 산물에 따라 여러 종류의 시발체가 모두 잘 작동하는 것도 있고 그렇지 않은 경우도 있다. 일반적인 조건은 다음과 같다.

(1) 시발체의 기본 조건

① 일반적으로 내부 시발체(internal primer : 가능하면 시료 끝에서 30 bp 안에 위치한 것이 좋다) 그러나 PCR에 사용된 시발체를 사용할 수도 있다. 큰 DNA 염기서열을 연속적으로 염기서열분석할 때에는 앞의 염기서열분석 구간과 50~70 bp 정도 겹치게 한다.

② 싸이클 염기서열분석에서는 특히 결합온도가 높은 것이 좋으므로 길이가 25염기(25 mer) 이상, G+C는 50% 이상이 좋다.

③ 그 외의 조건 : 시료와 2차 결합과 시발체-dimer 형성이 없어야 함, 내부 헤어핀 형성이 없어야 함, 시료와 안정한 듀플렉스를 형성함(최소의 △G 값).

(2) 시발체의 위치 결정

① 읽을 수 있는 최초의 염기서열의 거리

Sequenase를 사용하면 50 mer 내외, 이때 망간(Mn^{2+})을 쓰면 20 mer 내외의 판독이 가능하며, Taq, Thermo Sequenase를 이용했을 때에는 20 mer 이내로 가능하다. 때로 시발체 바로 다음 염기서열도 읽을 수 있다.

② 읽을 수 있는 총 거리

통상 300 bp 미만이지만 자동 염기서열분석기기를 사용할 때는 400~600 bp까지 읽을 수 있다.

Longranger gel (FMC) 등 사용할 때 800 bp까지 읽었다는 보고도 있다.

3) 시료(PCR 산물의 준비)

① 양과 질이 중요하다. 일단 전기영동상 "고농도의 단일 밴드"면 좋다.

② 산물의 크기

염기서열을 분석할 부위만 따로 PCR 할 필요는 없다. 큰 DNA 조각의 염기서열을 분석할 경우 시료를 길게 만들어 하나의 시료에 여러 곳의 염기서열분석 시발체를 대어 사용한다.

③ PCR

PCR 초반에 misincorporation이 되면 잘못된 염기서열이 증폭되므로 돌연변이처럼 나타날 수도 있다. 적정한 결합온도가 필요하다.

④ 비특이적 밴드를 보이는 PCR 산물

일단 다시 PCR 하여 하나의 깨끗한 피크가 나오도록 한다.

결합 온도를 올리거나, 다른 조건의 변화가 필요하다. 도저히 비특이적 밴드를 피할 수 없을 때는 전기영동 후 염기서열분석을 하고자 하는 밴드만을 잘라내어 DNA를 추출하여 사용 한다.

⑤ 단일가닥 VS 이중가닥

일반적으로 통상적인 PCR로 만든 이중 가닥 DNA로 족하다. 단일가닥 시료를 사용할 경우 염기서열분석 결과는 깨끗하며 일부의 장점이 있다. 단일가닥을 얻으려면 asymmetric PCR을 하거나 마그네틱 비드(Dynal) 등으로 단일가닥을 분리한다.

특히 자동 염기서열분석기기(ABI)에서 sequenase를 사용할 때 Dynal의 사용이 권장된다.

⑥ PCR 산물의 정제

PCR 산물에는 PCR 시 사용한 시발체와 dNTPs 등이 남아 있으므로 제거하여야 한다.

Sequenase법에서는 효소 엑소뉴클레아제와 알칼라인 포스파타아제로, 싸이클 염기서 열분석에서는 통상 칼럼을 사용한다.

실험 실습 – PCR 산물의 직접염기서열분석 (Direct sequencing of PCR Product)

※ 실험 시 주의사항

① PCR 오염

PCR은 아주 적은 양의 DNA만 들어가도 상당한 양으로 증폭되어지므로 해당 샘플의 정확한 결과를 얻기 위해서는 PCR 할 때 샘플 간 오염방지에 주의해야 한다.

② 피펫팅

소량의 시약을 피펫으로 취할 때에는 피펫팅 에러가 나지 않도록 주의한다.

③ 효소는 실온에서 오랫동안 노출되지 않도록 사용 직전에 꺼내어 사용하고 사용 후 즉시 냉동고로 원위치 한다.

④ 모든 일반 시약은 실험 전 냉동고에서 꺼내어 얼음에서 해동, 원침하고, 얼음에서 보관 사용한다.

⑤ 방사성 동위원소(Radioisotope, RI)

방사성 동위원소가 묻은 팁, 튜브 등은 반드시 전용 폐기통에 버리도록 한다.

자외선 차단 보호기(UV shield)를 사용하면 안전하다(그림 8-5).

⑥ 실험에 필요한 모든 기기를 미리 점검한다.

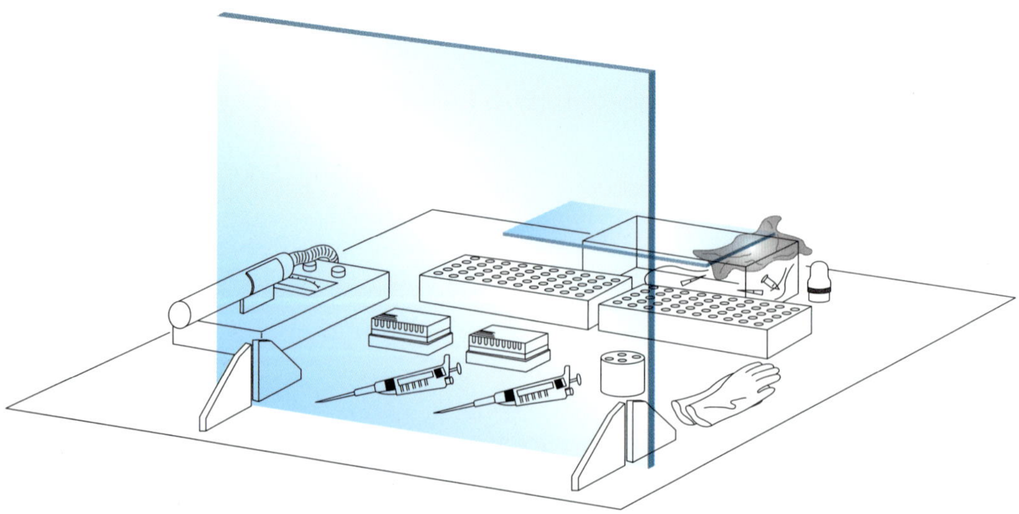

그림 8-5. 동위원소 이용 시 필요한 UV 차단보호기(shield)와 기구들

방법 A. ThermoSequenase Cycle 염기서열분석법을 이용한 PCR 산물의 염기서열분석

1. 시약

- □ ① ThermoSequenase radiolabeled terminator cycle 염기서열분석 kit, 50 tests (US 79750, Amersham)
- □ ② [α-^{33}P]-labeled ddNTPs (AH 9539, Amersham)
- □ ③ Exonuclease I/Shrimp Alkaline Phosphatase (US 70995, Amersham)
- □ ④ 20x Glycerol gel tolerant buffer (Tris-Taurine-EDTA buffer, US 75827, Amersham Korea)
- □ ⑤ Gel solution : Sigma, GibcoBRL, Bio-Rad, Fluka, BM 등, molecular or electrophoresis grade
  - ㉠ 아크릴아마이드
  - ㉡ N,N'-methylenbisacrylamide
  - ㉢ 과황산 암모늄
  - ㉣ TEMED
  - ㉤ Glycerol tolerant buffer
  - ㉥ Gel slick solution (FMC)
- □ ⑥ 70% 에탄올

2. 기구

① 염기서열분석 전기영동 기구
② thermo cycler or thermo bath
③ 전원 공급장치
④ 필름, 카세트
⑤ 젤 건조기

3. 방법

1) 젤 판 만들기(그림 8-6)

(1) 젤 조립하기

① 유리판 준비

- 큰 판 : Gel slick solution 1 mL로 바르고 10분간 건조 후 와이키와이프스로 닦아낸다.
- 작은 판 : 증류수로 깨끗이 닦아낸 후, 70% 에탄올로 다시 닦아낸다. 10분간 건조한다.

② 젤 용액 만들기

㉠ 젤 만드는 법

☞ 8% 젤이 더 해상도가 좋고, 젤 다루기에도 편리하다.

젤 용액은 100 mL (2장용) 만들고 1주일 내로 사용하는 것이 좋다.

젤 용액은 암소에서 보관한다. 젤은 사용 전 2~20시간에 만든다.

㉡ 필터한다.

㉢ 부을 준비되면 10% APS 1 mL, TEMED 25 mL 넣는다.

6% 7 M 요소		8% 7 M 요소	
아크릴아마이드	5.7 g	아크릴아마이드	7.6 g
bis-acrylamide	0.3 g	bis-acrylamide	0.4 g
요소	42 g	요소	42 g
20× glycerol tolerant buffer	5 mL	20× glycerol tolerant buffer	5 mL
증류수(fill to)	100 mL	증류수(fill to)	100 mL

㉣ 유리판을 조금 세워 비커 또는 주사기로 붓는다.

㉤ 어느 정도 부은 후 유리판을 눕히고 콤을 끼운다.

㉥ 젤을 1~2시간 정도 굳힌다.

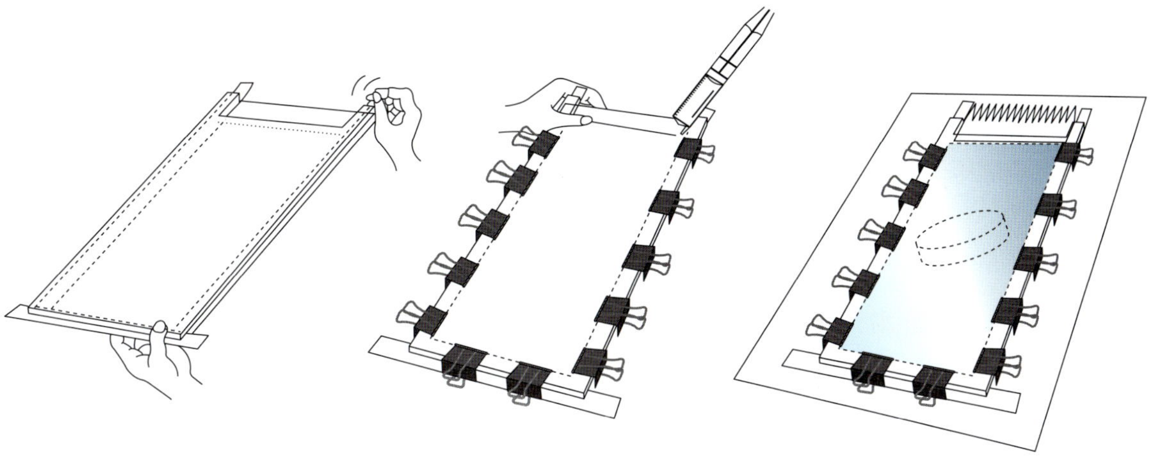

그림 8-6. 폴리아크릴아마이드 젤

TIP

1. 글리세롤이 들은 효소를 사용하므로 TBE 사용하지 말고 Glycerol tolerant buffer 사용 Glycerol tolerant buffer (Tris-Taurine-EDTA buffer, USB)는 20× 임, 사용 시 1×로 사용, 젤 영동이 늦을 경우 0.8× 사용
2. 젤 용액은 100 mL (2장용) 만들고 가능한 며칠 내로 사용한다.
3. 신선한 폴리아크릴아마이드 용액이 가장 좋다. 길어도 1주일이 지나면 새로 만든다.
4. 아크릴아마이드 단일체 용액을 보관할 때는 4℃, 암소에서 보관
5. 젤은 사용 전 2~20시간에 만든다.

2) PCR 산물 정제법

- PCR 산물 내 시발체, dNTPs 등을 제거하기 위해 사용한다.
- 모두 5가지 방법이 추천된다.
  - ㉠ Centri-Sep 스핀 칼럼, ABI
  - ㉡ Wizard PCR prep kit, Promega
  - ㉢ Milipore Ultrafree-MC filter, Cat No. UFC3 TTK (or LTK) 25
  - ㉣ Isopropanol 침전
  - ㉤ 엑소뉴클레아제 I /SAP 처리
- 본 교재에서는 ㉤ 효소처리를 다음과 같이 시행한다.
- 효소 처리

  이 kit에는 효소가 들어 있지 않으므로 효소로 정제할 경우에는 따로 구입하도록 한다.

① Sense, Antisense 반응을 따로 준비한다.

5 mL of PCR 산물	5 mL
엑소뉴클레아제 I (1 U/mL)	1 mL
Shrimp ALP (2 U/mL)	1 mL
Total	7 mL

잘 섞은 뒤 37℃에서 15분, 80℃에서 15분간 놔둔다.

☞ 이 사이 염기서열분석 시약, d/ddNTPs 준비한다.

② 반응이 끝나면 간단히 원침한다.

3) 싸이클 염기서열분석 실험 방법

① dGTP를 쓸 건지 dITP를 쓸 건지 결정한다.

dGTP를 사용하나, 새로운 염기서열을 분석할 때나, G-C가 많은 부위를 갖는 염기서열 분석 시 compression을 해결하기 위해 dITP를 쓰는 것이 좋으나, 밴드 강도가 덜 일정하다.

② 4 termination 혼합물 준비.

2 μL termination 마스터 혼합물 + 0.5 μL 각각 표지된 ddNTPs 분주한다.

☞ 얼음 위에서 실시(마스터 혼합물 제조, n 반응 n+1로)

(Vol. in uL)	1 rxn				X rxn			
Termination	G	A	T	C	G	A	T	C
마스터 혼합물	2	2	2	2				
$[^{33}p]$ – ddGTP	0.5	–	–	–		–	–	–
$[^{33}p]$ – ddATP	–	0.5	–	–	–		–	–
$[^{33}p]$ – ddTTP	–	–	0.5	–	–	–		–
$[^{33}p]$ – ddCTP	–	–	–	0.5	–	–	–	
Total	2.5	2.5	2.5	2.5				

③ 4개의 튜브에 G, A, T, C를 적고, 각각의 G, A, T, C 튜브에 2.5 mL termination 혼합물을 분주한다.

④ 반응 혼합물

반응액	2 mL
DNA	ㅁmL *(100~500 fmol)
시발체(0.5 pmol/mL)	1 mL *(0.5 pmol)
증류수	ㅁmL
Termo Sequenase 폴리머라제(4 U/mL)	2 mL (8 U-최종에 넣는다)
총	20 mL

→ 잘 섞는다.

☞ 각 시약은 완전히 섞어주고 모든 작업은 얼음 위에서 한다. 더 좋은 해상도를 위해 500 fmol DNA 사용 시 1~10 cycles만 돌린다.

⑤ 싸이클링 termination 반응

단계 6의 4.5 mL 반응혼합물을 각각의 G, A, T, C 튜브에 분주하고 잘 섞는다.

→ 미네랄 오일을 10 μL 분주한다.

⑥ 싸이클링(30~60 times)

dGTP	dITP
95℃ 30"	95℃ 30"
Ta 30"	Ta-5℃ 30"
72℃ 60"	60℃ 5~10'
(30 싸이클 2~3시간)	(3 싸이클 3~5시간)

⑦ Stop. 4 μL 종료액(stop solution)을 각각의 termination 반응액에 넣고 원침한다.

4) 전기영동 준비 및 자가 방사법으로 확인

(1) 전기영동장치 준비(그림 8-7 A, B, C)

① 전기영동 완충액 준비 : 20 × glycerol tolerant buffer 50 mL + 증류수 → 1 L

② 젤이 굳으면 콤을 빼낸다.

③ 젤판 중 큰판을 앞으로 하여 장치하고 나사를 적당히 잠근다.

④ 상층 완충액을 빼내는 나사를 잠그고 완충액을 상층과 하층에 반반씩 붓는다(그림 8-6).

⑤ 주사기로 웰을 세척한다.

⑥ 콤을 앞쪽으로 하여 젤을 조금 누를 정도로 끼운다.

⑦ Prerun을 한다(30분 정도).

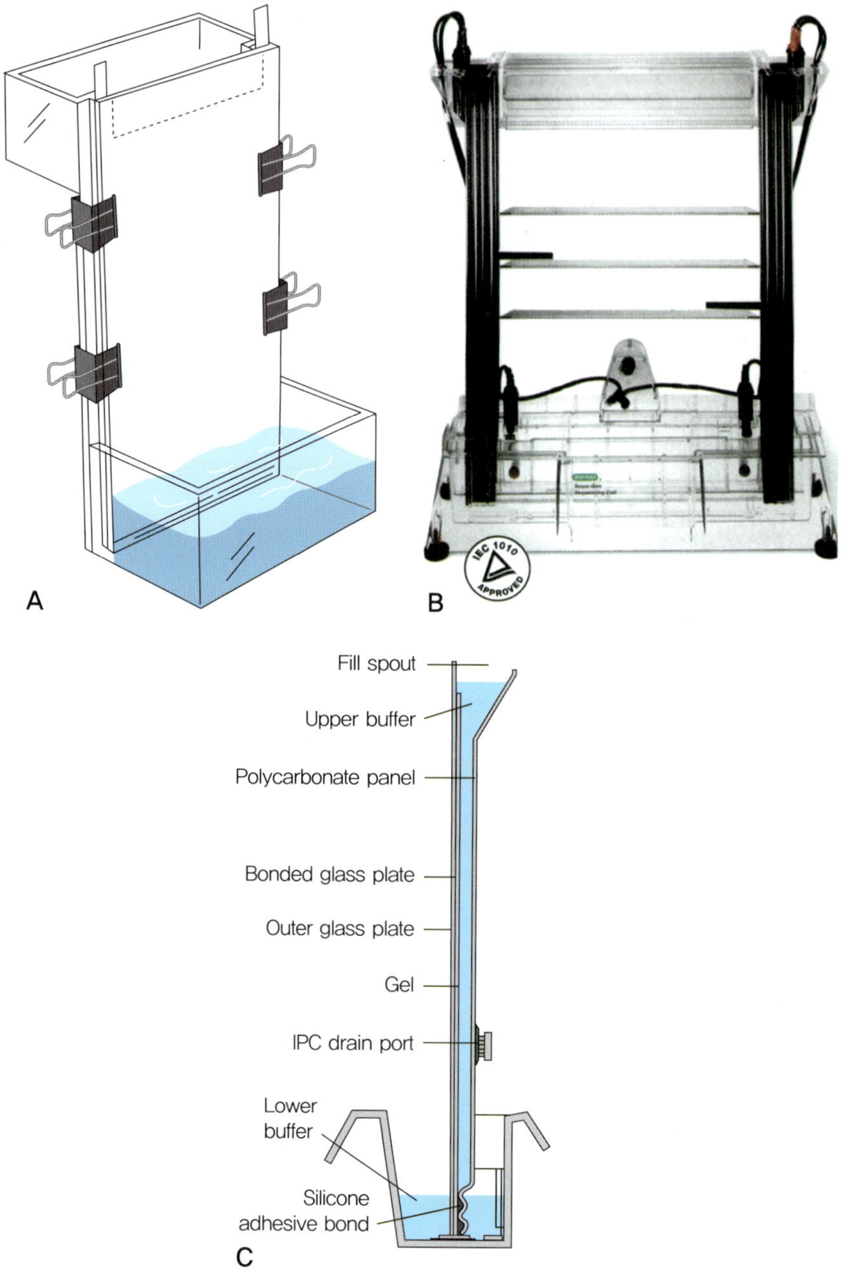

그림 8-7. 전기영동 시스템

(2) 검체 부하(loading)

젤 prerun이 끝날 즈음에 검체를 80℃, 3분간 변성 후 즉시 3~4 mL씩 건다(그림 8-8).

☞ 튜브 뚜껑을 열고 변성시키면, 동위원소가 농축되어 시그날을 증가시키고 DNA가 완전히 변성될 수 있다.

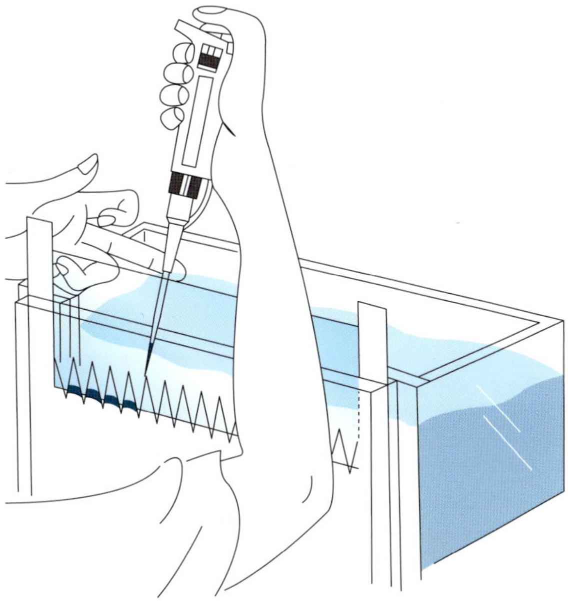

그림 8-8. 검체부하

(3) 전기영동(8%)

두 번째 부하 : BPB가 맨 밑에 왔을 때 한다.

영동 끝내기 : 두 번째 부하의 BPB가 맨 밑에 왔을 때 중지한다.

☞ 6% : 보통 때 26 bp, XC : 106 bp (망간 사용 시 바뀜)

8% : BPB ; 보통 때 45 bp, XC : 160 bp (망간 사용 시 바뀜)

(4) 영동이 끝나면 상층 완충액을 버리고

① 큰판에 찬물을 잠깐 뿌린 후 작은 판을 아래로 하고 스페이서(spacer)를 빼낸 다음 웨지(wedge)를 이용하여 서서히 떠어낸다(그림 8-9).

② 검체부하할 때 바라보는 방향에서 우하(右下)를 자름(큰 판에 젤이 붙었을 때 좌하(左下)를 자르게 된다.)

(5) 젤 soaking과 말리기

① 5% 초산과 15% 메탄올 용액을 만들어 젤판을 약간 기울인 후 조금씩 뿌려 요소를 빼내고 fix 한다.

☞ 0.4 mm 젤 : 〉15분, 0.25 mm 젤 : 〉5분, 1 L 용액 사용)

② 뿌려서 요소를 뺄 때에는 젤이 접히지 않도록 주의한다.

③ 3 MM 흡착지를 젤 건조기에 맞게 자른 후 물을 약간 뿌리고 가운데를 약간 휜 후 젤의 가운데부터 젤에 붙이고 전체 젤을 붙인다(그림 8-9, 10).

④ 젤 말리기 : 80℃, 30분~1시간 동안 시행한다(그림 8-11).

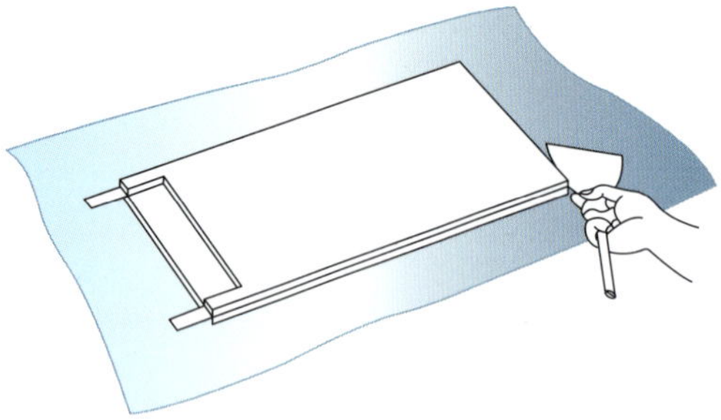

그림 8-9. 위 유리를 조심스럽게 들어내어 젤을 분리한다.

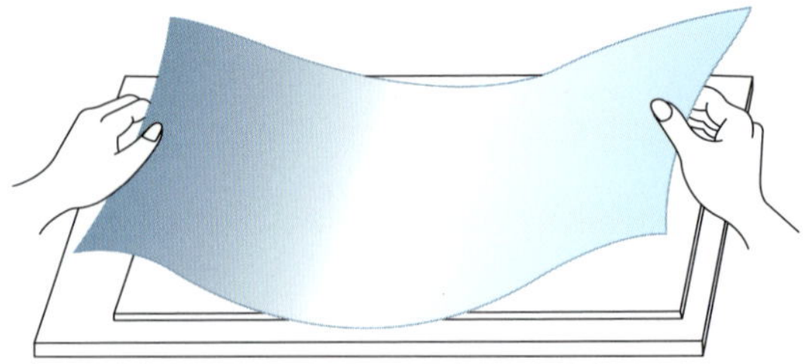

그림 8-10. 분리된 젤을 필터페이터에 옮긴다. 이때 기포가 들어가지 않도록 주의한다.

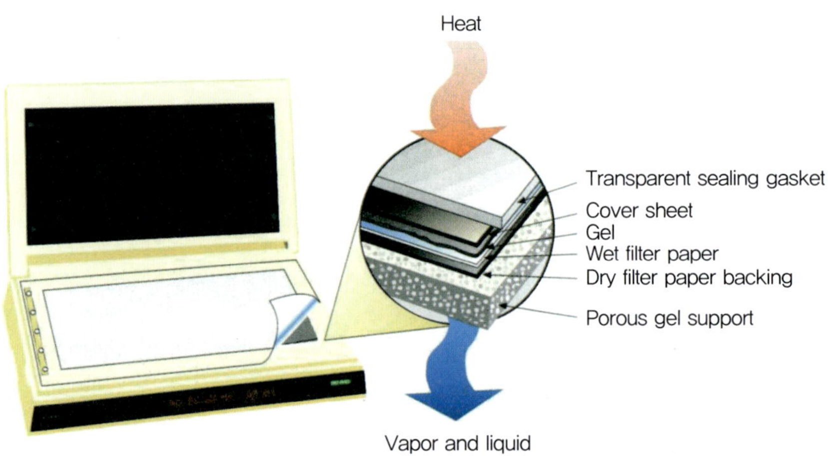

그림 8-11. 젤 드라이 장치를 이용하여 80℃에서 2시간 정도 말리면 된다.

⑤ 말리는 과정이 끝난 후 건조기의 씌우개를 벗길 때 랩이 안 벗겨지게 서서히 한다.

⑥ 흡착지 여백에 시행 날짜, 염기서열분석 내용을 기록한다. 젤의 자른 쪽을 자른다.

길이	yield (ng/μL)				
	2	5	10	20	50
100 bp	1	0.3	0.1	0.1	0.1
200 bp	1	0.5	0.3	0.1	0.1
300 bp	1	1	0.4	0.2	0.1
400 bp	1	1	0.5	0.3	0.1
500 bp	2	1	1	0.3	0.1
1,000 bp	5	2	1	1	0.3

⑦ 자가방사기록 : Intensifying 스크린은 도움이 안 되므로 관계없이 사용한다.

⑧ 카세트 겉에 필름 넣은 날짜, 염기서열분석 내용, 현상 예정 날짜, 첫 번째 또는 두 번째 현상 여부, 사용자명 등을 기록한다.

5) 정리 : 젤판, 콤, 스페이서 씻기, 완충액 버리기

6) 현상 후 : 각 lane의 내용을 기록하고 염기서열을 확인한다(그림 8-12).

중요한 유전자의 위치를 표시한다.

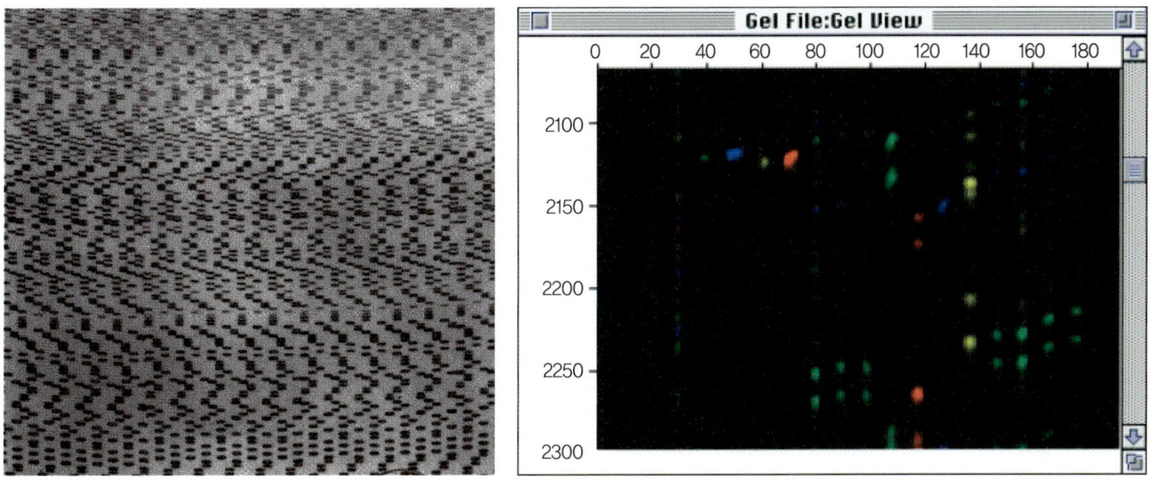

A B

그림 8-12. A. 수동 염기서열결과. B. 자동 염기서열결과.

[참조사항]

1. DNA 시료양의 결정

보통 PCR 증폭이 잘 되었을 때 : 10~20 ng/mL 산물크기에 따라 필요한 양을 환산한다.

[시료 양의 계산]

ds DNA 1 pmol = 0.66 × n (ng) n= bp of 주형

ss DNA 1 pmol = 0.33 × n (ng)

즉, 0.1 pmol (100 fmol) = 66 × □ kb (ng)

0.5 pmol (500 fmol) = 330 × □ kb (ng)

예) 1,800 bp이면 600 ng 필요, 그러므로 120 ng/mL 농도 필요

2. 싸이클 조건

① 싸이클링 온도

온도선정은 시발체의 melting 온도에 따라 결정

열변성 온도 : 95~98℃

신장반응 온도 : 72℃가 termination에 좋다(dITP 사용할 때는 55~60℃로).

② 싸이클 수와 시료 양(싸이클 수는 시료 양에 따라 결정한다.)

- 50 fmol 미만 DNA 시료 : 60 싸이클로 늘린다.
- 100 fmol 이상이면 싸이클 수를 줄인다.
- 시료 양이 제한적이면, 싸이클 수를 늘이거나 시발체의 양을 2~5배까지 늘린다.

3. compressions의 제거

DNA 이차구조 시 읽지 못하고 가면 틀린 서열을 읽게 된다.

→ dITP 사용 : 신장 60℃, 5분 또는 그 이상

4. Thermo Sequenase DNA polymerase

4 U/mL, 크기는 6 U/mL Thermoplasma acidophilum inorganic pyrophosphatase

; 50 mM Tris.Hcl, pH 8, 1 mM DTT, 0.1 mM EDTA, 0.5% Tween-20, 0.5% Nonidet P-40, 50% glycerol

→ US78500 Thermo Sequenase 싸이클 염기서열분석 kit 내 효소와 동일하다.

방법 B. PCR 산물의 싸이클 염기서열분석법

1. 시약

☐ ① AmplicycleTM Sequencing kit, PE N808-0175

10× Cycling mix, G Termination mix, A Termination mix, C Termination mix. T Termination mix, Stop solution

☐ ② 시발체(HPLC 또는 PAGE 정제)

☐ ③ α-^{33}P- 또는 α-^{35}S-dNTP, 250 uCi, 1,000~3,000 Ci/mmol

□ ④ 증류수

2. 방법

1) 젤판 만들기 : 앞의 방법 참고

2) PCR 산물 정제 : 앞의 방법참고

3) 싸이클 염기서열분석 방법

두 가지 방법으로 염기서열분석을 할 수 있다.

① α-^{33}P-dNTP 또는 α-^{35}S-dNTP의 incorporation

② γ-^{33}P- 또는 γ-^{35}S-dATP로 말단 표지된 시발체 사용

여기서는 incorporation법을 사용하는 방법만 소개한다.

4) 시료 양의 결정과 희석

① 1.5~2% 아가로스 젤 전기영동으로 확인한다.

☞ 양 결정에 쓸 수 있는 marker

순차적으로 희석한 λ DNA : 10 ng/mL, 20 ng/mL, 30 ng/mL, 50 ng/mL

② 전기영동 후 에티디움 브로마이드 염색하여 λ DNA의 양과 비교하여 적정 농도를 확인한다.

: 각 DNA를 100 fmol/mL로 희석한다(직접염기서열분석 참고사항 참조).

5) 싸이클 염기서열분석 반응

(1) 시약준비

① Kit 내 10× 싸이클 혼합물, G, A, T, C termination 혼합물을 녹여서 얼음에 방치

② 시료(정제하여 희석한 PCR 산물, 100 fmol/mL, 66×□ kb ng/mL)

☞ 검체 간의 상호오염 주의

③ 시발체(20 pmol/mL, Tm = 55~60℃, 〉 20 mer, 〉 50% of G+C)

④ α-^{33}P-dATP

(2) 검체당 4개의 0.5 mL 반응 튜브에 각각 "G, A, T, C" 라고 표기하고 각 튜브에 해당되는 termination 혼합물을 2mL씩 분주하여 얼음에 보관한다.

(3) 총 30 mL 반응액으로 다음 혼합물을 준비한다.

증류수	23.5 mL (or 18.5 mL)	
시발체(20 pmol/mL)	1 mL	20 pmol
α-^{33}P-dATP	0.5 mL	5 uCi
10× 싸이클 혼합물 4 mL		
시료(100 fmol/mL)	1 mL 100 fmol	
(선택:A+T 함량이 많은 시료		
20 uM dATP/dTTP)	(5 μL)	

☞ 각 시약들을 잘 혼합하여야 한다. 동위원소는 잘 혼합되지 않으므로 주의해야 한다. 동위원소가 신체나 옷, 실험대 등에 오염이 되지 않도록 주의한다.

(4) 위 혼합물 6 mL씩을 준비된 termination 혼합물 튜브에 넣고, 20 mL의 미네랄 오일을 덮고 thermal 싸이클에 위치한다.

☞ 먼저 기기를 작동시켜 95℃가 되게 한 후에 튜브를 설치한다.

☞ Oilless PCR machin을 사용할 경우는 오일을 가하지 않아도 된다.

(5) 다음 프로그램으로 싸이클 반응을 한다.

① Perkin Elmer TC 480

95℃, 2분

95℃, 1분 68℃, 1분 72℃, 1분(25 싸이클)

4℃ 45분까지 허용

② Perkin Elmer 9600

95℃, 2분

95℃, 30초 68℃, 30초 72℃, 1초(25 싸이클)

4℃ 45분까지 허용

(6) 각 튜브에 반응 종료액 4 μL씩을 가하여 뚜껑을 닫고 손가락으로 가볍게 쳐서 혼합한다.

☞ Vortex 금지

(7) 90~94℃에서 3분간 열변성 한 후 얼음에 신속히 방치하고 준비된 젤에 건다.

3. 기타 과정 : 앞의 방법 및 시약 설명서 참조

방법 C. PCR 산물의 Sequenase 염기서열분석법

1. 시약

☐ ① SequanaseTM PCR 산물 Sequensing kit (USB 70170) 표지 혼합물, ddGTP 혼합물, ddATP 혼합물, ddCTP 혼합물. ddTTP 혼합물, Sequanase, 10× Sequanase buffer, 0.1 M DTT, Exonuclease, Alkaline phosphatase

☐ ② 시발체(HPLC 또는 PAGE 정제)

☐ ③ α-^{32}P-또는 α-^{33}P- 또는 α-^{35}S-dNTP, 250 uCi, 1,000~3,000 Ci/mmol

☐ ④ 증류수

☞ 모든 시약은 사용 전 얼음에 꺼내어 녹이고 스핀한다.

☞ 7 deaza d/ddG를 사용할 경우 모든 시약이 7 deaza용이어야 한다.

☞ 효소는 사용 시 냉동고에서 꺼내 쓰고 즉시 원위치한다.

☞ 효소는 글리세롤이 들어 있으므로 피펫팅 시 천천히 한다.

☞ 모든 반응은 0.5 mL 튜브에 준비하여 Thermal 싸이클을 이용하는 것이 좋다.

2. 방법

1) 젤판 만들기 : 앞의 방법참고

2) 효소 처리 : US79710에 들어 있다.

① 시발체당 다음을 검체 수만큼 준비한다.

5 mL of PCR 산물	5 mL
엑소뉴클레아제 I (1 U/mL)	1 mL
Shrimp ALP (2 U/mL)	1 mL
Total	7 mL

② 잘 섞은 뒤 37℃ 15분, 80℃, 15분 놔둔다.

☞ 이 사이 염기서열분석 시약, d/dd NTPs 준비한다.

③ 간단히 원침한다.

3) d/dd NTP의 분주(효소처리 중에 한다)

2.5 mL씩 G, A, T, C로 분주하고, 뚜껑을 막고 실온에 보관한다.

4) 염기서열분석 반응

(1) 결합 혼합물

① 얼음에 물을 섞어 준비한다.

② 위에서 처리한 PCR 산물을 적당량 새 0.5 mL 튜브에 옮긴다.

효소처리한 PCR 산물 × mL (5 mL까지, 0.5 pmol) : 참조사항
시발체(20 pmol/mL) 0.5 mL (10 pmol : HPLC 정제)
증류수

③ 100℃, 3분 변성 후 즉시 1)에 튜브를 넣는다(가장 중요함). 5분간 방치한 후 간단히 원침하고 얼음 위에 놓는다.

(2) 표지 혼합물 희석(4 dNTP법)

1:5 희석(표지 혼합물 2 mL + 증류수 8 mL, 2 mL/반응)

(3) 표지 반응(4 dNTP법)

① 다음을 한 시약씩 피펫으로 넣고 직접, 완전히 섞는다. ^{35}S가 잘 안 섞이므로 손가락으로 살살 쳐서 섞는다.

(4)의 반응액에 섞을 시약

Sequenase 반응 완충액	2 mL
DTT, 0.1 M	1 mL
희석된 표지 혼합물	2 mL
^{35}S	0.5 mL
Sequenase DNA 효소	2 mL
	17.5 mL

② 잘 섞어준 뒤 20℃에서 5분간 방치, 얼음 위에 둔다.

(참고) 1 mL의 망간을 섞는다.

☞ 망간 필요시 다음 분주 직전에 넣는다.

(4) 신장과 종료 반응

① d/ddNTP 튜브를 37℃, 2분간 덥힌 후 12개씩 꺼내어 표지반응액을 3.5 mL씩 분주한다.

② 간단히 원침하고 37℃에서 10분간(5~10분) 방치한다.

(5) 반응 종료

반응 종료액을 4 mL씩 분주하고, 완전히 섞은 뒤 간단히 원침한다.

☞ 즉시 사용하지 않을 경우 -20℃에 보존(^{35}S의 경우 1주일 가능하나, 망간을 사용한 것은 2~3일 이내에 사용하여야 한다.)

알아두기

자동 염기서열분석법

최근에는 기존 자동 염기서열분석법에 의하여 분석되는 염기서열보다 짧은 염기서열을 분석함으로써 저비용으로 단기간 내에 대용량의 염기서열을 분석할 수 있는 **차세대 염기서열 분석법**(Next generation sequencing, NGS)이 개발되어 여러 연구 분야에 적용되고 있다.

용어해설(핵심용어)

서열분석(sequencing) : DNA 서열이나 단백질 서열과 같은 생물학적 서열의 분석.

단원요약

서론

1. 염기서열분석의 가장 중요한 요소는 염기서열분석 반응과 고해상도의 전기영동법이다.
2. 염기서열분석 반응의 기본 원리에는 효소방법과 화학방법이 있다.

수동 염기서열분석법

1. 서열분석 반응부터 젤을 만들고 자가 방사하는 모든 과정을 실험자가 직접 수행하는 분석법이다.
2. 염기서열분석 반응에 사용되는 폴리머라제에 따라 다양한 kit들이 이용되며 방사성 동위원소를 표지자로 사용한다.

자동 염기서열분석법

1. 전기영동과 결과 판독 과정을 장비를 사용하여 분석하는 방법이다.
2. 일반적으로 다이데옥시뉴클레오타이드 표지법을 원리로 하며 형광물질을 표지자로 사용한다.

염기서열분석 준비 : kit, 시발체, 시료

1. 다양한 kit 중 목적에 맞게 적용할 수 있는 kit를 선택한다.
2. 시발체의 기본 조건 및 적절한 위치를 결정하여 적합한 결과를 도출할 수 있도록 선정한다.
3. 시료로 사용되는 PCR 산물의 경우 전기영동상 고농도의 단일 밴드가 나타나도록 적정한 양과 정제가 이루어져야 한다.

09 CHAPTER

실시간 정량 중합효소 연쇄반응검사법 (Quantitative Real Time PCR)

학습목표

1. 실시간 정량 PCR의 분석 원리를 이해한다.
2. 실시간 정량 PCR 분석 장비의 특성 및 정량 방법을 이해한다.
3. 실습을 통하여 실시간 정량 PCR법에 필요한 역량을 습득한다.

1. 개요

유전자의 정확한 양을 측정하고 이를 실험이나 임상연구에 이용하는 것은 매우 중요하다. 지금까지는 서던 블럿(Southern blot)이나 노던 블럿(Northern blot), RNAse 보호분석법, 영상분석기(Image Analyser)를 이용하여 내재표준유전자(internal control gene)와 증폭주기를 조절한 준정량 증폭반응법(semi-quantitative PCR) 등의 방법들이 유전자의 양을 측정하는 데 이용되어 왔으나 이러한 방법들은 민감도(sensitivity)가 떨어지고 시간이 오래 걸리며 오염의 가능성이 높으며 부정확하다는 단점 등이 노출되어 실험에 적극 활용하기에는 일정의 한계가 있어 왔다.

1992년 Higuchi 박사 등이 기존의 중합 효소 연쇄반응인 비정량적 측정법의 단점을 극복하기 위하여 염색액(ethidium bromide, ETBR)을 첨가하여 자외선(ultra violet ray, UV)을 조사한 후 발광하는 형광을 측정함으로써 증폭되어진 이중가닥핵산(dsDNA)의 양을 CCD (charge coupled device) 카메라를 이용하여 측정하는 방법을 개발하였다.

현재까지의 중합효소 연쇄반응법(Polymerase Chain Reaction : 이하 PCR로 표기)은 주로 PCR 반응 후의 산물을 젤(gel)상에서 식별하는 종말점 분석(end-point analysis)으로 그 결과를 확인하는 데 그쳤으며 그 결과 정확한 정량 자료를 얻는 데는 한계점을 가지고 있었다. PCR 과정은 DNA 증폭률이 일정하고 재현성이 높은 기하급수기(Exponential Phases)를 지나 PCR에 필요한 성분이 점점 고갈되어 증폭률이 감소하기 시작하여 DNA의 양이 산술적으로 증가하는 직선기(Linear Phases)를 거쳐 PCR이 멈추는 시기로 재현성이 가장 낮은 안정기(Plateau phase)로 진행된다.

PCR법은 실험재료 내의 목적하는 DNA를 극미량 단위까지 검출할 수 있다. 특히 RT-PCR은 미량의 RNA의 검출 등에 그 위력을 발휘한다. 그러나 통상 PCR을 정량에 이용하기에는 증폭산물이 반드시 원래의 주형량(Amount of template)을 반영하는 것이 아니기 때문에 단순하게 증폭된 산물로부터 주형의 양을 측정하기는 곤란한 점이 있다. 그 첫 번째 이유로 plateau 효과(그림 9-1)이다. Plateau 효과의 주요한 원인으로는 ① Taq DNA Polymerase의 활성 저하, ② 기질의 고갈, ③ primer의 고갈, ④ 반응 부산물이 pyrophosphate에 의한 합성반응 저해, ⑤ 생산된 DNA 가닥의 재결합에 의한 프라이밍(priming) 저해 등을 들 수 있다. 결국 반응이 충분히 진행이 되면 plateau에 도달하여 초기의 주형량에 관계없이 같은 양의 PCR반응 생성물만을 얻을 수 있다. 통상 PCR로 정량하는 경우 PCR의 증폭산물의 전기영동 등으로 검출할 수 있는 충분한 생성량이면서 지수적으로 생성물이 증가하는 조건을 설정하여 그 범위 내에서 정량해야만 한다. 여러 농도의 주형에 대해 전체의 시료의 다양한 조건을 만족시키는 것은 어렵다.

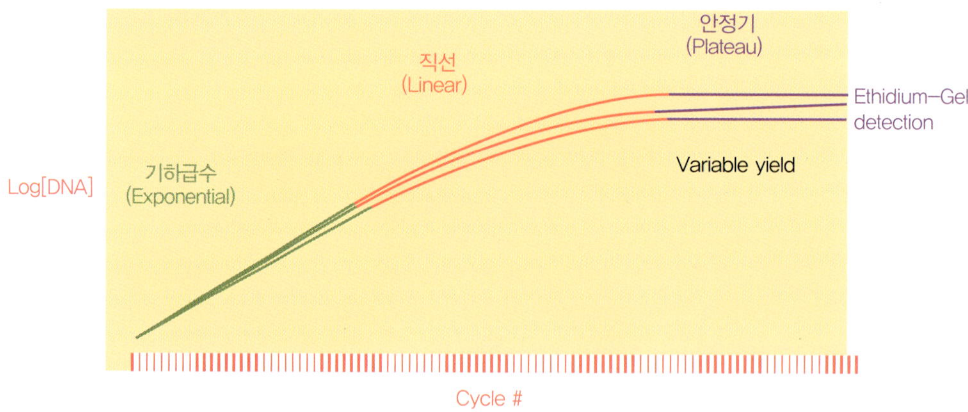

그림 9–1. PCR Phases : Exponential : 매 사이클 시마다 product가 정확히 2배가 되는 기간(정확도 및 특이도). Linear (high Variablity) : 반응물질이 소모되어 점점 약화됨. 생산물이 파괴된다. Plateau (End–point : Gel Detection for traditional methods) : 반응이 정지됨. 더 이상 생성이 안 되며, 생성물이 분해되기 시작함.

그림 9-2에서 보는 바와 같이 종말점분석(end-point analysis)의 한계점이 해결되지 않은 상태에서 이 결과물을 가지고 상대적, 절대적으로 비교, 분석하는 것은 실제 정량 data와 매우 다른 결과를 얻을 가능성이 크다고 볼 수 있는 것이다.

이러한 점을 해결하기 위해 변동이 거의 없고 재현성이 높은 exponential phases에서의 data를 얻을 수 있는 방법 개발로 인해 단순히 DNA 증폭을 목적으로 하던 기존의 PCR 방법에서 벗어나 DNA와 RNA를 사용한 상대적 절대적 정량이 가능하고 그 증폭량을 real time으로 모니터하면서 PCR 하는 방법(Real-Time Quantitative PCR)이 개발되었다(그림 9-3).

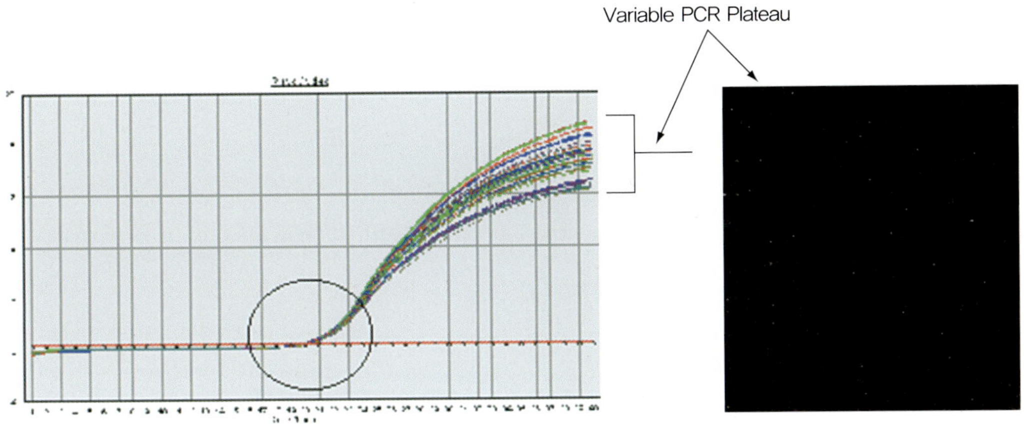

그림 9-2. 종말점분석 문제들

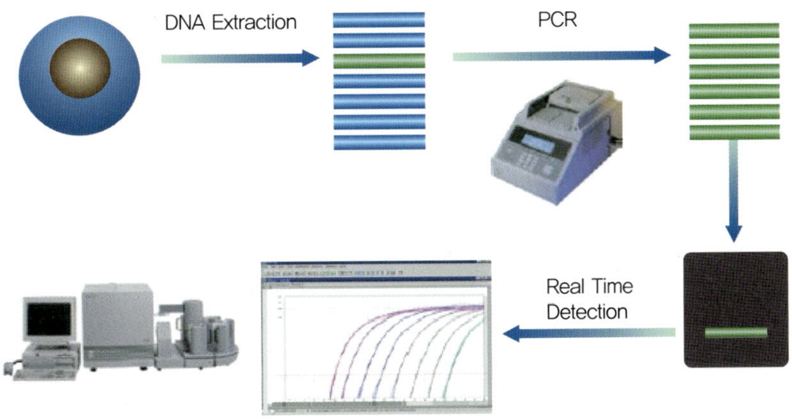

그림 9-3. Real Time PCR의 개략도. 정량 Real Time PCR은 End-point PCR에서 사용하는 gel 전기영동 법을 이용하여 증폭된 결과를 보는 것과는 달리 증폭되는 초기의 반응을 실시간으로 detection하여 kinetic 분석이 가능하다.

2. 정량 PCR의 분석 원리

Real Time PCR법은 형광 보고자(reporter) 물질(TaqMan Probe, SYBR Green I 등)의 chemistry를 PCR 기법에 응용한 것으로 반응 중 검체 내에 존재하는 목적유전자(Target gene)의 증폭과 함께 형광 reporter 물질의 emission이 증가되는 양을 실시간으로 검출, 정량 분석하여 target gene의 증폭 유무 및 그 양상을 신속하고 정확하게 정량 및 정성 분석을 할 수 있는 방법으로 specific nucleic acid sequence를 증폭하고 그 농도를 측정하기 위해 fluorescence -detecting thermocyclers를 이용하며, monitor는 형광 reporter 물질에 의해 가능하다.

이는 사용하는 물질 즉, nonspecific reporter (EtBr, SYBR Green I)와 specific reporter (TaqMan Probe, Molecular beacon)의 사용에 따라 구분된다.

1) 이중가닥 핵산 결합 염색액-비특이 리포터 사용(ds DNA binding dye-Nonspecific reporter)

ds DNA에 결합하여 형광물질을 나타내는 시약(Interchelator : SYBR Green I, EtBr 등)을 첨가하여 PCR 함으로써 목표유전자의 증폭과 함께 발광이 증가되는 화학반응을 이용한 방법으로 **인터킬레이팅(Interchelating)법**이라고도 한다(그림 9-4).

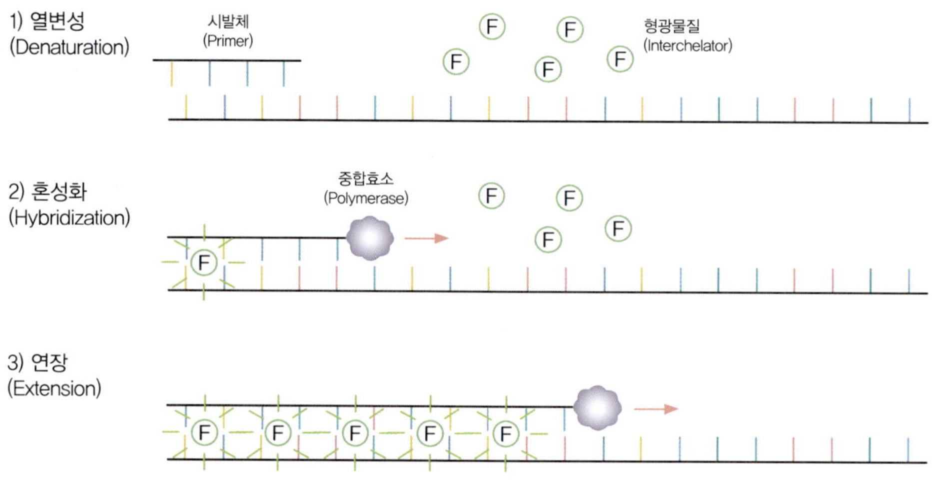

그림 9-4. Interchelator의 chemistry를 이용한 검출 과정

Interchelator가 ds DNA와 결합하면 EtBr 경우 형광량은 25배 증가하나 SYBR Green I 은 200배 정도 증가하므로 더 유용하게 사용되고 있다.

장점은 어떠한 PCR 반응에도 적용할 수 있으므로 간단하다는 것이다.

단점은 non-specific product나 primer dimmer 등에 의한 원하지 않는 signal의 증폭을 배제할 수 없으므로 이러한 경우에는 아주 정확한 정량 결과를 얻기에 부적합하다. 이를 보완하기 위해서는 우선 target gene에 매우 specific 한 primer sets를 design 하는 것이 가장 중요하다. 이러한 primer sets를 PCR에 사용하는 것이 필수이며 이러한 non-specific product를 확인하기 위하여 melting curve analysis (또는 Dissociation curve analysis)를 통해 확인할 수가 있다. 그러나 적정한 primer 농도 및 annealing 온도를 찾아야 하는 번거로움이 있으며 매 분석 시 멜팅 커브를 분석해야 한다는 점이 다소 불편한 점으로 인정된다.

2) 형광 탐침자 특이 리포터(Fluorogenic probe–Specific reporter) 사용

형광물질로 labeling 된 oligonucleotide를 probe로 사용하는 방법으로 TaqMan Probe법과 Molecular beacon법이 있다. 장점은 원하는 target gene의 product에 대한 signal만 받아들여 정확한 정량 결과를 얻을 수 있다. 단점은 labeled-probe가 제작, 합성소요시간 및 비용이 약간 소요된다.

(1) 택맨 탐침자(TaqMan Probe)법

이는 탐침자의 5'-end에 reporter dye로 FAM (6-carboxy-fluorescein), VIC, JOE, TET 등을, 3'3-end에는 quencher dye인 TAMRA (6-carboxy-tetramethyl-rhodamine)로 labeling 한 올리고뉴클레오티드(oligonucleotide)를 PCR 반응에 첨가하여 사용한다.

TaqMan Probe는 target gene에 specific한 oligonucleotide로서 양방향 primer의 중간에 위치하도록 design 된 것으로 PCR의 annealing 조건하에서 template DNA와 특이적으로 hybridization 한다. 이때 reporter dye의 형광은 quencher dye에 의해 억제되어 있어 발광하지 않는다.

이는 reporter dye와 quencher dye가 20~30 bp 정도 길이의 probe 양쪽 끝에 붙어있는 경우 light source로부터 빛을 받아 excite 되어도 reporter dye로부터 발산된 형광은 quencher dye에 의해 흡수되어 측정되지 않는 것이다.

PCR에서 중합반응효소 기능을 가진 Taq polymerase는 5'→ 3'exonuclease 기능도 가지고 있으므로 PCR의 확장반응조건에서 이미 목적 유전자와 결합되어 있는 TaqMan Probe가 잘려 나가면서 reporter dye가 quencher dye로부터 분리되므로 quencher dye에 의한 억제가 해소되어 나타나는 reporter dye로부터의 형광 방출이 측정되는 원리이다(그림 9-5).

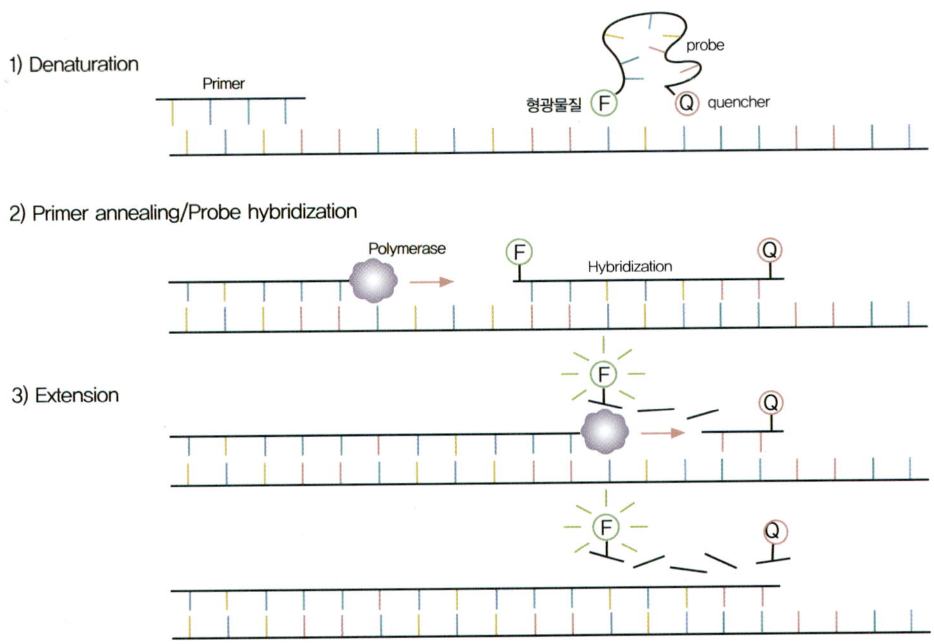

그림 9-5. TaqMan Probe의 chemistry를 이용한 검출 과정

(2) 분자 비콘(Molecular beacon)법

이 방법은 hairpin 구조를 가지는 25~40 bp 정도 길이의 oligonucleotide를 Probe로 이용한 것으로 TaqMan Probe와 마찬가지로 5'-end에는 reporter dye를, 3'3-end에는 quencher dye로 labeling하여 PCR에 첨가 사용한다. 탐침자 제작 시, hairpin loop에 해당하는 부분이 target sequence의 15~30 bp에 해당하는 부분에 hybridization 될 수 있도록 하고 양쪽 끝의 5~6 bp가 서로 stem 구조를 만들 수 있도록 한다.

상온에서는 molecular beacon은 hairpin 구조를 가지므로 reporter dye와 quencher dye가 근접해 있어 reporter dye의 발광이 억제된다.

PCR의 결합단계에서 molecular beacon이 주형 DNA와 상보적으로 혼성화하면 이때 reporter dye와 quencher dye의 거리가 멀어져 quencher dye에 의한 억제가 해소되어 reporter dye로부터 형광 방출이 측정되는 원리이다(그림 9-6).

매 cycle이 진행될 때마다 target gene에 결합되었다가 떨어지는 molecular beacon이 내는 형광량은 증가하며 이는 PCR product의 양에 비례한다. 또한 hybridization 하지 않았던 molecular beacon은 2차 구조를 가지고 있어 quencher dye에 의해 억제되어 있으므로 형광을 나타내지 않는다. 그러므로 결과에 미치는 영향은 거의 없다.

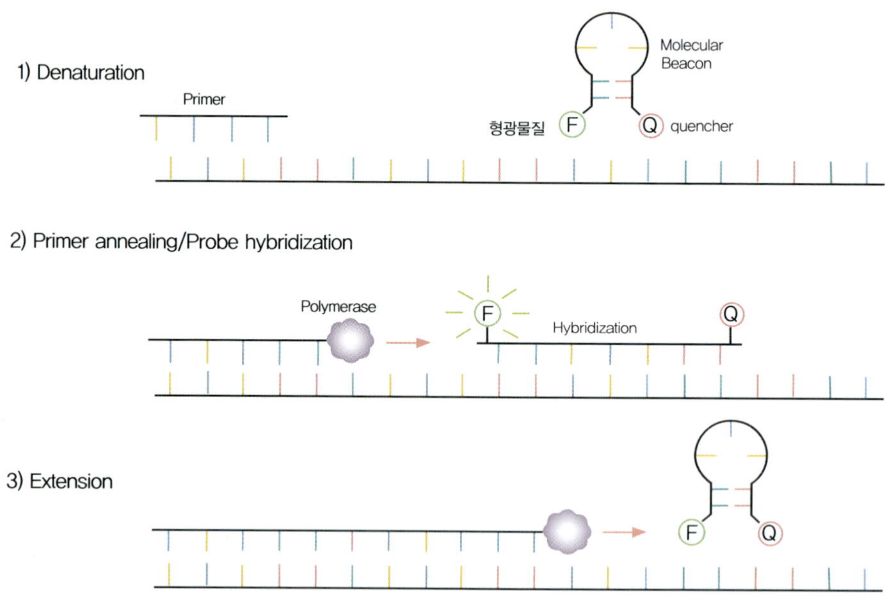

그림 9-6. Molecular beacon의 chemistry를 이용한 검출 과정

표 9-1. Real-Time PCR platforms의 비교

Company Model	Applied biosystems ABI 7000	Roche Light cycler
Laser/Lamp	Tungsten halogen Lamp	LED
Detector	CCD camera	3 photodetection diodes
Thermocycling	Peltier element 9700 block	Heated air
Excitation spectrum	350~750 nm	470+/- 10 nm
Filter/detection channels	4 position fixed filter wheel, FAM/ SYBR green/VIC/JOE, TAMRA & ROX	3 channels: 530, 640, 710 nm
Format	96 well plate or 0.2 mL tubes	32 glass capillaries
Time(40 cycles)	1.75 hours	30 mins
Reaction volume	25~50 ul	20 ul
Flourescence chemistry	Hydrolysis probes, SYBR Green I, other chemistries possible but not supported	Hybridisation probes, hydrolysis probes, molecular beacons, SYBR Green I
Multiplexing supported	2-plex hydrolysis probes	20 plex hybridisation probes
Passive reference	ROX	Not required
Dimensions(H × W × D)	39 × 51 × 53 cm	45 × 30 × 40 cm
Weight Other features	34 kg Primer/probe design software included PCR mastermix kits Parameter Specific kits Assay by design and assay on demand services	20 kg Primer/probe design software available PCR mastermix kits Parameter specific kits Relative quantification software available

LED, light emitting diode
PMT, photomultiplier tube
JOE, carborxy-4'0,5'-dichloro-2,7'-dimethoxyfluorescein
ROX, carboxy-X-rhodimine
CCD, charge-coupled device
FAM, carboxyfluorescein
TAMRA, carboxyteteramethylrhodamine

3. Real Time PCR 분석장비(그림 9-9)

Real time PCR에 사용되는 기기는 검체로부터 직접 반응되어 나오는 여기된 상태의 형광을 전달하고 정리하는 장치와 통합하는 형광분석기로 구성이 된다. 주로 사용되는 장비로는 ABI 7000, Light Cycler 등이 이용되고 있다. 대표적으로 ABI 7000은 block-based cycler를 채택하고 있으며, Light Cycler는 air based heating/cooling medium을 채택하고 있다. 특히 air를 통한 가장 큰 장점 중의 하나가 속도가 빠르다는 점에서 block based cycler보다 성공적으로 수행할 수가 있다는 점이다. 그러나 열전달에 있어서 정확하게 전달한다는 점에서 block based cycler가 여러 회사에서 채택을 하고 있다. 최근에는 장비에 부가된 기능이 월등하고 여러 파장의 형광을

동시에 검출하는 장비 등이 출시되고 있어 다중검체를 동시에 분석할 수가 있다. 자세한 기기의 사양은 표 9-1과 같다.

4. 정량 PCR의 분석

분석에서 가장 중요한 것은 위와 같은 원리에 의해 모아진 data를 정량적으로 분석하기 위해 기본적으로 설정해야 하는 threshold line의 위치이다.

앞서 제시한 바와 같이 variation이 거의 없고 재현성이 높은 Exponental Phases에 threshold line 설정하여 data를 얻는 것이 가장 이상적이라 할 수 있다. 이에 따라 sample의 **Ct (Cycle Threshold)**가 설정되고 그로 인한 정량 data를 얻을 수 있는 것이다.

TaqMan Probe와 SYBR Green I을 사용하여 PCR 한 결과는 Amplification plot (Log)과 Standard curve를 이용해 분석할 수 있다(그림 9-7 A, B).

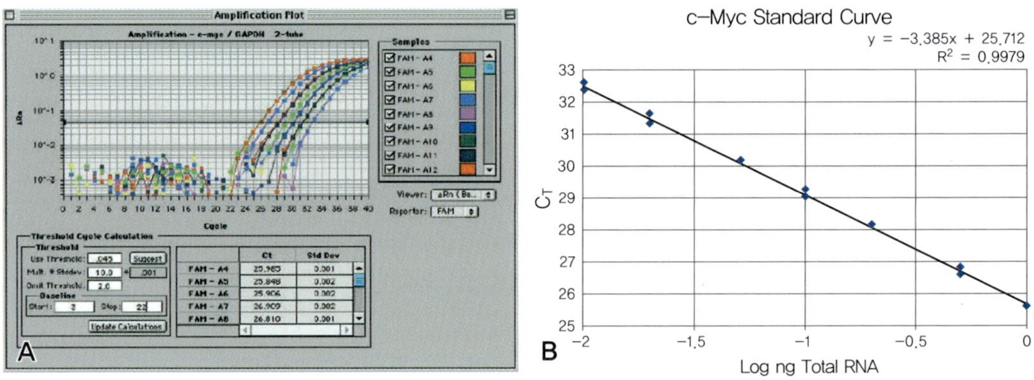

그림 9-7. A. mplification plot (Log). B. Standard curve

단 SYBR Green I으로 실험했을 경우에는 amplification product가 non-specific product나 시발체 간 결합 등에 의한 원하지 않는 결과일 수 있으므로 해리곡선(dissociation curve (melting curve)) 분석을 통한 특이산물 검증이 꼭 필요하다. 해리곡선을 그린 후 원하는 멜팅 값에 피크가 보이는지 확인하여 실험결과를 해석한다. 보이는 그림은 목표유전자의 곡선과 비특이적 산물의 곡선을 보여준다(그림 9-8).

SYBR Green I으로 분석한 경우에는 결과 해석 시 주의가 필요하다. RT-PCR의 효율이 낮은 경우에도 증폭이 될 수 있는 여러 가지 조건이 있으므로 반드시 cDNA의 상태를 확인해 볼 필요가 있다. 필요한 경우 cDNA를 단계 희석하여 각 희석배수별로 증폭비율이 일정한지를 가늠할 수 있다. 이때 일정배수로 증폭량을 유지하지 않는 경우에는 발현량을 상대적으로 비교하는 것은 매우 위험하다. 재실험 시 검토사항으로는 시발체 디자인, RT-PCR의 조건 및 시약의 조건, RNA의 순도 및 target amplicon의 Tm값, Dissociation curve 등을 검토하여 시행하여야 한다.

최근에는 Bio-analyzer (Aagilant technology)의 lab-on-a-chip을 이용한 RNA microelectrophoresis를 이용하여 RNA의 농도를 측정할 수가 있어 PCR efficiency는 물론 유전자의 발현량을 측정하는 데 많은 도움이 되고 있다.

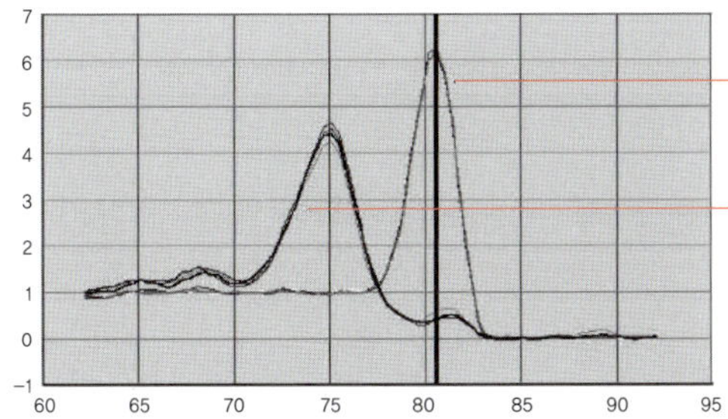

그림 9-8. dissociation curve (melting curve) 분석

5. 정량방법

1) 절대정량(Absolute quantification)

절대정량은 세포당 또는 일정크기의 조직당의 유전자 copy 수를 측정하는 방법으로 이미 알려진 표준검체로부터 얻어진 표준곡선(standard curve)에 정량을 하고자 하는 검체의 CT값을 대입하여 양을 결정한다.

DNA/cDNA quantification, virus 정량

RNA Quantification using one step or two step RT-PCR

2) 상대정량(Relative Quantification)

상대정량법은 주어진 검체(given sample) 간의 특정 유전자 발현량의 차이를 측정하는 방법으로 untreated 검체와 treated 검체 간의 발현량을 비교한다. 이때는 검체에서 발현이 일정하게 유지되는 housekeeping gene을 사용하여 normalization을 하여 값의 차이를 보정하여야 한다.

3) Calculation Methods for Relative Quantification

(1) 표준곡선법(Standard curve method)

목적유전자와 내부조절유전자 증폭이 각 튜브에서 반응시키며 적어도 적정반응이 이루어져야 하며 validation 표준곡선을 가져야 한다.

(2) 비교 Ct법(Comparative Ct (threshold cycle) method)

Ct값의 차이를 이용하여 분석하므로 매번 분석 시 표준곡선이 필요치 않으며(comparative Ct

method) 다량의 검체를 분석하기에 적당하며, 두 검체 간의 target gene과 endogenous control gene 간의 증폭에 대한 efficiency가 대략 같아야 하며 이때 slope 차이가 0.1 이하이면 사용해도 무방하나 그렇지 않을 경우에는 표준곡선을 함께 그려야 한다.

6. 적용분야

위에서 설명한 바와 같이 Real-Time PCR의 장점을 이용하여 기존 실험과 차별화된 data를 얻을 수 있는 연구 분야는 상당히 많다.

기존의 유전자 발현(gene expression) 연구(특정 유전자 발현 분석)에 유용하게 적용될 수 있으며, 에레이 기술(array technology)에 의해 검출된 유전자의 발현 차이(differential expression), 임상과 산업검체에서 특정 유전자(DNA or RNA)의 측정, 제약 치료, DNA 손상, 바이러스 정량, 유전자전이 연구 분야에서 널리 적용할 수 있다. 또한 대립유전자 돌연변이검출과 단일 유전자 다형성(SNPs) 검색에도 매우 유용하게 적용된다.

또한 현재 대유행이 되고 있는 변종 바이러스의 유행이 진해되고 있는 이때 가장 정확하고 신속한 진단법으로 사용되고 있다. 신형바이러스의 조기 진단은 가금류 등 목축업의 질병 제어를 위하여, 그리고 사람에게 전이 또는 사람 간의 전파를 조기 차단하기 위하여 그 중요성이 크게 증대되고 있으며, 그 진단대상도 가금류전염병의 조기 발견 및 확진을 위한 수의학적 진단뿐 아니라, 사람에 대한 진단으로 확대되었으며, 병원 등 실험실적 검사뿐 아니라, 공항 또는 항만에서의 검역요구 등, 현장성이 특히 요구되고 있다.

현재 조기 진단법은 계란을 이용한 바이러스 배양법, 혈구응집억제시험법(Hemagglutination Inhibition, HI), 면역형광법(Immunofluo-rescence Assay, IFA), 효소면역시험법(Enzyme Linked Immuno-sorbant Assay, ELISA), 중합효소 연쇄반응법(PCR) 등이 적용되고 있다. 이 중 바이러스 배양법과 HI는 민감도가 높고 정확하지만 상대적으로 많은 시간을 필요로 하고, IFA와 ELISA는 빠르지만 바이러스 배양법에 비해 민감도와 특이성이 떨어지는 것으로 알려져 있다. 이들에 반해 PCR 방법은 높은 민감도를 가지고 다량의 검체를 특이적이고 신속하게 진단할 수 있다는 장점이 있고 또 multiplex PCR, Real-time PCR, NASBA, PCR-ELISA 등 PCR 기술이 발달함에 따라 다양하게 바이러스의 진단이 가능하게 되었다.

현재 가장 보편적으로 사용하는 방법은 Real time PCR법으로 종합병원에서 시행되고 있다.

그 외에 식품, 혈액 의약품 등에서 pathogen detection, gene therapy & monitoring, 및 농업 분야-특정 유전자(DNA)의 존재 여부 및 정량(GMO) 등 응용 분야가 넓다.

최근에는 siRNA, DNA methylation 분석도 용이하게 할 수가 있다.

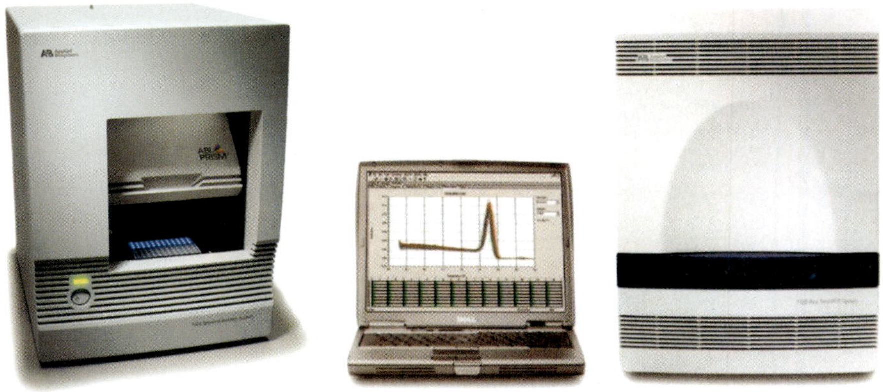

그림 9-9. ABI 7000과 7500 모델

알아두기 – 상대정량법 중 비교 Ct법

$2^{-\Delta\Delta Ct}$법 : 내부의 internal control (reference gene)과의 Ct의 상대적 차이를 이용해서 Ct를 normalize 하는 방법으로 internal control은 안정적으로 일정하게 발현된다고 믿어지는 beta-actin이나 GAPDH 등이 많이 이용된다. 이러한 방법을 $2^{-\Delta\Delta Ct}$이라고 하며 [$\Delta\Delta$Ct = ΔCt of sample - ΔCt of reference]를 이용하여 산출할 수 있다.

용어해설(핵심용어)

인터킬레이팅(Interchelating)법 : DNA의 이중나선구조 사이에 결합하여 형광을 나타내는 시약을 이용하여 PCR 함으로써 생성되는 산물의 양을 측정하는 방법.

탐침자(probe) : 특정 유전자를 검출 또는 동정하기 위하여 합성된 짧은 단편의 올리고뉴클레오티드.

Ct (Cycle Threshold) : 실시간 정량 PCR 분석 곡선에서 형광량이 back ground level을 넘어서서 감지될 수 있을 정도로 급격하게 증가하는 시점의 cycle 수.

단원요약

1. Real-Time Quantitative PCR은 단순히 DNA 증폭을 목적으로 하던 기존의 PCR 방법에서 벗어나 DNA와 RNA를 사용한 상대적 절대적 정량이 가능하고 그 증폭량을 실시간으로 모니터하면서 PCR 하는 방법이다.
2. Real-Time PCR법은 형광 보고자(reporter) 물질(TaqMan Probe, SYBR Green I 등) 의 chemistry를 PCR 기법에 응용한 것으로 반응 중 검체 내에 존재하는 목적유전자(Target gene)의 증폭과 함께 형광 reporter 물질의 emission이 증가되는 양을 실시간으로 검출, 정량 분석하여 target gene의 증폭 유무 및 그 양상을 신속하고 정확하게 정량 및 정성 분석을 할 수 있는 방법이다.
3. Real-time PCR에 사용되는 기기는 검체로부터 직접 반응되어 나오는 여기된 상태의 형광을 전달하고 정리하는 장치와 통합하는 형광분석기로 구성이 된다.
4. data의 정량 분석을 위해서 기본적으로 설정해야 하는 threshold line의 위치는 variation이 거의 없고 재현성이 높은 Exponental Phases에 설정하는 것이 가장 이상적이며 이에 따라 sample의 Ct (Cycle Threshold)가 설정되고 그로 인한 정량 data를 얻을 수 있다.
5. 정량방법은 이미 알려진 표준검체로부터 얻어진 표준곡선(standard curve)에 정량을 하고자 하는 검체의 Ct값을 대입하여 유전자 copy 수를 측정하는 절대정량법과 주어진 검체 간의 특정 유전자 발현량의 차이를 측정하는 상대정량법이 있다.

10
CHAPTER

임상분자생물학에서의 생명정보학 활용

(The application of Molecular Biology using a Computer Programme)

학습목표

1. 생명정보학의 발생 배경을 이해한다.
2. 분자생물학에서 이용이 가능한 다양한 프로그램을 습득한다.

1. 서론

20세기에 들어와서 염색체와 핵산의 구조가 규명되고, 유전자를 조작할 수 있는 각종 효소가 발견되었으며 세포배양기술의 발달과 전자현미경과 컴퓨터의 획기적인 발전 등으로 여러 가지 최신연구진단기법들이 개발되면서 분자생물학진단분야는 급속도로 발전을 거듭하고 있다.

1970년대 이후 핵산염기서열분석(DNA sequencing)의 기술이 발달하기 시작한 이후 서열에 관한 정보는 폭발적으로 증가하고 있다. 특히 최근에 완성된 인간 유전체 사업(Human genome project)으로 방대한 자료가 축적이 되었다. 이제는 이러한 유전자들의 역할 및 기능, 유전자 간의 상호작용 및 조절 방법 등을 알아내려는 새로운 접근이 시도되고 있다. 이런 기능 유전체학을 통하여 35억 개의 네 가지 염기의 단순한 배열로부터 유전자의 범위, 전사조절부위, 유전자의 전사 및 단백질의 기능 등을 유추하려는 시도가 늘고 있다. 특히 인터넷을 통하여 접근이 가능한 생물학 관련자료들이 기하급수적으로 증가추세를 가져오고 있다. 그림 10-3에서 보는 바와 같이 생물학정보의 양은 증가일로에 있으며, 현재 속도가 빨라지고 있는 실정이다. 현대의 분자생물학자들에게는 데이터베이스와 생물학정보분석 소프트웨어는 필수도구가 되고 있다.

현재 인터넷에서 제공되는 분석웹사이트는 수천 가지에 이르고 있다. 이 중에서도 분자생물학에서 컴퓨터의 활용을 통한 첫 단계가 NCBI에서 제공하는 정보와 BCM search Launcher를 활용하여 염기서열정렬에 관한 프로그램, 그리고 각각의 database들, 마지막으로 문헌고찰을 쉽게 할 수 있는 tools에 대하여 여기에서 알아보고자 한다.

이 책에서는 computer program을 이용한 생명정보(DNA, protein sequence)의 분석과 획득에 중점을 두고 있다. 이 장에서는 주로 이용하는 web service를 중심으로, 각 도구(tools)에 대한 분석보다는 간략한 소개를 통하여 분자생물학에서 이용이 가능한 프로그램을 소개하고자 한다. 생명정보분석을 능숙하게 수행하기 위해서는 무엇보다도 다양한 web site를 검색하여 연구의 목적과 부합되는 프로그램을 선정하여 사용법 및 그 특징이 잘 설명된 안내지침서(document)를 읽는 것이 중요하다.

2. 국립 생명정보센터 NCBI (National Center for Biotechnology Information)

NCBI는 1988년에 설립되었으며 NIH (National Institute of Health)의 NLM (National Library of Medicine) 산하기관으로 지놈데이타를 분석하는 프로그램과 생명의학정보를 보급하는 기술개발, DNA database인 GenBank를 유지하는 기관으로, GenBank로부터 DNA 정보의 획득과 database를 대상으로 한 sequence 분석, MEDLINE 정보의 검색 및 열람이 가능하며 programs and services, what's new, NCBI News, postdoctoral fellowships, organizational structure, contact information, e-mail lists 등의 서비스가 제공된다(그림 10-1). 이외에도 PubMed, Entrez, BLAST, OMIM, dbEST, Unigene, GeneMAP 등 다수의 자원을 관리하고 있다.

그림 10-2와 같이 resource를 직접 접속하여 원하는 서비스로의 이동이 간편하게 되어 있으며 표시된 link 또는 button을 click 함으로써 진행할 수 있다.

GenBank ftp://ftp.ncbi.nih.gov/genbank/gbrel.txt

GenBank는 미국립보건원(NIH) 유전자 염기서열자료(genetic sequence database)로써 주석을 해놓은 방대한 자료로 모두가 이용할 수 있도록 제공하고 있다(Nucleic Acids Research 2002 Jan1;30(1):17-20). 2002년 6월 현재 대략 20,649,000,000 bp, 17,471,000 염기서열이 기록되어 있다(GenBank growth statistics 참조 그림 10-3). 매번 2개월만에 새로운 release를 출시한다. GenBank는 국제염기서열데이터베이스협력기구(International Nucleotide Sequence Database Collaboration)의 일부로 일본의 DNA DataBank of Japan (DDBJ http://www.ddbj.nig.ac.jp/)과 유럽 European Molecular Biology Laboratory (EMBL http://www.ebi.ac.uk/), NCBI의 GenBank와 같이한다. 이러한 국제협력은 매일 정보를 교환하며, 동일한 염기서열을 유지하고 있다.

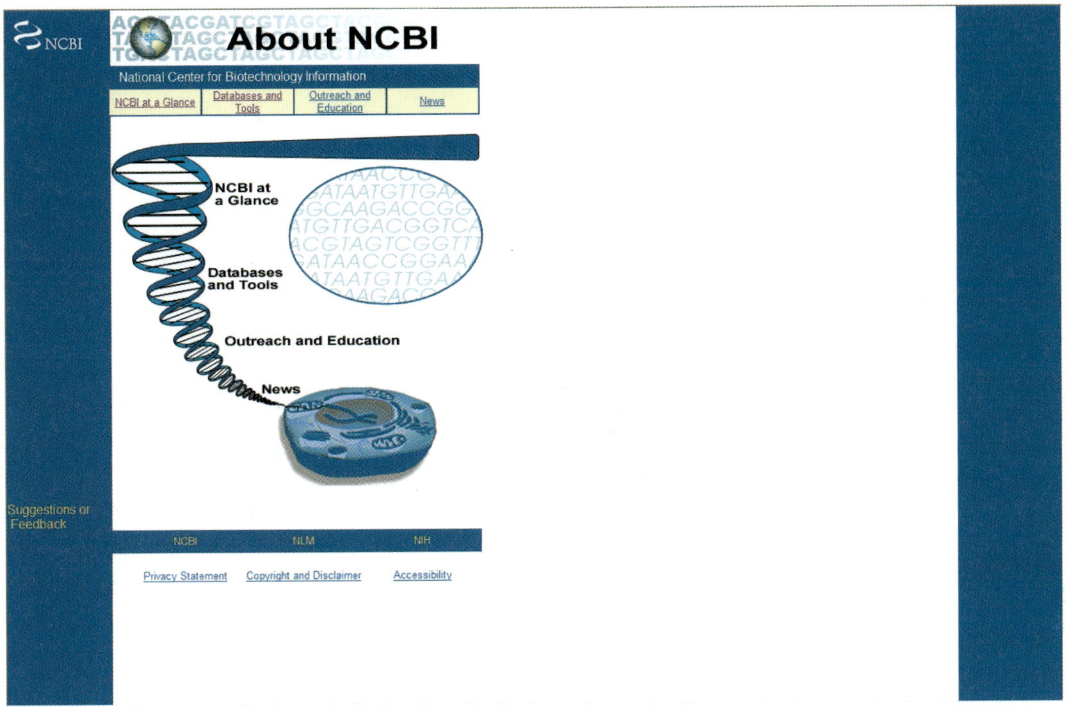

그림 10-1. NCBI를 사용하는 연구자를 위해 사용법을 이 사이트에서 볼 수 있다.

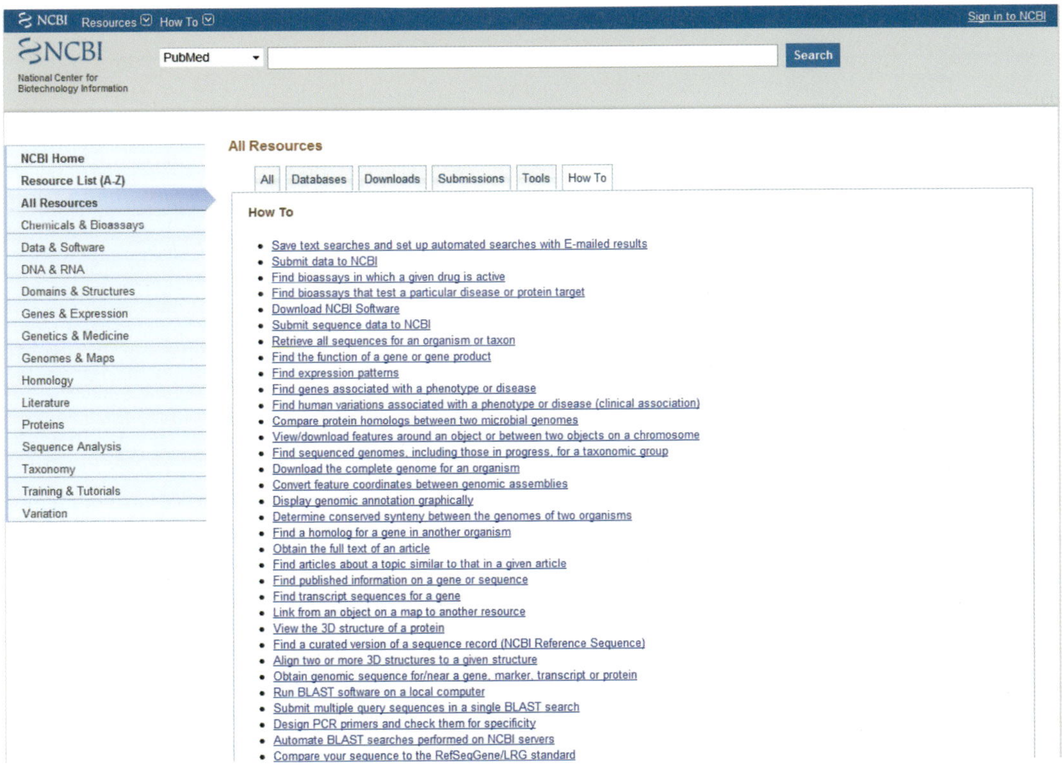

그림 10-2. resource를 직접적으로 링크할 수 있는 사이트

PubMed http://www.ncbi.nlm.nih.gov/entrez/query.fcgi

National Library of Medicine의 서비스로, 1960년대 중반부터 12 million MEDLINE citations을 검색할 수 있다. PubMed는 Entrez의 일부이며, 검색된 논문과 관련된 염기서열, 단백질서열, OMIM 데이터베이스, 온라인 저널 등에 쉽게 접근할 수 있는 링크를 제공한다(그림 10-3).

National Library of Medicine의 MEDLINE에 있는 12 million MEDLINE citations들을 PubMed로 검색할 수 있다.

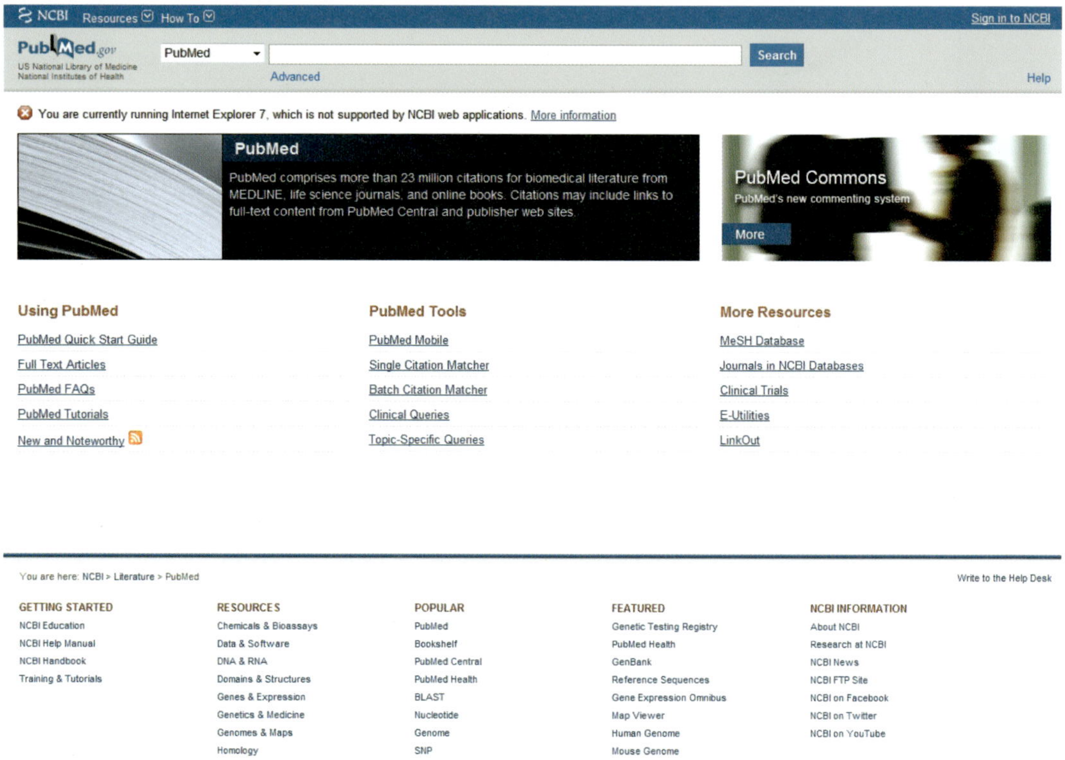

그림 10-3. 최근의 논문자료를 이 사이트에서 검색할 수 있다.

Entrez http://www.ncbi.nlm.nih.gov/Entrez/

NCBI 데이터베이스를 체계적으로 검색할 수 있는 시스템이다. 이를 이용하여 연구자들에게 데이터의 순서, mapping 분류법, 구조를 통합적인 접근을 제공한다, 또한 염기서열과 염색체 지도를 그래픽으로 보여준다. 특히 서열, 구조, 조회와 관련된 복구능력이 특징적이다.

ENTREZ home page (그림 10-4, 5)는 NCBI의 homage 위쪽에 NCBI에서 제공하는 주요 서비스를 한 번에 보여주는 7개의 버튼들 중 하나인 ENTREZ를 선택하면 들어갈 수 있다. 왼쪽 프레임에는 ENTREZ 도움말과 검색 가능한 Database에 관한 도움말, 그 외 ENTREZ program을 자신의 PC에 설치하여 사용할 수 있는 Network Entrez에 관한 도움말과 link를 시켜주고, 또 얻어야 하는 정보가 너무 방대할 경우를 위해 일괄적으로 처리해 검색 결과를 file로 저장해 보내주는 service를 제공하는 곳을 연결시켜주고 있다.

메인 프레임에는 ENTREZ에서 검색할 수 있는 Database들을 7가지로 분류해 놓았는데 아래와 같다(그림 10-6).

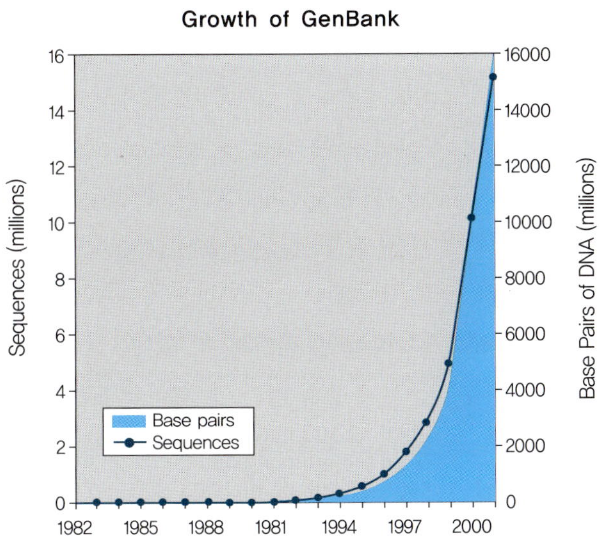

그림 10-4. 연도별에 따른 데이터 등록량

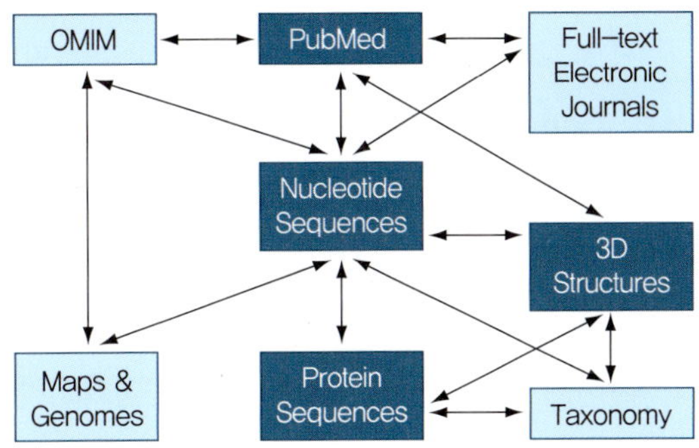

그림 10-5. Entrez에 관련된 데이터의 흐름도

PubMed: The biomedical literature (PubMed)
Nucleotide sequence database (Genbank)
Protein sequence database
Structure: three-dimensional macromolecular structures
Genome: complete genome assemblies
PopSet: population study data sets
OMIM: Online Mendelian Inheritance in Man
Taxonomy: organisms in GenBank
NEW Books: online books
NEW ProbeSet: gene expression and microarray datasets
NEW 3D Domains: domains from Entrez Structure
NEW UniSTS: markers and mapping data
NEW SNP: single nucleotide polymorphisms
NEW CDD: conserved domains

그림 10-6. ENtrez에서 검색을 해주는 기본검색창

Nucleotides : GenBank, EMBL, DDBJ의 염기서열들을 검색할 수 있다. 검색을 통해 얻은 유전자 염기서열들은 염기서열 이외에 단백질서열이나, 알려져 있는 3차 구조, 관련된 논문 초록, 해당하는 organism의 taxon, 염색체상의 위치 등을 단지 마우스 선택들을 통해 손쉽게 알 수 있다.

Proteins : Swiss-Prot, PIR, PRF, PDB에 있는 단백질서열들과 GenBank, EMBL, DDBJ에 있는

염기서열들을 translation 해서 얻은 예상 단백질서열들을 검색할 수 있다. 단백질을 검색한다는 점을 제외하고는 유전자 염기서열을 검색하는 것과 거의 유사하다.

3D structures : PDB와 NCBI의 Molecular Modeling Database (MMDB)에 있는 단백질의 3차 구조들을 검색할 수 있고 검색 결과로 나온 단백질을 Structure summary를 선택하면 3D structure viewer인 Cn3D로 3차 구조를 직접 볼 수 있다. protein link를 선택하면 단백질에 관한 서열, 2차 구조 등과 같이 단백질 검색할 때 얻을 수 있는 정보를 바로 얻을 수 있다.

Genome : genome과 염색체의 mapping data를 볼 수 있다. 현재 sequencing이 끝난 genome들의 genetic, physical mapping data와 sequening이 진행 중인 고등 생물의 mapping data들을 검색 할 수 있다.

Taxonomy : NCBI/GenBank에서 운영되는 taxonomy database를 검색할 수 있다. 선택해서 들어가면 위에는 분류군별로 나열되어 있어 해당하는 분류군으로 link 시켜 놓고 아래에는 찾고자 하는 분류군이나 개체를 직접 입력해 검색할 수 있도록 하며 가장 아래쪽에는 현재 진행되고 있는 project에 사용되는 organism들은 direct link로 편리하게 이동할 수 있도록 한다.

3. BLAST-서열 상동성 검색(Sequence Homology Search)

NCBI home에서 [BLAST] button을 클릭한 다음(그림 10-7), Standard nucleotide-nucleotide BLAST [blastn]을 선택하여 이동한다.

NCBI 툴을 처음 접하는 사용자는 Query 튜토리얼(http://www.ncbi.nlm.nih.gov/ Education/BLASTinfo/query_tutorial.html)부터 시작하여야 하며, 약간의 사용 경험이 있다면 좀 더 고급 과정인 PSI_BLAST 튜토리얼을 시작하기 전에 BLAST 튜토리얼(http://www.ncbi.nlm.nih.gov/Education/BLASTinfo/information3.html)을 먼저 공부하여야 한다. 그림 10-6은 BLAST search page이다. BLAST program은 비교적 길이가 짧은 sequence에 대한 대용량 database에서의 homolog를 빠른 시간에 찾기에 적합하다. 이는 BLAST의 algorithm이 기본적으로 최초 match의 필요 길이가 길고, gap을 넣지 않기 때문이다. 중간에 gap이 있는 경우에는 gap 위치를 기준으로 앞뒤 두 개의 fragment를 따로 align 시킨다. 최근 Gapped BLAST라는 program이 개발되어, 단점을 극복하려는 시도가 있다. Specialized BLAST Pages는 기존의 database에서 추출, 정리된 일부 또는 최근 Genome Project에 의해 결정된 whole genome sequence를 대상으로 homology search를 수행한다.

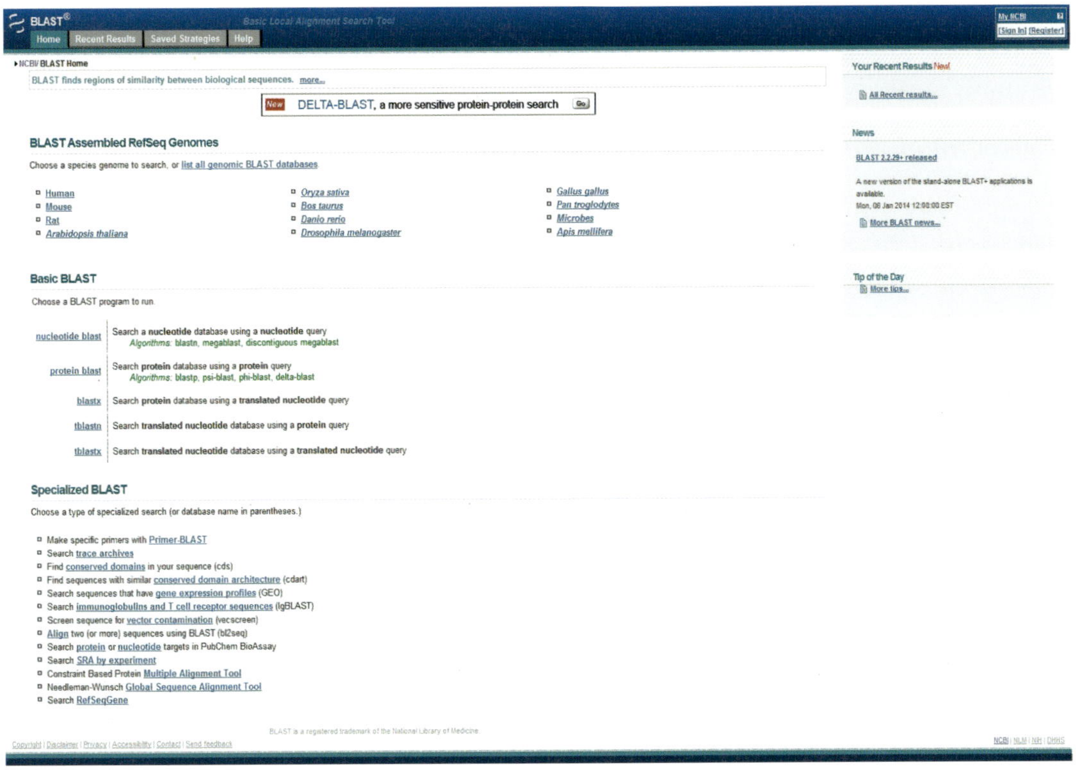

그림 10-7. 유전자 염기서열을 비교해주는 분석프로그램

서열정렬(Sequence alignments)은 gene의 특성이 파악된 gene과 새로이 발견된 gene을 비교하는 매우 강력한 방법이다. 잘 제작된 queries와 alignments로부터 기능적 정보(functional information)뿐만 아니라 진화론적 정보(evolutionary information)도 추출할 수 있다. BLAST 2.0 (Basic Local Alignment Search Tool)은 뉴클레오타이드 데이터베이스(nucleotide database)와 단백질 데이터베이스(protein database)의 신속한 검색 방법을 제공한다. BLAST에서 사용하는 알고리즘은 global alignment뿐만 아니라 local alignment도 탐지하기 때문에, 관련이 없는 단백질 내에 파묻혀 있는 similarity의 영역도 탐지될 수 있다. 이들 모든 타입의 similarity는 미지의 단백질의 기능에 대한 중요한 단서를 제공할 수도 있다.

BLAST가 유사성 검색을 하는 것은 다음과 같다. (1) 우선 검색을 원하는 서열(query sequence)로부터 3개의 단백질 혹은 11개의 염기로 이루어진 단어들의 조합을 만든다. 만들어진 조합들을 각각 서열 database의 서열들과 비교를 한다. (2) 만약 각각의 단어 조합들과 같은 서열이 서열 database에서 발견이 되면 BLAST는 옆 단어들로 유사성 검색을 확장시켜 나간다. 이때 gap은 허용하지 않는다. (3) 확장을 마친 후 database 서열 중 일정 값 이상의 HSP (High-scoring Segment Pairs)를 가진 서열들을 추출한다. 이때 중복되지 않는 각각의 HSP들은 통계적인 test를 거쳐 연결된다(그림 10-8).

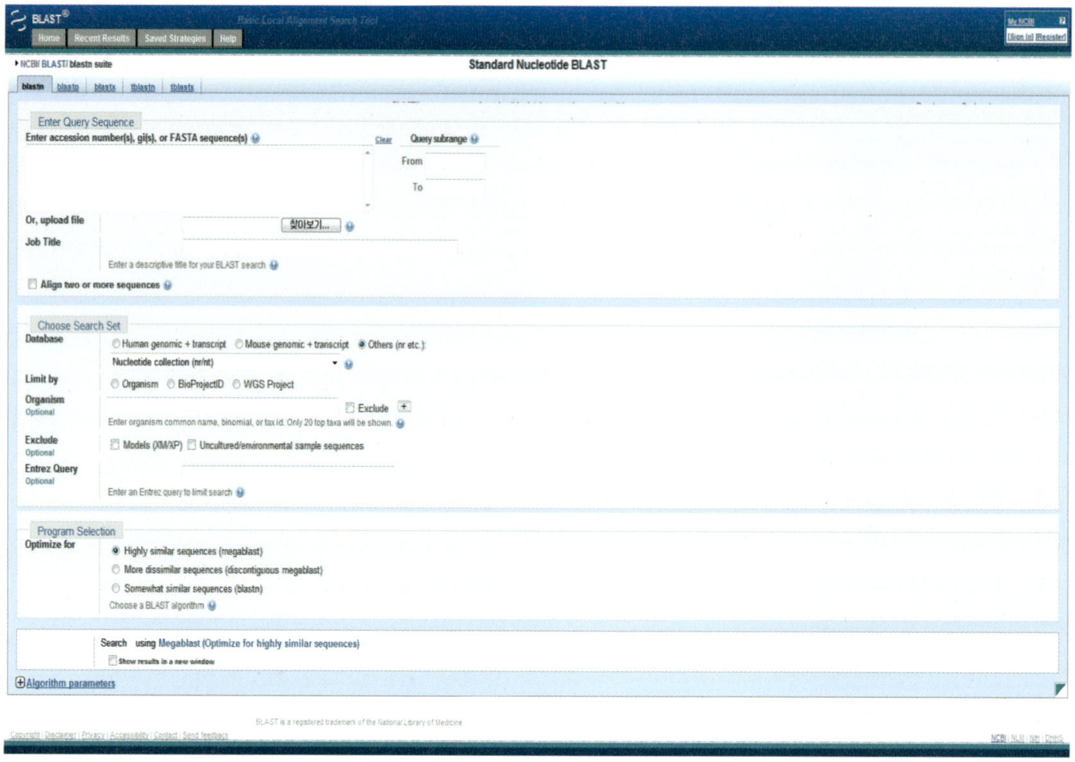

그림 10-8. nucleotide-nucleotide BLAST 검색을 한다. 이때 검색이 필요한 염기서열을 직접 넣거나 파일을 불러올 수 있다.

BLAST 검색 페이지에서는 여러 종류의 프로그램 중 하나를 선택할 수 있다. 표 10-1은 선택 가능한 프로그램과 해당 프로그램에 대한 설명이다.

표 10-1. BLAST 프로그램에 대한 설명

프로그램명	프로그램 설명
blastp	단백질 sepuence 데이터베이스(protein sepuence database)에 대하여 이벽으로 주어진 아미노산 sepuence (amino acid query sepuence)를 비교하는 프로그램
blastn	뉴클레오타이드 sepuence 데이터베이스(nucleotide sepuence database)에 대하여 입력으로 주어진 뉴클레오타이드 sepuence 데이터베이스(nucleotide query datsbase)를 비교하는 프로그램
blastx	단백질 sepuence 데이터베이스(protein sepuence database)에서 reading frames으로 변환된 뉴클레오타이드 sepuence (nucleotide query sepuence)를 비교하는 프로그램으로 미지의 뉴클레오타이드 sepuence로부터 만들어질 수 있는 단백질을 검색하는 경우에 사용한다.
tblastn	동적으로 reading frames으로 번역된 뉴클레오타이드 sepuence 데이터베이스(nucleotide query database)를 대상으로 단백질 sepuence (protein query datsbase)를 비교하는 프로그램
tblastx	Six-frame으로 번역된 뉴클레오타이드 sepuence 데이터베이스를 대상으로 입력으로 주어진 뉴클레타이드 sepuence (nucleotide query datsbase)를 six frame으로 번역하여 비교하는 프로그램. BLAST 웹페이지에서 balstx 프로그램은 nr 데이터베이스와 함께 사용할 경우 계산량이 너무 많으므로 사용할 수 없다.

4. BCM Search Launcher

새로 발견한 염기서열의 데이터베이스에 대한 상동성 검사, 염기서열로부터의 단백질서열의 추출, 단백질서열의 상동성 검색, 상동서열들의 다중정렬, 단백질의 2차 구조 예측 등의 다양한 분석을 하게 된다. 이러한 분석을 인터넷을 통하여 종합적으로 수행할 수 있는 방법 중의 하나가 베일러의대의 분석도구를 이용하는 것이다. 이 BCM Search launcher (http://searchlauncher.bcm.tmc.edu/seq-util/seq-util.html)는 다양한 분자생물학 관련의 검색과 분석을 한곳에서 종합적으로 실행하도록 구성되어 있다. MSA 도구들을 정리해둔 웹사이트로는 ExPASy (http://www.expasy.ch/tools/#align), BCM Search Launcher(http://searchlauncher.bcm.tmc.edu/multialign/multi-align.html) 등이 있다. 특히 BCM Search Launcher를 이용하면 한 번의 input으로 여러 종류의 MSA 프로그램을 이용할 수 있는 장점이 있으나 각 프로그램의 정보와 자세한 조작을 하려면 역시 각각의 웹사이트를 방문하는 것이 좋은 방법이다.

특히 단백질의 모티프, 도메인, 패턴분석은 EC pattern DB, PIMA pattern DB, PROSITE 패턴 DB, BLOCKS, COG 등의 데이터베이스에 대한 검색을 수행한다. 세 개 이상의 상동성을 가지는 단백질의 유사성, 모티프의 발굴, 유전적 상관관계 등을 알기 위해서는 다중정렬이 필요하다. 다중정렬도구로는 ClustalW, CAP, MAP, BLOCK MAKER 등의 프로그램을 이용한다.

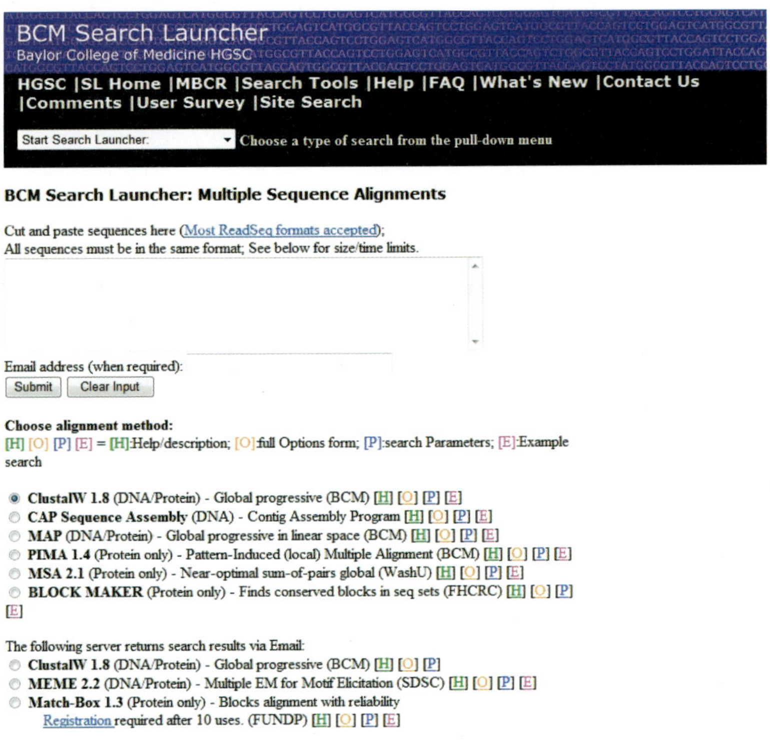

그림 10-9. 다중서열정렬(Multiple Sequence Alignment, MSA)은 단백질서열과 염기서열의 중요 기능적 도메인이나 모티프를 찾을 때와 계통학적 분석을 할 때 필수적으로 수행해야 할 분석 방법이다.

5. biomax

gene, gene-gene 또는 gene-drug query를 기초로 한 문헌고찰 시 관련된 문장을 정확하고 정리가 잘 되게 추출해주는 프로그램이다. 여기에는 GeneCards와 PubMed search 엔진을 사용하는데 사용자가 원하는 단어를 입력하면 각각의 메타볼리즘에 따른 필터를 통하여 유사 및 관련된 문자를 보여주는 통합적인 문헌고찰 프로그램이다.

그림 10-10 medline에서 제공하는 문헌들을 단어별 검색이 가능하면 문장을 제공해준다.

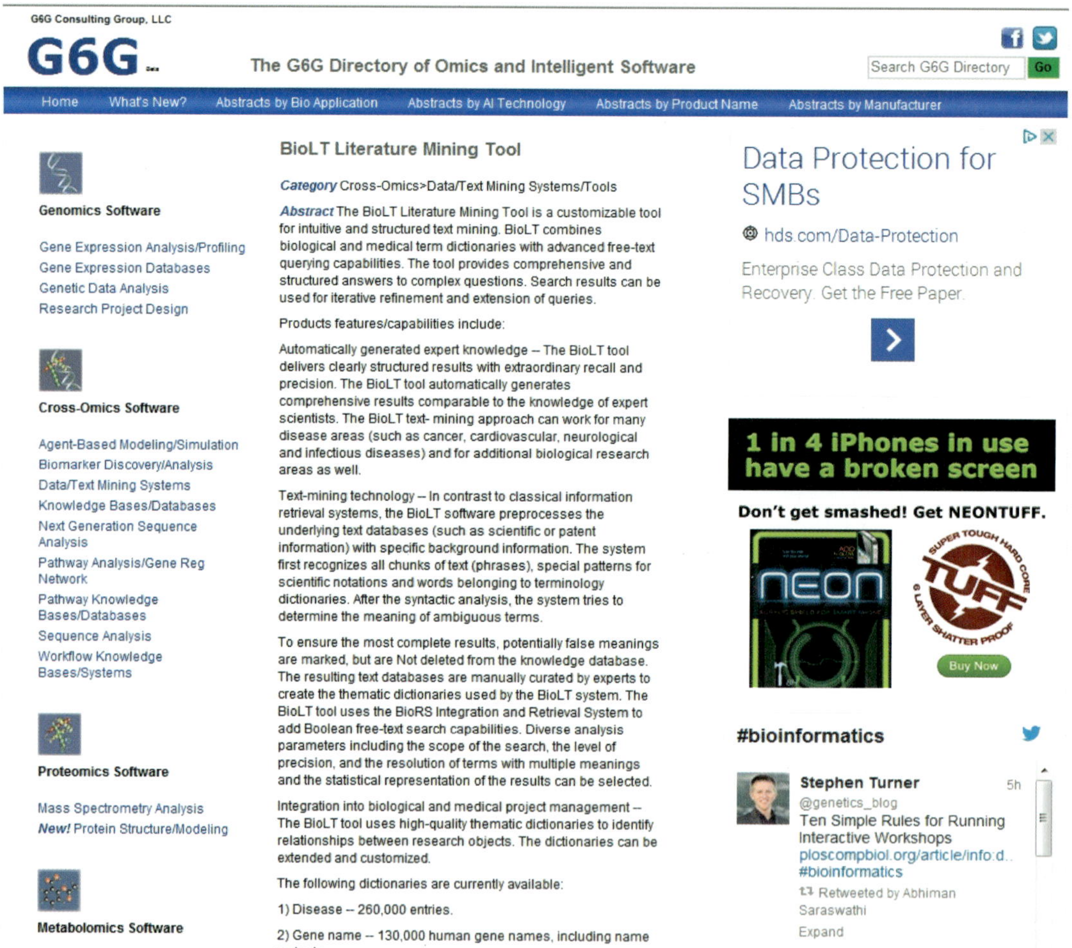
G6G Consulting Group, LLC
G6G
The G6G Directory of Omics and Intelligent Software
Search G6G Directory
Go
Home
What's New?
Abstracts by Bio Application
Abstracts by AI Technology
Abstracts by Product Name
Abstracts by Manufacturer
Genomics Software
Gene Expression Analysis/Profiling
Gene Expression Databases
Genetic Data Analysis
Research Project Design
Cross-Omics Software
Agent-Based Modeling/Simulation
Biomarker Discovery/Analysis
Data/Text Mining Systems
Knowledge Bases/Databases
Next Generation Sequence Analysis
Pathway Analysis/Gene Reg Network
Pathway Knowledge Bases/Databases
Sequence Analysis
Workflow Knowledge Bases/Systems
Proteomics Software
Mass Spectrometry Analysis
New! Protein Structure/Modeling
Metabolomics Software
BioLT Literature Mining Tool
Category Cross-Omics>Data/Text Mining Systems/Tools
Abstract The BioLT Literature Mining Tool is a customizable tool for intuitive and structured text mining. BioLT combines biological and medical term dictionaries with advanced free-text querying capabilities. The tool provides comprehensive and structured answers to complex questions. Search results can be used for iterative refinement and extension of queries.
Products features/capabilities include:
Automatically generated expert knowledge – The BioLT tool delivers clearly structured results with extraordinary recall and precision. The BioLT tool automatically generates comprehensive results comparable to the knowledge of expert scientists. The BioLT text- mining approach can work for many disease areas (such as cancer, cardiovascular, neurological and infectious diseases) and for additional biological research areas as well.
Text-mining technology – In contrast to classical information retrieval systems, the BioLT software preprocesses the underlying text databases (such as scientific or patent information) with specific background information. The system first recognizes all chunks of text (phrases), special patterns for scientific notations and words belonging to terminology dictionaries. After the syntactic analysis, the system tries to determine the meaning of ambiguous terms.
To ensure the most complete results, potentially false meanings are marked, but are Not deleted from the knowledge database. The resulting text databases are manually curated by experts to create the thematic dictionaries used by the BioLT system. The BioLT tool uses the BioRS Integration and Retrieval System to add Boolean free-text search capabilities. Diverse analysis parameters including the scope of the search, the level of precision, and the resolution of terms with multiple meanings and the statistical representation of the results can be selected.
Integration into biological and medical project management – The BioLT tool uses high-quality thematic dictionaries to identify relationships between research objects. The dictionaries can be extended and customized.
The following dictionaries are currently available:
1) Disease – 260,000 entries.
2) Gene name – 130,000 human gene names, including name variants
Data Protection for SMBs
hds.com/Data-Protection
Enterprise Class Data Protection and Recovery. Get the Free Paper.
1 in 4 iPhones in use have a broken screen
Don't get smashed! Get NEONTUFF.
NEON
SUPER TOUGH HARD CORE
TUFF
6 LAYER SHATTER PROOF
Buy Now
#bioinformatics
Stephen Turner
5h
@genetics_blog
Ten Simple Rules for Running Interactive Workshops
ploscompbiol.org/article/info:d...
#bioinformatics
Retweeted by Abhiman Saraswathi
Expand

그림 10-10. Text를 중심으로 참고문헌을 문장으로 찾아준다.

단원요약

서론

분자생물학의 급속한 발전으로 인하여 축적된 자료들을 분석하기 위한 생명정보학이 현대의 분자생물학자들에게 필수도구가 되고 있다.

국립 생명정보센터 NCBI

NIH (National Institute of Health)의 NLM (National Library of Medicine) 산하기관으로 지놈데이타를 분석하는 프로그램과 생명의학정보를 보급하는 기술개발, DNA database인 GenBank를 유지하는 기관으로, GenBank로부터 DNA 정보의 획득과 database를 대상으로 한 sequence 분석, MEDLINE 정보의 검색 및 열람이 가능하며 programs and services, what's new, NCBI News, postdoctoral fellowships, organizational structure, contact information, e-mail lists 등의 서비스 외에도 PubMed, Entrez, BLAST, OMIM, dbEST, Unigene, GeneMAP 등 다수의 자원을 관리하고 있다.

BLAST-서열 상동성 검색

뉴클레오타이드 데이터베이스(nucleotide database)와 단백질 데이터베이스(protein database)로부터 추출, 정리된 일부 또는 whole genome sequence를 대상으로 homology search를 수행한다.

BCM Search Launcher

새로 발견한 염기서열의 데이터베이스에 대한 상동성 검사, 염기서열로부터의 단백질서열의 추출, 단백질서열의 상동성 검색, 상동서열들의 다중정렬, 단백질의 2차 구조 예측 등의 다양한 분석을 수행한다.

biomax

gene, gene-gene 또는 gene-drug query를 기초로 한 문헌고찰 시 관련된 문장을 정확하고 정리가 잘 되게 추출해주는 프로그램이다.

11
CHAPTER

최근에 사용되고 있는 분자생물학 기구

서론

진단의학의 발전은 우리의 건강한 삶을 구축하는데 있어서 첨단의 위치에 서있게 할 것이다. 특히 게놈의 분석은 인체의 모든 생명현상을 조절하는 유전정보의 전체를 알 수 있는 획기적인 방법일 것이다. 게놈 해독을 통해 질병진단과 치료에 매우 유용한 방법을 제시하게 될 것이기 때문이다.

다양한 생체 정보는 DNA염기서열의 유전자로 표현되고, 개체의 완전한 DNA염기서열 정보는 생명현상을 이해하고 질병과 관련된 정보를 얻을 수 있어 매우 중요하다. 한편으로는 복잡한 생물학적 실험과정, 단순하지 않은 대용량의 바이오 데이터를 다루는 생물정보학(bioinformatics) 및 방대한 유전 정보의 유전학적 활용방안 등의 문제가 산적해 있다.

DNA염기서열 정보의 해독, 즉 게놈시퀀싱(genome sequencing)의 핵심은 개인차 및 민족적 특성을 파악하거나 유전자 이상과 관련된 질환에서 역색체 이상을 포함한 선천성 원인의 규명과 당뇨병, 고혈압과 같은 복합질병의 유전자 결함을 찾기 위한 것이다.

또한 시퀀싱 데이터는 유전자 발현, 유전자 다양성 및 그 상호작용 등의 정보들을 분자진단과 치료영역에서 폭넓게 활용할 수 있어 매우 중요하다.

2007년 Solexa가 Illumina사에 합병되면서 「차세대 염기서열분석(Next Generation Sequencing, NGS)」이란 용어를 사용하기 시작하였다. 2009년 후반부터는 전세계적으로 급격하게 NGS 기술 발달에 힘입어 대용량 염기서열 정보가 전통적인 방법들에 비해 훨씬 쉽고 저비용으로 분석할 수 있게 되었다. 그러나 여전히 100% 정확하게 전체 DNA염기서열 정보를 파악할 수 없다는 한계성을 갖는다.

2004년 인간게놈프로젝트(Human Genome project, HGP)의 종결 선언 후, Sanger 방법을 사용하여 처음으로 시행한 개인의 게놈 정보는 2007년 크렉 벤터의 염기서열 정보이다. 벤터의 DNA시료는 HGP의 여러명중에 하나로 비교적 짧은 시간에 저비용으로 가능하였다. 그리고 2008년 FLX 454를 이용한 제임스 왓슨(James Watson)의 DNA염기서열 정보는 벤터의 경우와 비교했을 때 거의 1%의 비용으로 해독이 가능하였다(Wheeler DA et al., 2008).

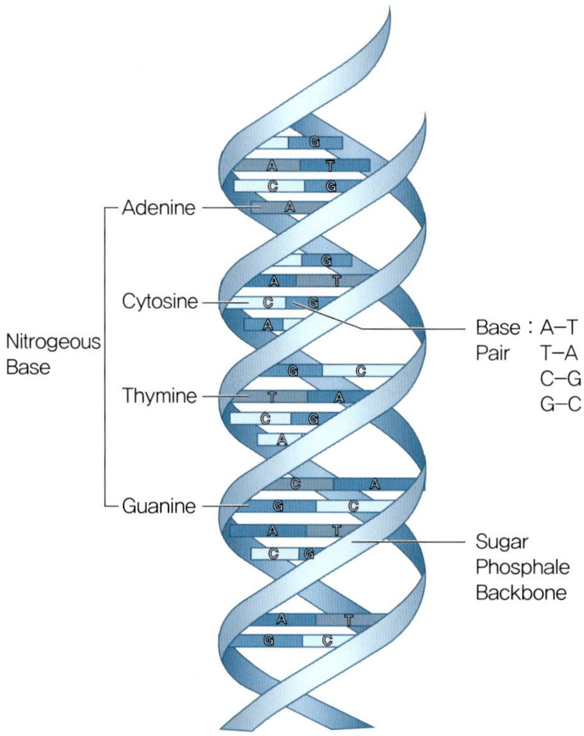

최근 2년간 Illumina사의 Solexa를 이용한 흑인 및 아시아인을 포함한 다수의 시퀀싱 정보(Bentley DR et al. 20908, Wang, J et al. 2008, and Kim JI et al. 2009, Ahn Sm et al. 2009)들이 보고 되었고, Biosciences사의 Single Molecule Sequencer에 의한 한 유럽인의 시퀀싱 결과(Pushkarev D. et al., 2009)도 발표되었다. 또한 미국 MIT의 연구그룹을 중심으로 진행되고 있는 1000 Genome Project의 대용량 데이터들이 순차적으로 대량의 인간 게놈 데이터가 공개될 것이다. 이 외에도 비공개적으로 많은 개인 시퀀싱 프로젝트들이 진행되고 있다.

앞으로 NGS 기술은 유전체와 후생유전체를 포함하여 많은 분야에서 이용될 것이지만 데이터의 복잡성으로 인해 소수의 생물정보학전문가만이 다룰 수 있는 상황이다. R&D 및 바이오-의료 분야에서 NGS 기술을 제대로 활용할 수 있는 연구체계 구축이 중요한 시점이다.

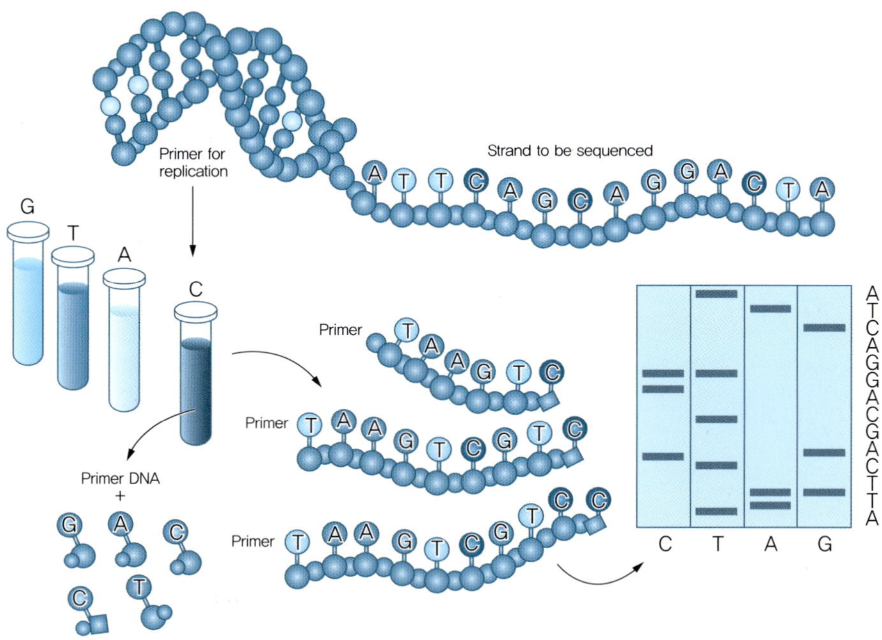

또한 이러한 분석을 통해 얻은 데이터에 대한 개인의 게놈 정보의 보호에 관한 장치도 필요하게 되었다. 또한 이런 분석기술은 보다 더 대량분석과 정밀한 분석이 가능한 방법으로 발전할 것이다.

아래에는 최근의 차세대 분석기기와 분자생물학진단에 필요한 기기들을 구성하였다.

1. 차세대 염기서열 분석시스템(next generation sequencing)

1) Miseq

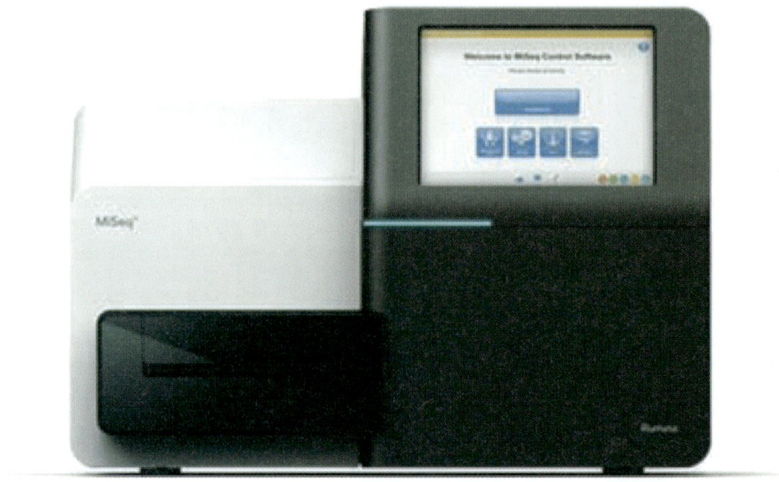

Illumina의 소형 NGS system인 MiSeq은 소규모 실험실에서도 많은 양의 염기서열분석을 쉽고 빠르게 진행할 수 있도록 지원하고 있다. Illumina MiSeq은 기존 Genome Analyzer 및 HiSeq2000 장비에서 입증된 기술력으로 한 번의 run으로 최대 2500만개의 reads 데이터를 생산해내며 전례 없는 수준의 비용절감효과와 처리량 증대를 최적화 시킨 소형 NGS 시스템 이다.

현재 (2013년 12월), MiSeq은 Paired End 방식으로 최대 600bp (2X300bp)를 읽을 수 있기 때문에 가장 긴 (600bp), 가장 정확한(Q30), 가장 많은 data(15Gb)를 생산하는 유일한 Benchtop NGS 시스템으로, NCBI Sequence Read Archive(SRA)에 제출된 NGS data 중 benchtop sequencer에서 생산된 data의 90%이상이 Illumina MiSeq data일만큼 안정적이고 믿을만한 퍼포먼스를 스스로 증명해 왔다.

Speed and simplicity for targeted and small genome sequencing.

The MiSeq desktop sequencer allows you to access more focused applications such as targeted gene sequencing, metagenomics, small genome sequencing, targeted gene expression, amplicon sequencing, and HLA typing. New MiSeq reagents enable up to 15 Gb of output with 25 M sequencing reads and 2x300 bp read lengths(www.illumina.com).

2) Hiseq2500

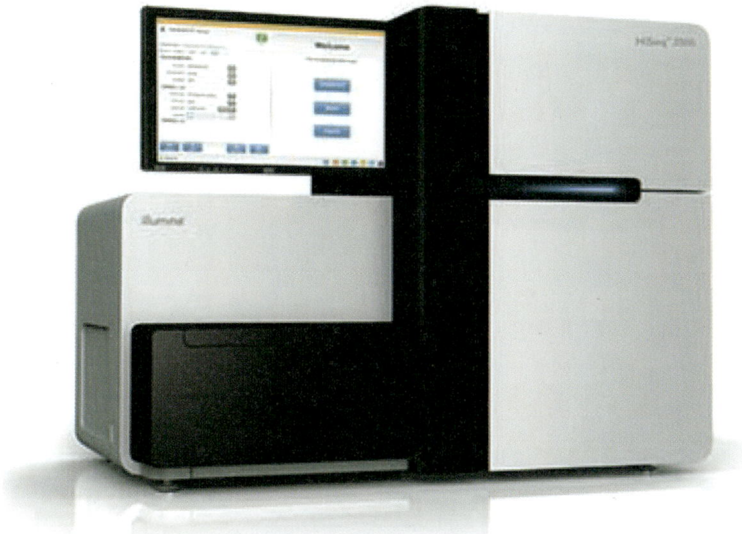

최근에 Illumina NGS system의 혁신적인 새로운 모델로 HiSeq2500은 High Output 모듈을 통해 10일안에 600Gb 데이터 생산이 가능할 뿐만 아니라 신개념의 Rapid module이 추가되어 27시간 이내에 120Gb의 데이터 생산이 가능하다.

HiSeq2500은 대용량의 데이터를 단기간 안에 얻을 수 있다는 장점뿐 만 아니라, Rapid run이라는 타이틀에 걸맞게 Workflow또한 기존 High Output 모듈에 비해 상당히 간편해졌다.

사용자가 시약을 섞어 준비해야 하는 과정을 생략하고 시약을 녹여 바로 사용할 수 있도록 패키지 형태로 출시되었으며, 기존에 Cluster generation을 cBot 장비에서 따로 진행해야 했던 과정과 Paired End 진행 시 추가 시약을 장착하여 Read2를 진행해야 했던 과정이 사라지고 HiSeq 장비 내에서 sample과 시약만 장착해주면 cluster generation 부터 data 생성까지 모든 과정이 자동으로 진행되며, 적용 가능한 진단 폭을 넓혔다

The HiSeq 2500 System is a powerful and efficient ultra-high-throughput sequencing system that supports the broadest range of applications and study sizes. Unrivaled data quality using Illumina's proven SBS chemistry has made the HiSeq 2500 the instrument of choice for all major genome centers and leading institutions throughout the world(www.illumina.com).

3) Ion proton

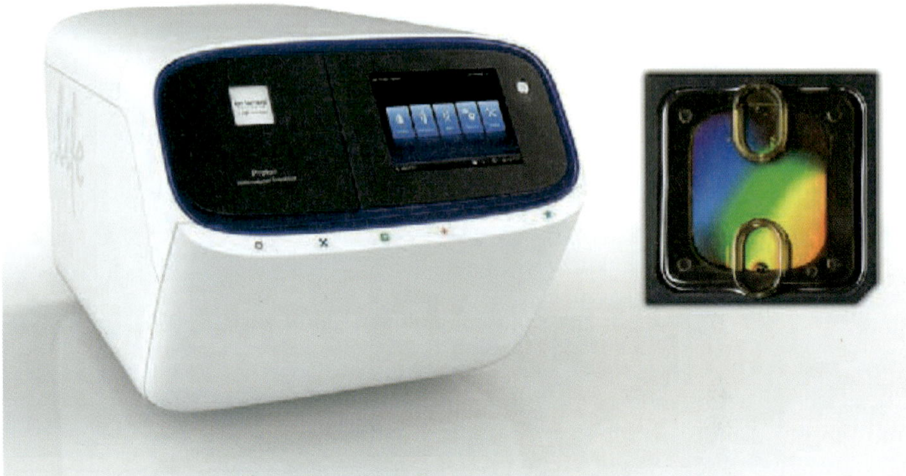

기존의 NGS와 다르게 레이저 프린터 크기 정도이지만 2013년에 개인 유전체 시대를 열 것으로 기대를 모으고 있는데, 그 이유는 마침내 하루 정도에 1,000달러(100만 원대)로 게놈 해독을 가능하게 할 예정이기 때문이다.

원리는 반도체 칩에서 DNA 염기의 상보적인 결합이 일어날 때 발생하는 수소 이온에 의한 pH 변화를 잡아내어 직접 시퀀싱을 수행하기 때문에, 다른 장비들에서 형광 등의 빛을 발생시켜 카메라로 촬영하고 스캐닝, 이미지 처리를 하는 모든 과정이 생략되었다. 일회 용 반도체 칩을 사용하는데 장비와 함께 출시된 PI 칩은 한 번의 실험으로 10Gb 정도까지 데이터를 생성하여 exome 해독 등에, 봄에 등장할 PII 칩은 60Gb, 최근에 PIII 칩도 나와 Human Genome Sequencing까지 충분히 가능하게 된다(www.lifetechnolgies.com).

2. 차세대 유전자 발현 분석시스템(Gene Expression profiling)

1) QuantStudio™ 12K Flex Real–Time PCR System

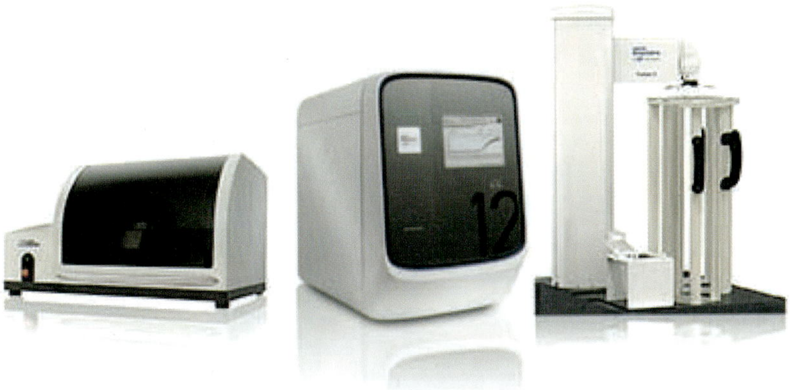

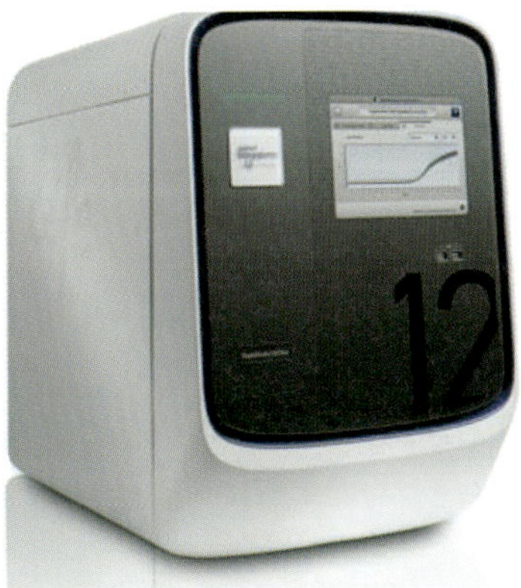

라이프 테크놀로지스의 QuantStudio™ 12K Flex Real-Time PCR System은 최대의 Throughput, Flexibility, Scalability를 갖도록 디자인된 차세대 qPCR system 이다.

QuantStudio™ 12K Flex Real-Time PCR System은3,072-reaction이 가능한 QuantStudio™ 12K Flex OpenArray®Plate를 동시에 최대 4개까지 운용할 수 있으며, full running 시 약 4시간이 소요된다. 간소화한 workflow와 자동화된 plate handling은 검사의 시작 단계와 running 단계에서 hands-on time을 최소화하며, 한번의 실험에 20분 미만의 hands-on time이 소요된다(www.lifetechnologies.com).

2) ViiA™ 7 Real-Time PCR System

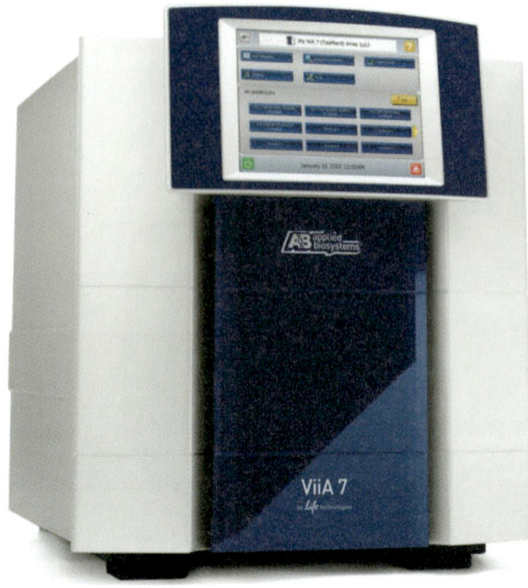

ViiA™ 7 Real-Time PCR System은 고성능 기기 하나에서 원하는 모든 qPCR 기능을 통합하여 연구 생산성을 최적화할 수 있습니다. 간편한 workflow, 직관적인 소프트웨어, 터치스크린 인터페이스, 원버튼 protocol로 오류를 최소화한 ViiA™ 7 System은 well 간 및 기기 간 변동을 최소화하며 탁월한 재현성을 제공합니다. 모든 표준 및 신속 cycling 384- 또는 96-well 플레이트와 TaqMan®Array Micro Fluidic Cards 및 Reagents는 어떤 크기의 실험실에서도 생산성 높은 real-time PCR을 이용할 수 있게 합니다.

3) The QuantStudio™ 3D Digital PCR System

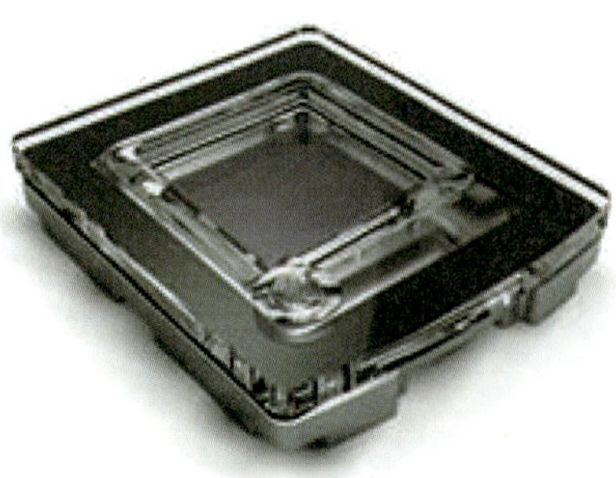

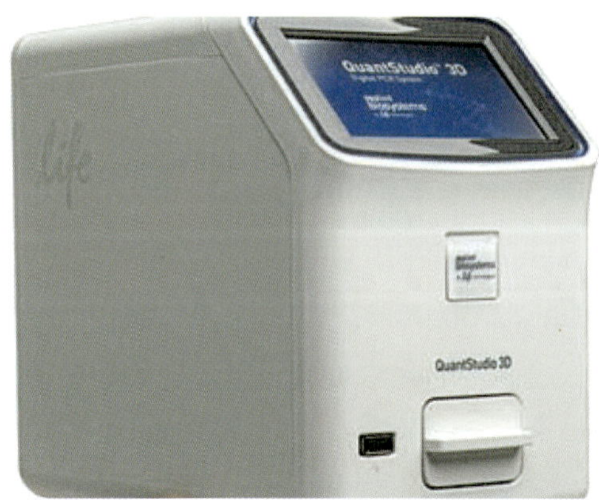

QuantStudio™ 3D Digital PCR System은 고밀도의 nano-fluidic chip technology를 이용하여 20,000개의 독립된 공간에 반응액을 loader로 분주하여 PCR반응을 시작한다. QuantStudio™

3D Digital PCR System은 PCR 반응액이 chip에 분주되어 PCR이되고 난 후 negative well과 positive well의 수를 측정하여 정량한다. Loading 과 reading이 1분 이내로 소요되는 매우 간결한 workflow를 거쳐 ul당 copy수 (target copies/ul)로 결과를 보여준다. 실험하는 과정은 매우 간편하고 쉽다. PCR 반응액을 준비한 다음 chip에 loader를 통하여 loading을 하고 thermal cycler를 이용하여 증폭한 다음 QuantStudio™ 3D Digital PCR 장비를 이용하여 positive well 수를 확인하여 농도를 알아내게 된다. 실험실에서 가장 많이 사용하고 있는 TaqMan®probe의 reporter dye인 FAM™ 과 VIC®dye를 동시에 사용 가능하므로 절대 정량 뿐만 아니라somatic mutation detection이나 GMO 와 같은 rare allele target 의 정량에 적용할 수 있다

The QuantStudio™ 3D Digital PCR System uses a sealed chip technology, providing a streamlined, reliable, and robust method for performing digital PCR(www.lifetechnologies.com).

4) Nanostring _ nCounter Analysis System

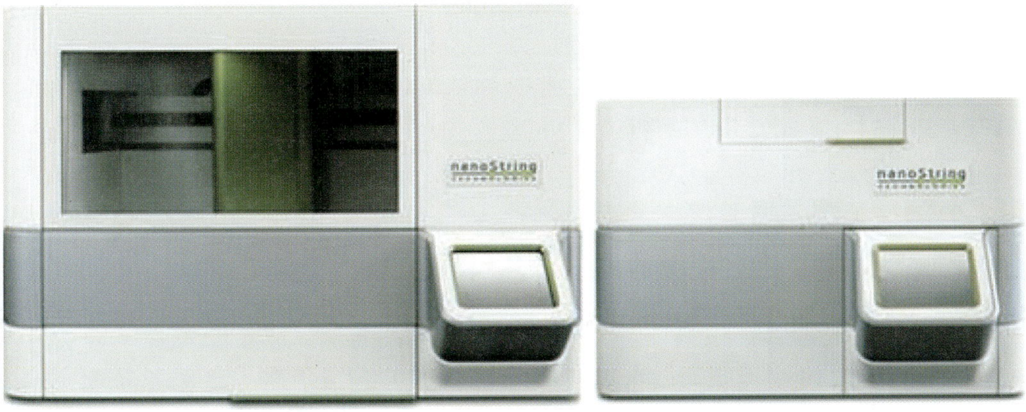

nCounter Analysis System은 target specific 하게 작성된 100mer의 probe를 이용하여 target 유전자를 detection 하게 되는데, 100mer의 oligo end에는 각각 biotin과 color-coded barcode를 labeling 한다. 또한 prep station과 Digital analyzer로 구성된 system으로 유전자의 발현 정도 및 chromosome variation을 정량 하는데 사용되는 시스템으로 한 번의 실험으로 최대 800개의 유전자에 대해 분석을 진행할 수 있다(www.nanostring.com).

5) RainDrop Digital PCR (Raindance Technology)

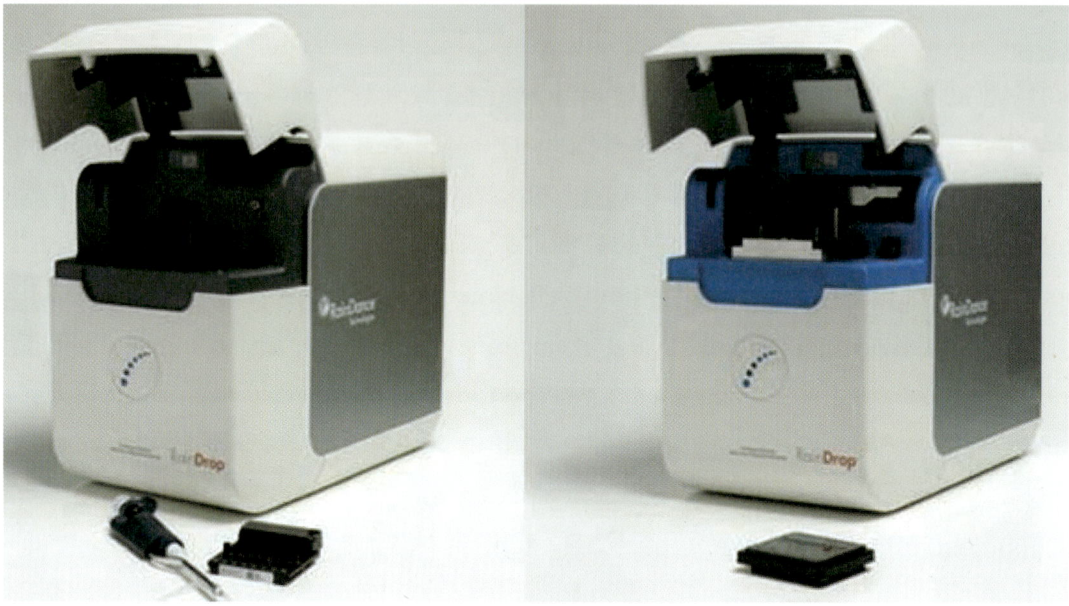

디지털 PCR은 DNA 시료를 표준 곡선이 필요 없는 단일분자계수법을 적용하여 절대정량 한다. 디지털 PCR에서의 정량은 반응이 있거나 없는 두 가지 가능성만으로 프아송 분포를 통해 positive와 negative의 비율을 계산한다. 예를 들어 어떤 DNA시료 안에 1000개의 카피 수가 있다고 가정 한다면, Digital PCR은 각각의 카피가 서로 다른 공간에서 따로 증폭하어 타겟에 대한 신호유무를 통해 1000개의 카피에 몇 개의 타겟이 포함되어있는지를 계산할 수 있다.

RainDrop Digital PCR 의 경우 한 번의 런으로 샘플 당 천 만개의 droplet PCR 증폭을 하루 안에 완료할 수 있는데, 한번에 8 lane의 런 진행이 가능한 이 새로운 방식은 한 lane 당 pico-liter 수준의 droplets를 백만개 ~ 천만개까지 만들어 기존 방식에 비해 500배에서 10,000배까지 민감도를 증가시켰다.

한 마커 당 하나의 color를 사용하던 기존 Real time PCR 방식에서 multi-color와 다양한 intensity를 사용하여 여러 target을 한 번에 정확하게 측정할 수 있어, 현재 target 10개까지 multiplexing이 가능하다. NGS를 위한 Targeted system을 통해 입증된 RainDance사의 기술력으로 다른 Digital PCR과는 민감도와 정확도면에서 비교가 어려울 만큼 뛰어난 퍼포먼스를 보인다.

현재 검증된 민감도는 Normal : Mutation = 250,000:1 수준이다(www.raindancetech.com).

3. 일반적인 분석기기

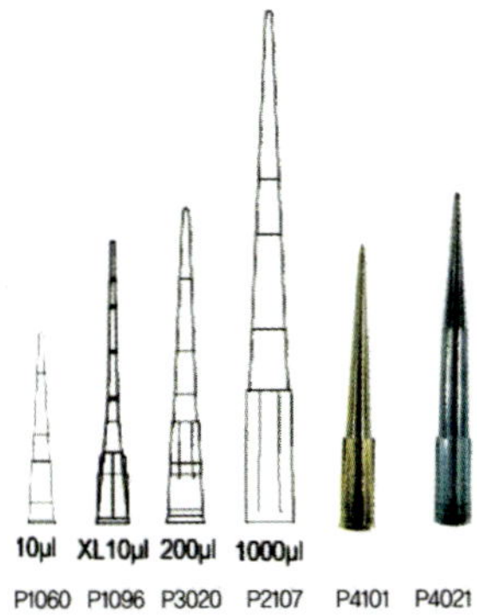

Universal Tips

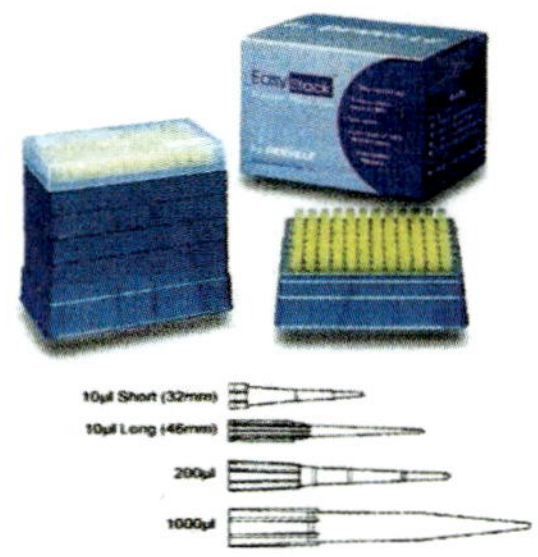

Easy Stack™ Tips

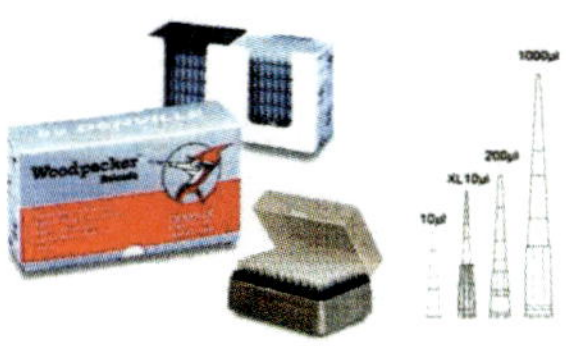

Woodpecker™ Refill Tip System

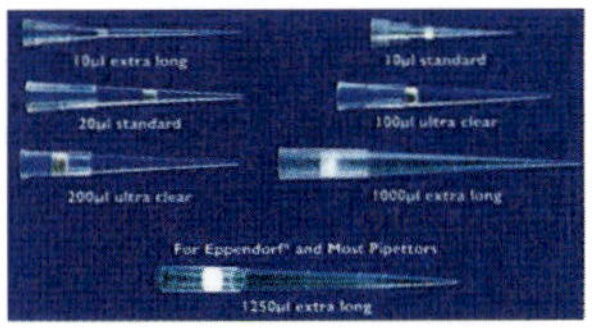

SHARP™ Filter Tips

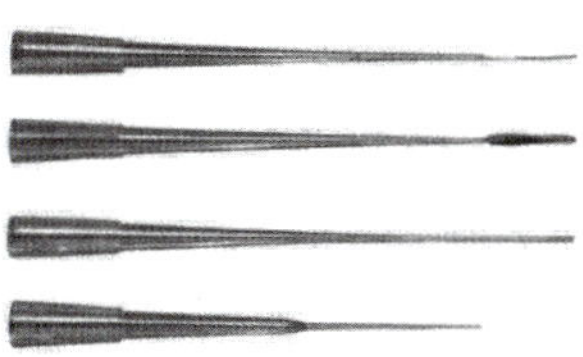

Tubes

Tubes

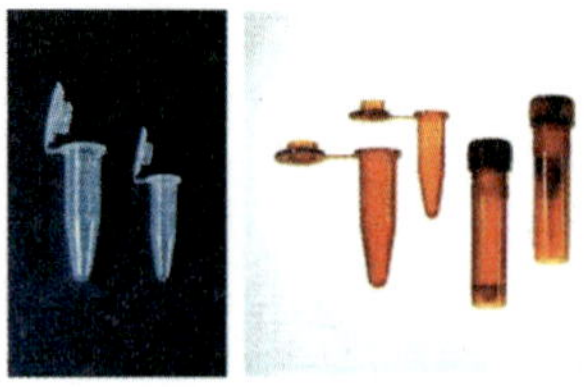

Microcapillary Tips

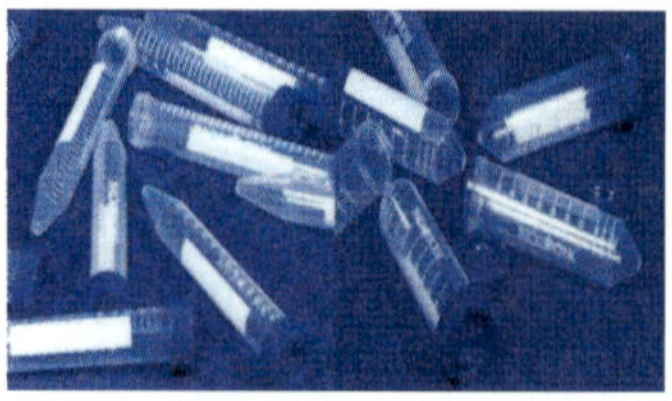

centrifuge Tubes

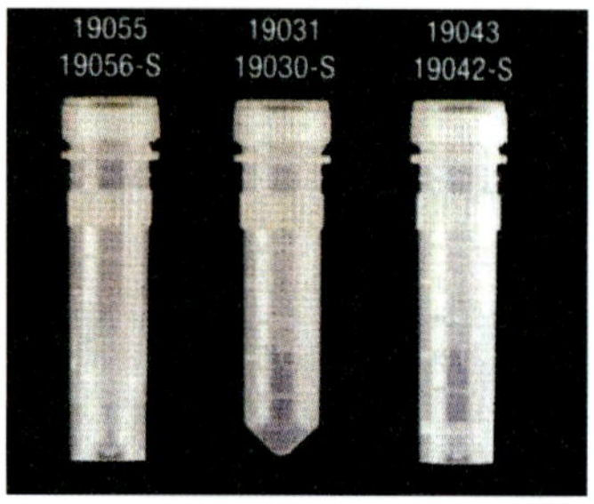

Screw–Cap Micro Tiubes

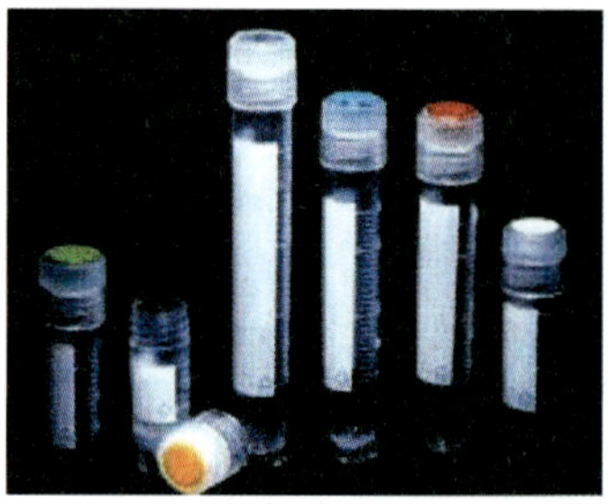

Cryogenic Storage Vials

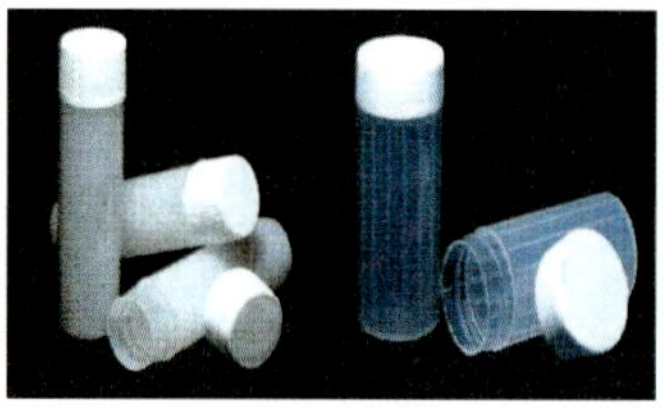

Scintillation Vials

PCR Tube & Plates

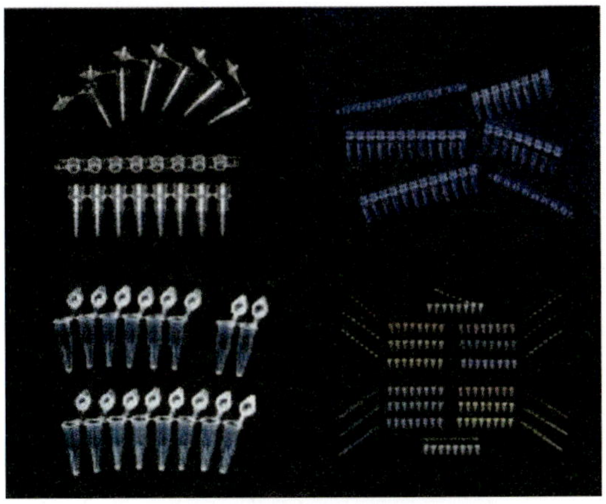

Thin Wall PCR Tubes

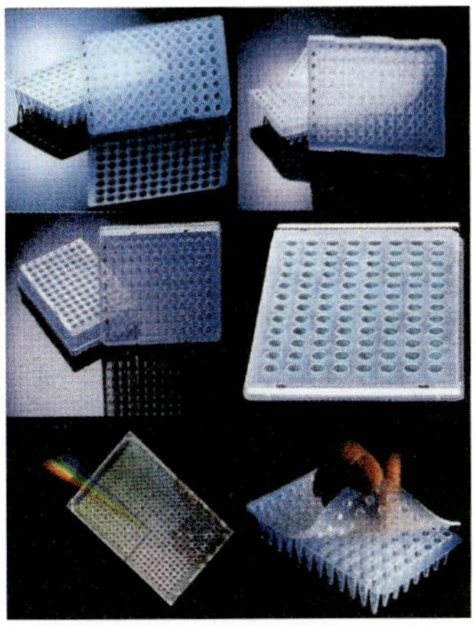

PCR Plates & Sealing Film

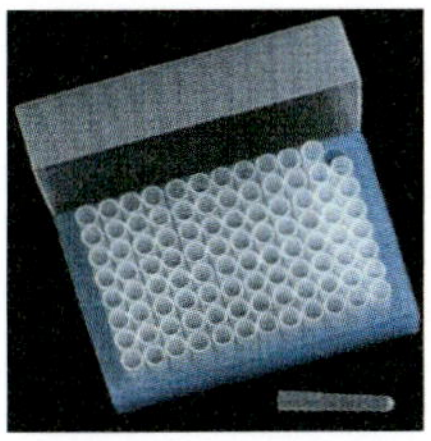

ClavePak[96]–Racked Tubes
(STANDARD8×12FORMAT)

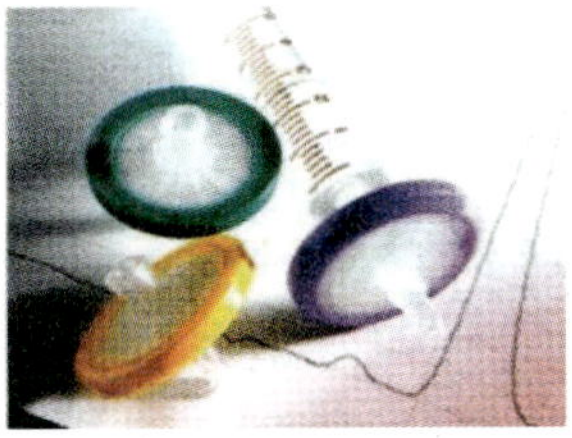

Syringe Filter (Sartorius)

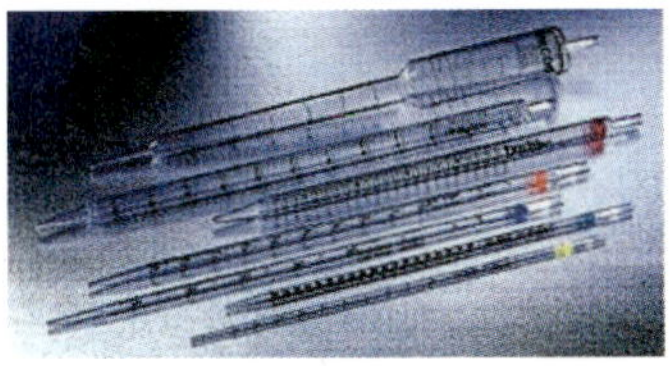

Disposable Pipettes (Falcon)

Culture Wares

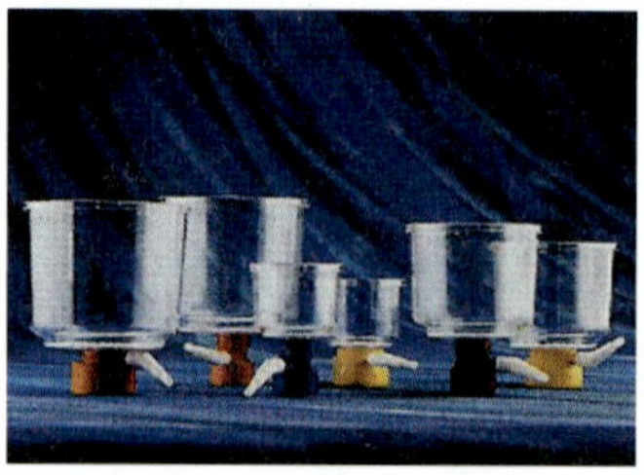

Bottle Top Vacuum Filter

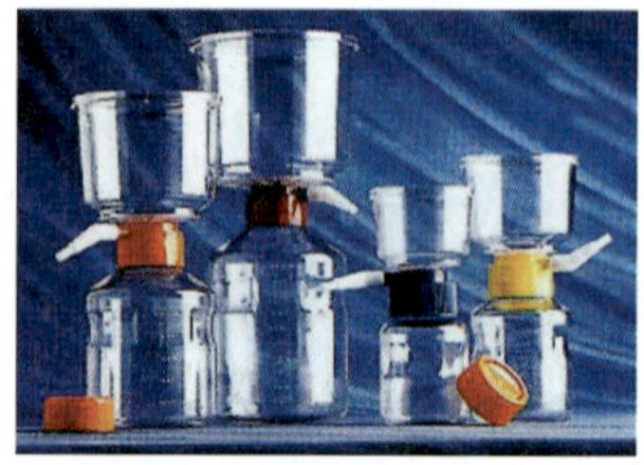

Vacuum Filter Systems

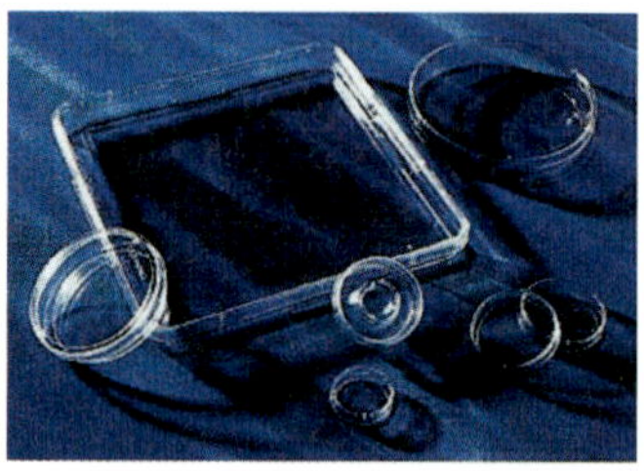

Culture Dishes (Corning)

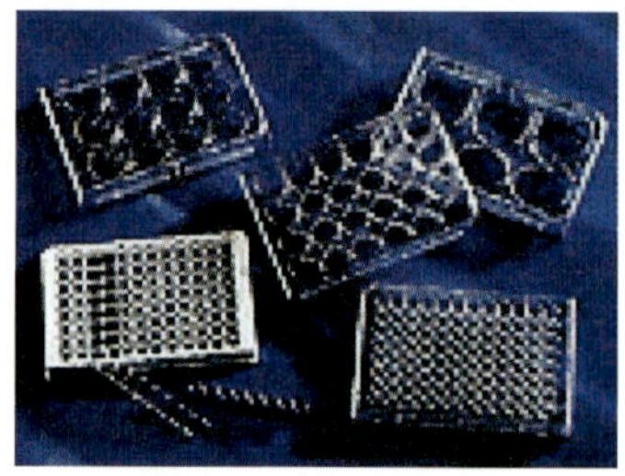

Culture Flasks (Corning)

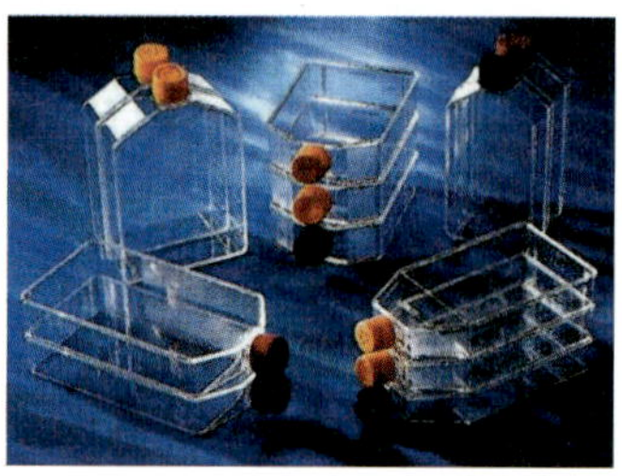

Culture Well Plates (Corning)

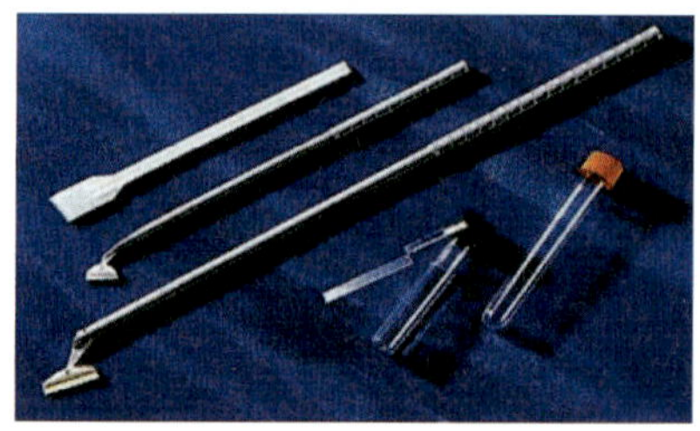

Culture Scraper (Corning)

Racks

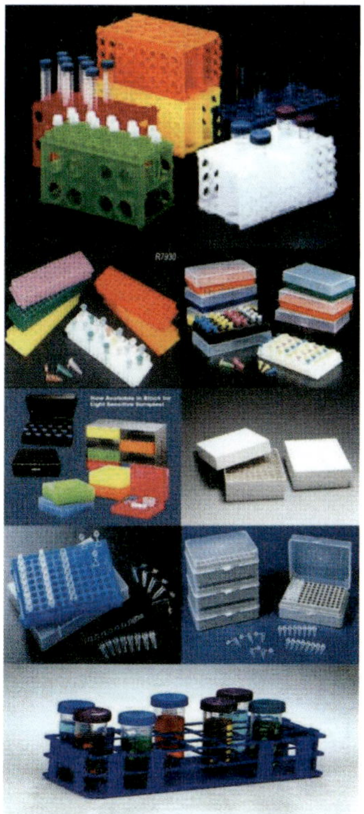

Tube Racks

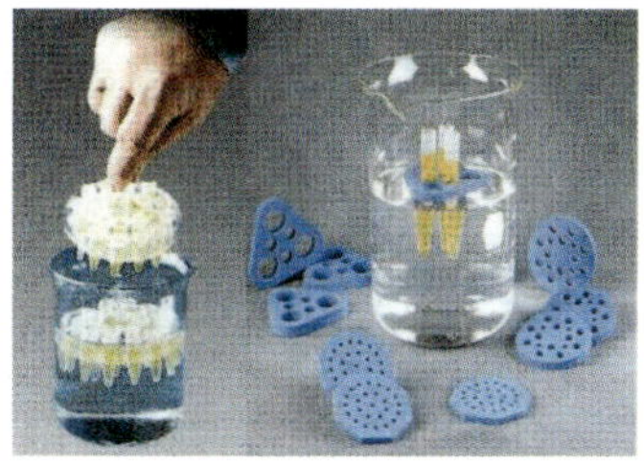

Floating Tube & Foam Tube Rack

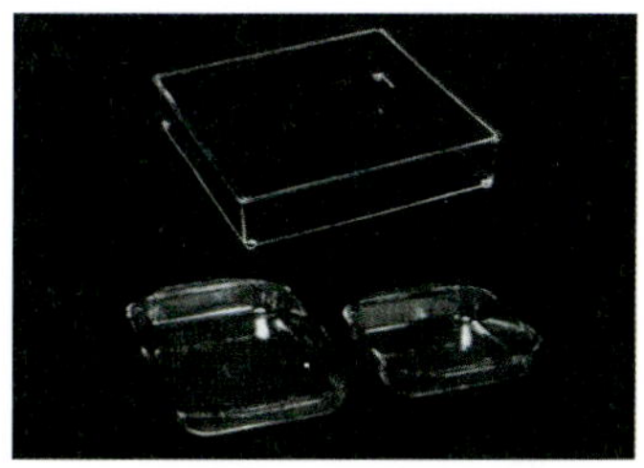

Staining Tray & Boxes

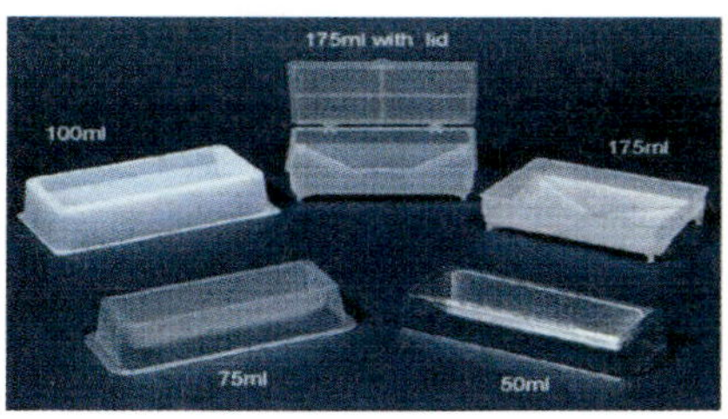

solution Reservoirs (Multi Pipette용)

Radio-protection

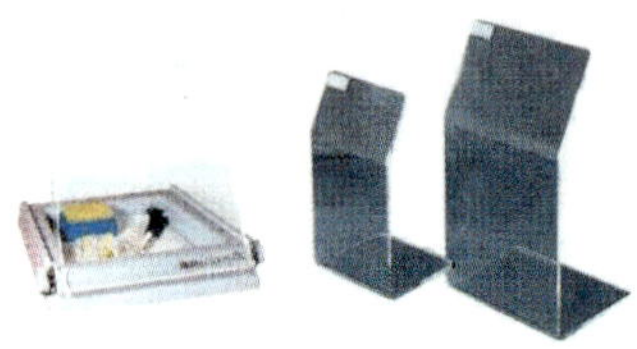

Beta Protection Shield & Workstation

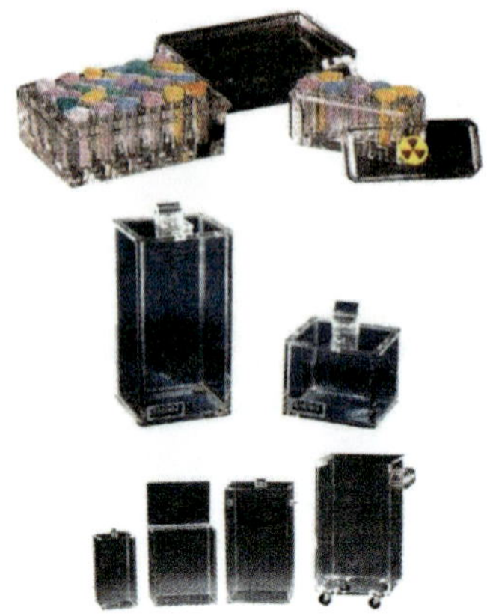

Beta Protection Tube Racks & Containers

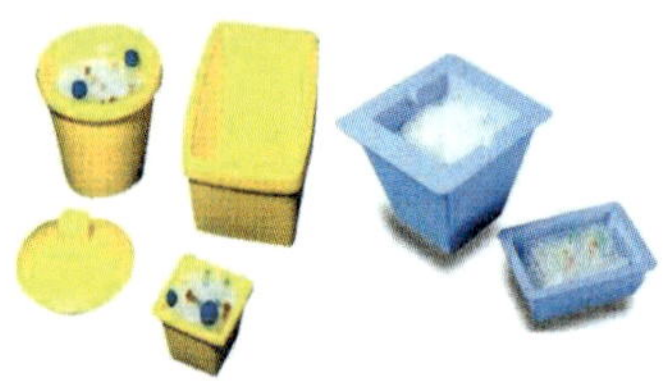

Beta Protection Shield & Workstation

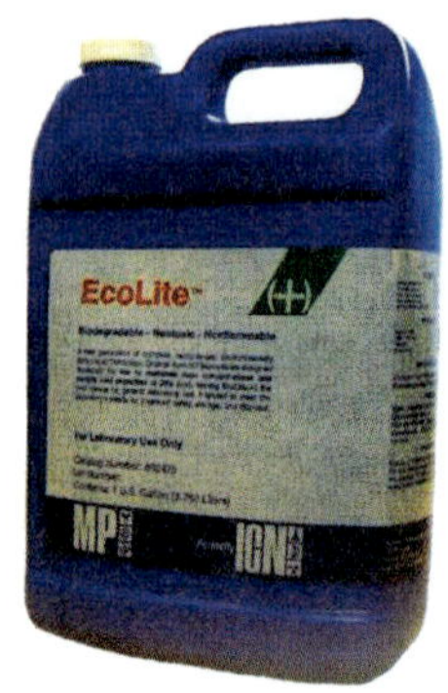

Liquid scintillation Cocktail

Bottle/Label/Glove/Blotting Paper

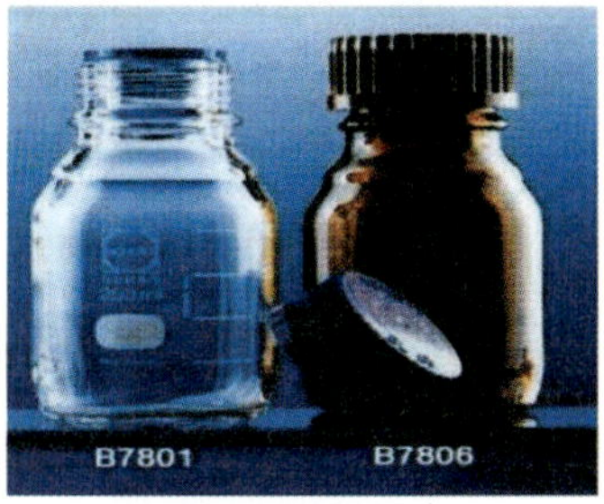

Media Bottles

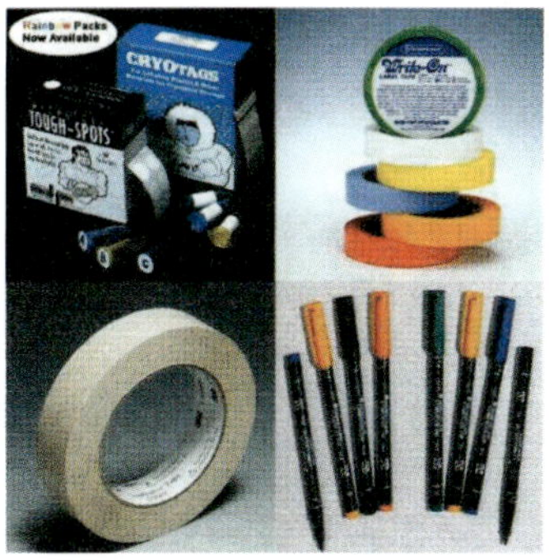

Label Tape & Marking Pen

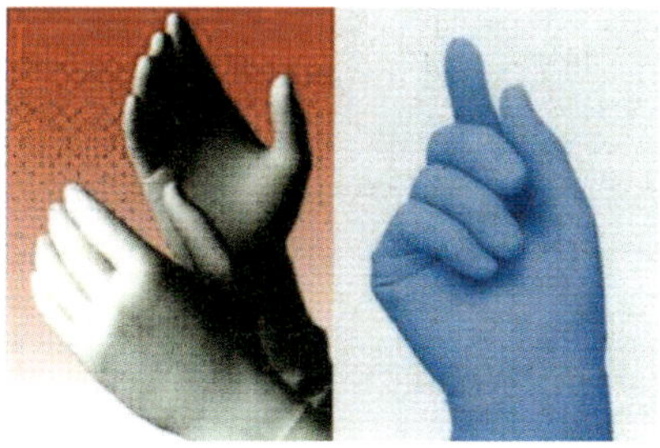

Exam Gloves (powder free)

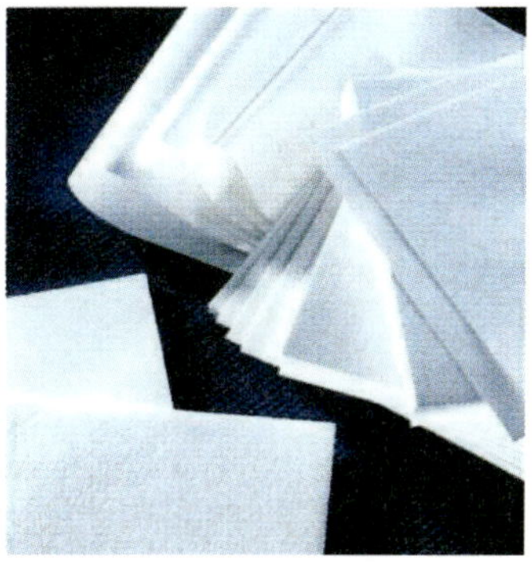

Blotting Paper

Film & Cassettes

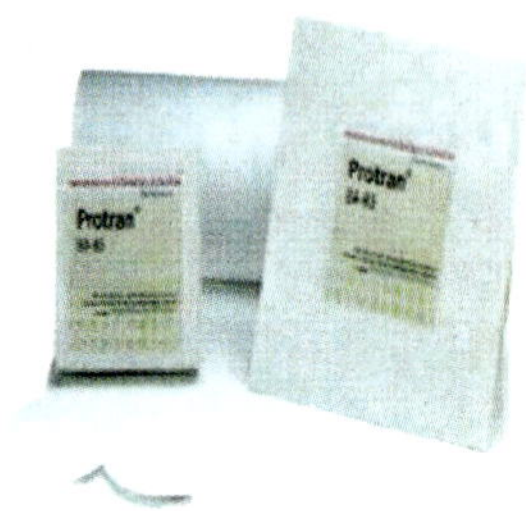

Blotting Membrane

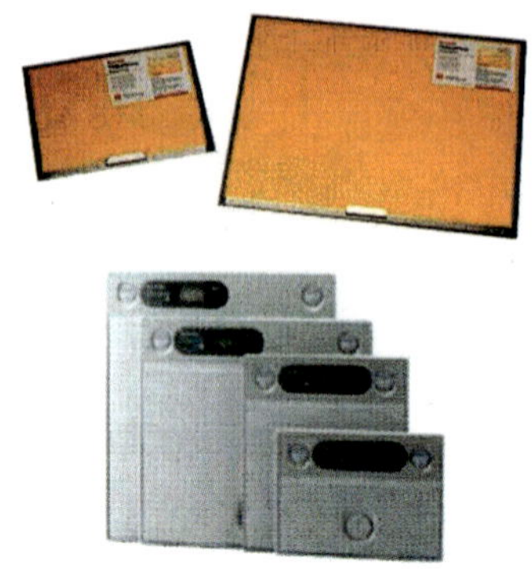

Cassette & Screen

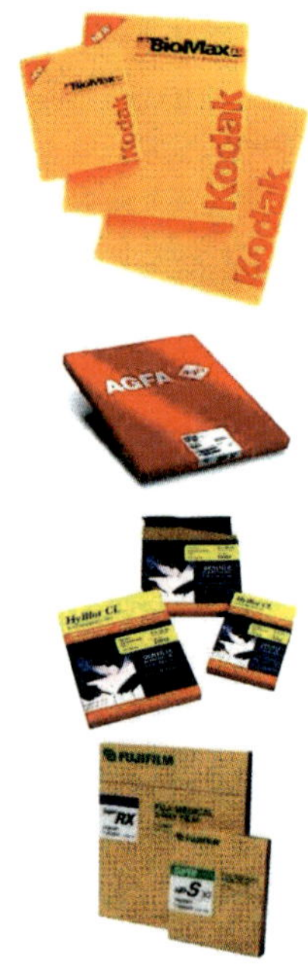

Autoradiography Film

Pipettes

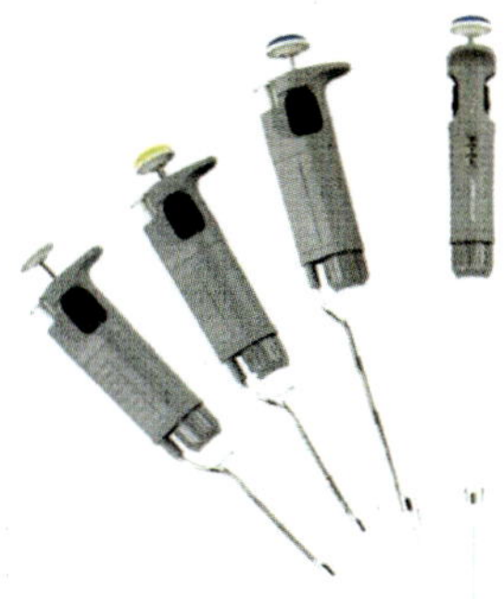

Single–Channel Pipettes

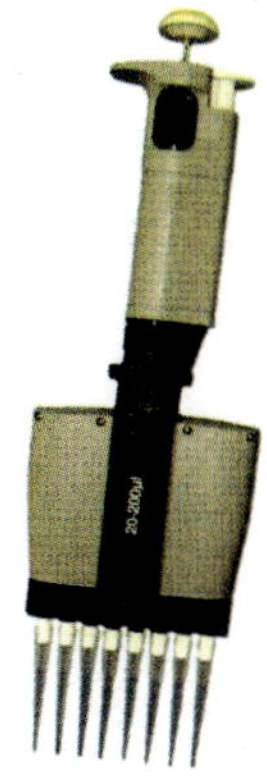

Multi–Channel Pipettes

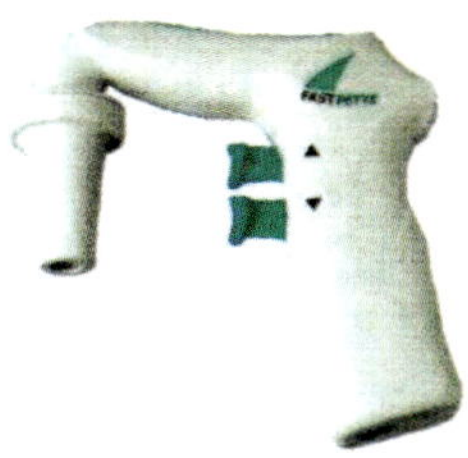

Cordless Pipet Controller

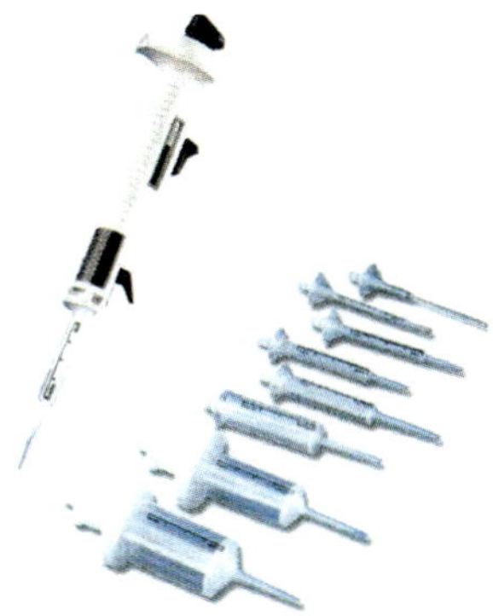

Repeating Pipette

Cooler/Incubators

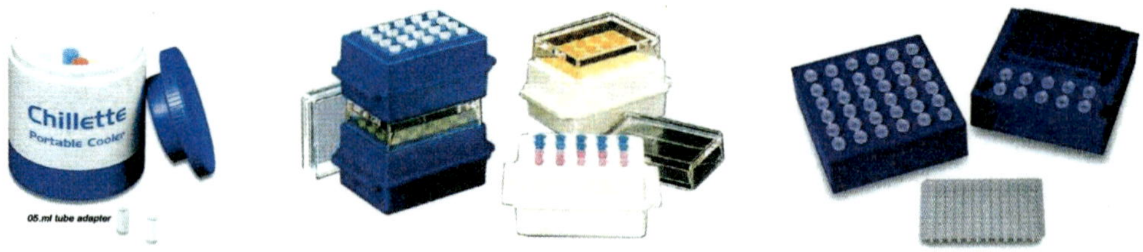

Portable Tube Coolers

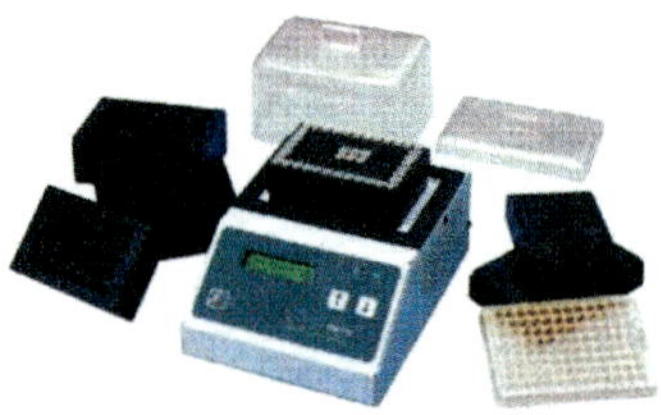

Test tube Chiller/Heater

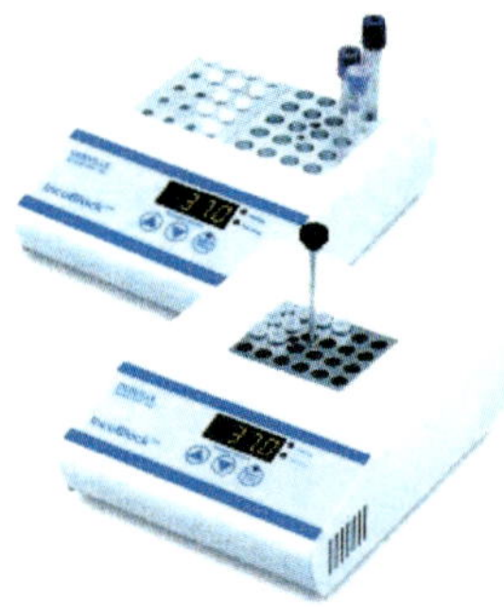

MicrotTube Incubator

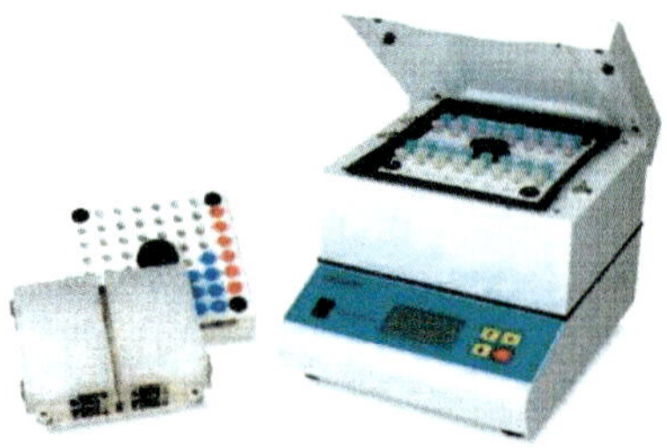

Shaking Incubator

Electrophoresis

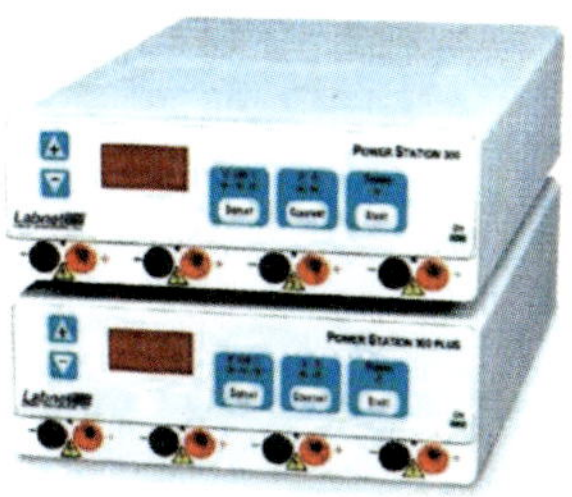

Electrophoresis Power Supplies

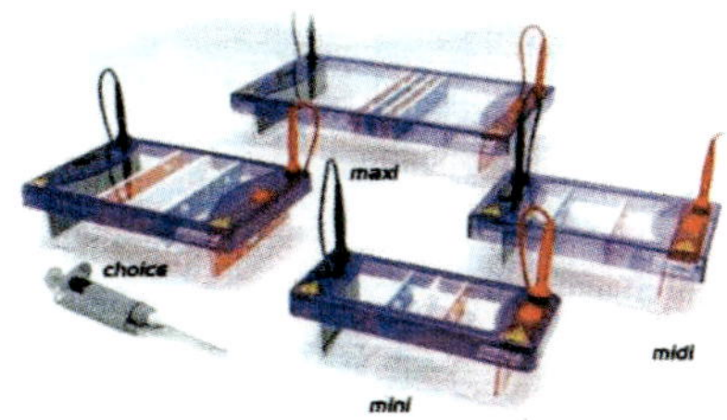

Horizontal Gel Systems

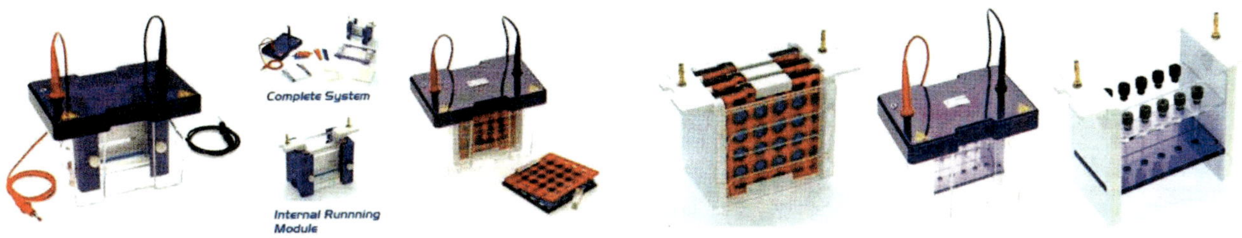

PAGE System

Hot plate/pH Meter/Balances

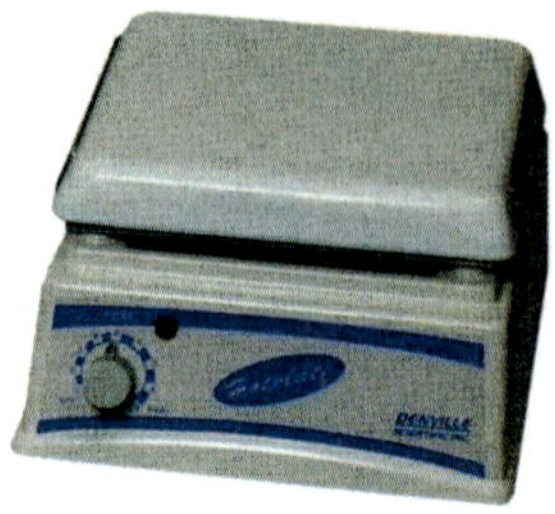

Hot plates/Stirrer/Hotplate & Stirrer

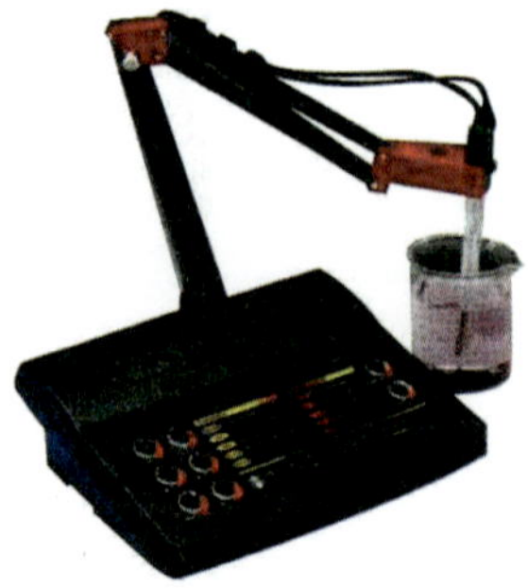

Microprocessor pH Meter

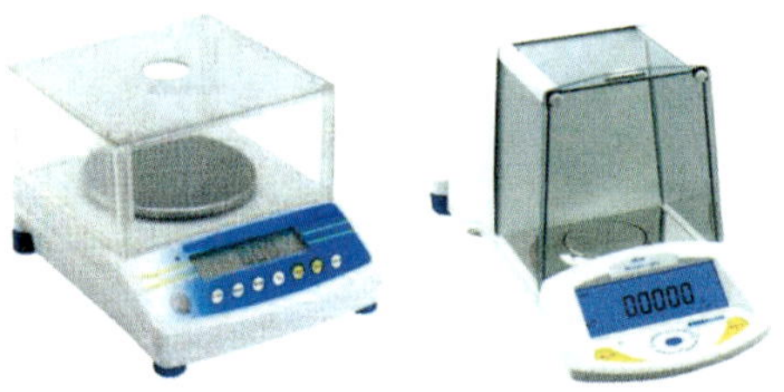

Precision Laboratory Balances

Centrifuges

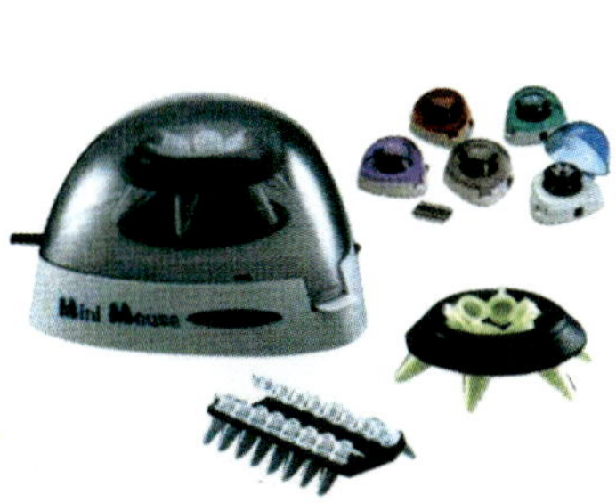

Microcentrifuge

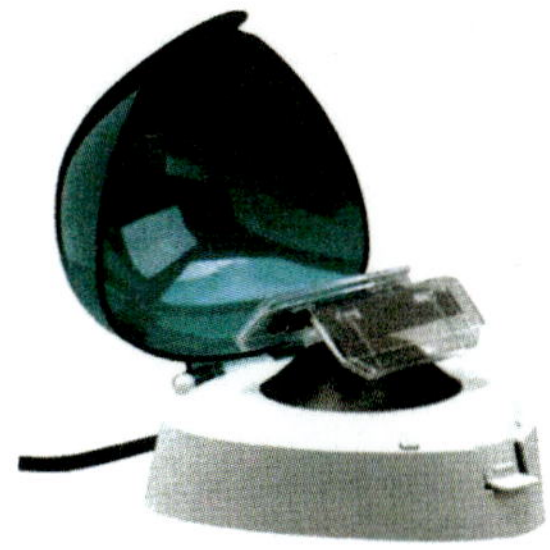

Microcentrifuge

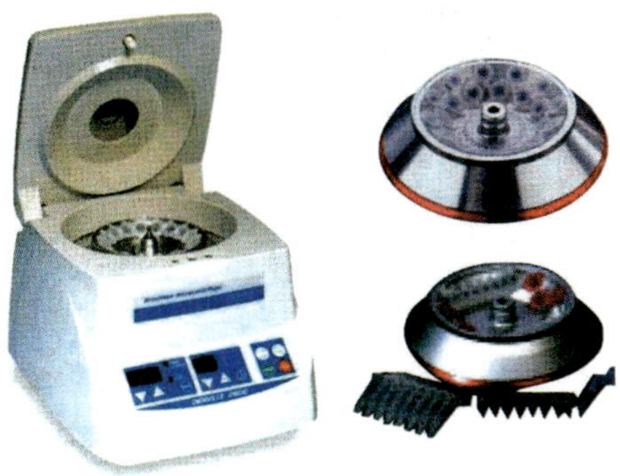

Microcentrifuge

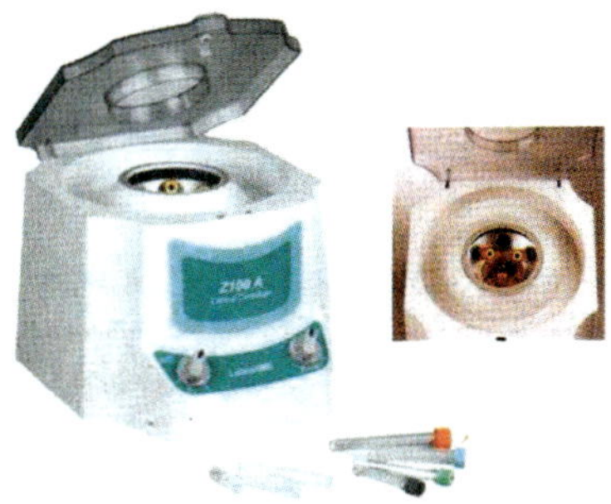

Microcentrifuge

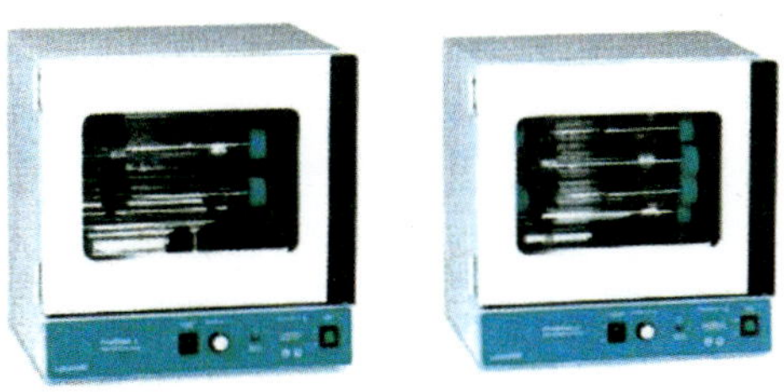

6 and 12 Hybridization Ovens

Rocker/Shakers

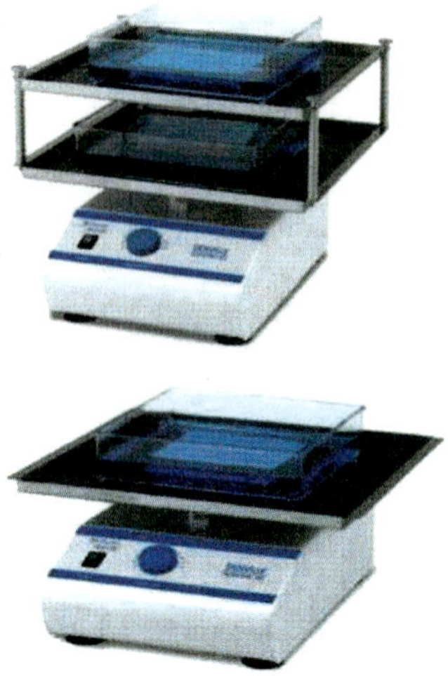

BioRocker

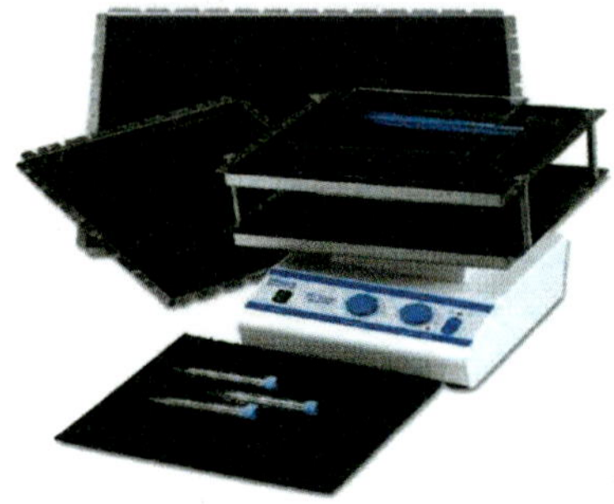

3-D Rocker

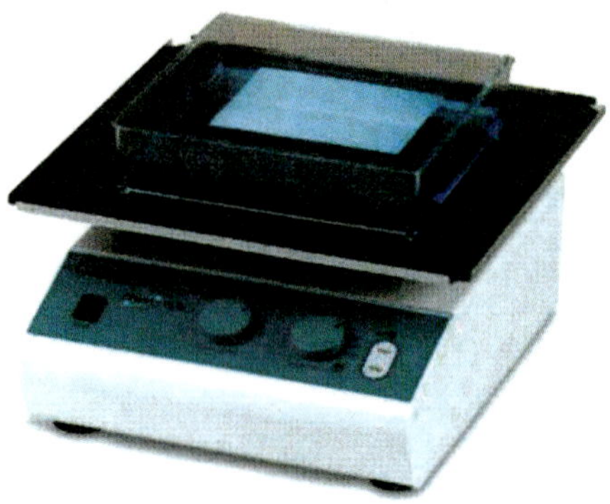

Orbital Shaker

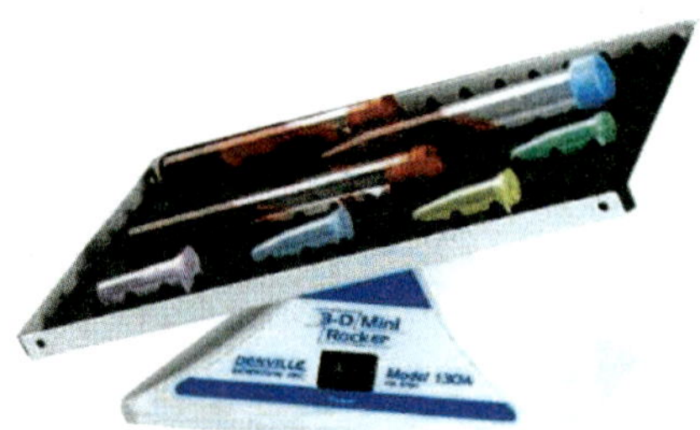

Mixer

12 CHAPTER 부록

1. 일반분자생물학 시약

모든 화학약품은 시약등급 또는 분자생물학적 등급을 반드시 가지고 있다. 용액을 만들 때 사용되는 증류수는 분자생물학 실험실에서 사용하는 것 중 가장 고순도의 것을 사용해야만 한다. 가능하면 항상 멸균된 증류수(Milli-Q 필터 또는 그와 유사한 장치로 정제된 물)를 사용하도록 한다. 그렇지 않으면, 대부분의 시약은 0.22 μm 필터로 여과하거나 가압 멸균기에서 액체 싸이클하에서 15 psi, 121℃, 20~30분간 가압멸균하는 과정이 필요하다. 멸균된 물과 소독된 기구를 이용하고 소독한 보관용액(stock solution)과 시약을 사용한다. 이렇게 함으로써 시약을 가능한 오래 사용할 수 있는 확실한 방법이 된다. 일반적으로, 건조분말시약과 멸균된 물을 사용하여 만든 시약은 추가적인 멸균 과정이 필요하지는 않다. 일부 시약에서는 미생물의 성장이 일어나지 않기 때문에 멸균을 하지 않아도 된다.

상세하게 언급되어있지 않는 경우라면, 모든 보관용액과 완충액(buffer) 실온에서 최소 6개월간 보관할 수 있다. 보관을 위해서는 대량 시약을 소량으로 분주해 둔다(이것을 aliquots이라고 한다). 보관화학물질은 시약 내에서 액화가 축적되는 것을 막기 위해 4℃ 또는 -20℃에 보관해 두었다가 개봉 전에 실온화시켜 더욱 정확한 측정이 되게 한다.

퍼센트 w/v로 명시된 시약은 100 mL당 용질의 그람(gram)을 의미하며, 퍼센트 v/v로 명시된 시약은 총량 중 100 mL당 구성요소의 양을 밀리리터(milliliters)로 나타냄을 의미한다. Buffer의 pH는 25℃에서의 수치이다. 농축된 산, 염기의 몰농도에 대한 정보도 주어진다.

여기서 사용한 시약들의 중요한 안전관리예방에 관해서는 후술하였다. 일반적으로, 보호의류, 장갑, 및 안면보호기구의 사용은 피부가 화상이나, 독성 화학물질에 노출이 우려될 때에 사용하도록 한다. 마스크(Mask : 입과 코를 위한 일회용 커버)는 물질의 흡입을 피할 때 이용한다.

1) 표준보관용액 Standard Stock Solutions

(1) 암모니움 아세테이트 10 M Ammonium acetate

77 g의 ammonium acetate (m.w = 77.1 g/mole)를 충분한 물에 녹여 최종량을 1 L가 되게 한다. 0.22 μm 필터로 멸균한다.

(2) 보바인 시름 알부민 10 mg/mL BSA

100 mg의 BSA (fraction V 또는 분자생물학 등급, DNase-free)를 9.5 mL 물이 든 15 mL polypropytene 튜브에 넣는다. 변성을 막기 위해서 수용액을 단백질에 넣지 말고 항상 단백질을 수용액에 넣는다. 뚜껑을 닫은 튜브를 BSA가 완전히 녹을 때 까지 살살 흔들어 준다. Vortexing 하여 섞지 않는다(이런 경우 단백질 변성을 일으킨다). 최종량을 10 mL 되게 물로 맞춘다. 분주하여 -20℃에 보관한다. 대체로 멸균하지 않는다.

(3) 덴하르트 시약 100 × Denhardt's Reagent

구성물과 최종 농도	100 mL당 추가량
2% Ficoll (tope 400)	2 g
2% polyvinylpyrrolidone (PVP-40)	2 g
100 mM DTT	2 g
증류수	100 mL 되게 만든다.

위의 구성물을 물에 녹인다./여과하여 미립자를 제거한다./분주하여 -20℃에 보관한다.

2) 표준핵산연결효소 완충액 10 × Standard DNA Ligase Buffer

Bacteriophage T4 DNA ligase를 사용하는 것에 대한 여러 가지 조건이 보고되어 왔으며, Standard buffer (또는 sticky-end와 blunt-end lagation)를 이곳에 제시한다. Blunt-end ligation 에서는 spermidine의 사용이 선택적이다.

구성물과 최종 농도	100 mL당 추가량
0.5 M Tris-Cl	2 g
100 mM $mgCl_2$	2 g
2% BSA (fraction V)	2 g
2 mM ATP	
5 mM spermidine HCl (선택적)	
증류수	100 mL 되게 만든다.

소량으로 분주하여 -20℃에 보관한다. 대체로 멸균하지 않는다.

(1) 디엔티피 용액 100 mM dNTPs Solution

정제된 dNTPs의 stock solution은 100 mM짜리로 구입할 수 있고 최소 6개월간 -80℃에서 보관할 수 있다. 100 mM stock solution을 만들기 위해서는 dNTPs 적당량을 증류수에 넣고 pH를 1 M Tris 염기로 대략 7로 맞춘 다음, 농도를 정확히 결정한다. 이러한 100 mM stock은 일반적으로 85~95 mM이 된다. 그러므로 계산한 물보다 적게 넣는 것이 좋다. 일반적으로 멸균하지 않는다.

농도를 결정하기 위해서, 100 mM stock solution을 10 mM Tris-Cl이나 phosphate buffer (pH 7.0)를 이용, 순차적으로 희석하여 대략 10 μM이 되게 한다.

먼저 Spectrophotometer를 희석 buffer로 영점을 맞춘다. 1 cm path length의 석영 큐벳을 이용하여, 다음의 table에 표시된 파장에서의 각 용액의 OD를 읽는다. 아래의 table에 열거된 흡광계수(ε)를 사용하여, 각 dNTPs의 농도를 다음과 같이 계산한다.

몰 농도 = OD 측정값 × 희석배수/ε

dNTP	파장 (nm)	ε (M^{1} cm^{1})
dATP	259	$1.54/10^{4}$
dCTP	271	$9.10/10^{3}$
dGTP	253	$1.37/10^{4}$
dTTP	260	$7.40/10^{3}$

Note : 여러 protocol에서 dNTPs의 혼합을 set 농도(일반적으로 0.5~10 mM)로 요구한다. 예를 들어, 10 mM dNTP 혼합물은 각각의 최종농도가 10 mM인 네 개의 dNTPs를 모두 함유하는 용액을 말하며, 물로 stock solution을 다음과 같이 희석해서 만든 혼합물임을 지칭한다.

10 mM dNTP mixture

구성물과 최종 농도	100 mL당 추가량
10 mM dAT	100 mM짜리 2 μL
10 mM dCTP	100 mM짜리 2 μL
10 mM dGTP	100 mM짜리 2 μL
10 mM dTTP	100 mM짜리 2 μL
증류수	12 μL

1 mL 튜브에 넣고 잘 섞는다. 이 혼합물은 최소 6개월간 -20℃에서 보관 가능하다.

(2) 디티티 1 M DTT

1 M stock solution을 준비하는 가장 간단한 방법은 32.4 mL의 물을 DTT 5 g 병에 넣는다. 이렇게 함으로써 역겨운 냄새가 나는 것을 피할 수 있다. 또 다른 방법으로, DTT (m.w. = 154.25 g/mole) 100 mg을 튜브로 옮긴 뒤, 0.65 mL의 물을 첨가하여 1 M 용액을 만드는 것이다.

멸균과정은 생략한다.

(3) 이디티에이 0.5 M EDTA

이 흔한 stock solution을 준비하는 가장 쉬운 방법은 Na_2 EDTA와 NaOH (즉, 각각이 0.5 M)를 같은 몰수로 준비하여 EDTA trisodium 염을 만드는 것이다. Trisodium 염은 disodium 염보다 용해가 더 잘 된다. 이 용액의 pH는 대강 8이 되어야만 한다. 이 stock solution은 모든 분자생물학의 protocols에 적당하다.

0.5 M EDTA를 준비하기 위해, 186.1 g의 Na_2 EDTA · $2H_2O$ (m.w. = 372.2 g/mole), 20 g의 NaOH (m.w. = 40 g/mole)과 물을 섞어 최종량 1 L를 만든다.

NaOH (주의사항에 대한 부록 참조)

(4) 헵스완충액 1 M HEPES

23.8 g의 HEPES free acid (m.w. = 238.3 g/mole)를 약 90 mL의 물에 녹인다. NaOH(유효 pH 범위는 6.8~8.2)로 pH를 맞춘 뒤, 물로 최종량 100 mL을 맞춘다.

NaOH (주의사항에 대한 부록 참조)

(5) 염산 1N HCl

기본 HCl은 36% (w/w) 또는 11.6 N이다. 시약이 튀어서 생기는 심각한 화상을 피하기 위해서는 항상 산을 물에 추가한다.; 물을 산에 넣지 말아야 한다. 멸균과정은 생략한다.

100 mL 용액을 만들 때, 농축된 HCl 8.6 mL을 91.4 mL의 물에 넣는다.

(주의사항에 대한 부록 참조)

(6) 아이피티지 25 mg/mL IPTG

250 mg의 IPTG (m.w. = 238.3 g/mole)를 10 mL의 물에 녹인다. 분주하여 -20℃ 에 보관한다. 일반적으로 멸균하지 않는다.

(7) 마그네슘 클로라이드 1 M $MgCl_2$

20.3 g의 $MgCl_2$ · $6H_2O$ (m.w. = 203.3 g/mole)를 충분한 양의 물에 녹여 최종량을 100 mL 되게 한다.

(8) 염화나트륨 20% PEG 8000/2.5 M NaCl

구성물과 최종 농도	100 mL당 추가량
20% (w/v) PEG 8000	20 g
2.5 M NaCl	5 M NaCl, 50 mL 또는 고체 NaCl 14.6 g
물	100 mL 되게 만든다.

PEG 8000을 NaCl (m.w. = 58.44 g/mole)이 든 비커에 넣고 최종량이 100 mL 되게 충분한 물을 붓는다. 마그네틱 stirring bar로 잘 섞는다.

(9) 피엠에스에프 100 mM PMSF

174 mg의 PMSF (m.w. = 174.2 g/mole)를 충분한 양의 isopropanol에 녹여 최종량이 10 mL로 맞춘다. 분주한 뒤, 튜브를 호일로 싸서 -20℃에 보관한다. 멸균과정은 필요하지 않다.

PMSF (주의사항에 대한 부록 참조)

(10) 포타슘아세테이트 8 M Potassium Acetate

potassium acetate 78.5 g을 적당량의 물에 녹여 최종 100 mL의 부피가 되도록 만든다.

(11) 포타슘클로라이드 1 M KCl

KCl (분자량 = 74.55 g/mole) 7.46 g을 적당량의 물에 녹여 최종 100 mL의 부피가 되도록 만든다.

(12) 프로테네이즈 케이 20 mg/mL Proteinase K

15 mL-폴리프로필렌 튜브에 proteinase K 200 mg과 물 9.5 mL을 섞는다. 단백질에 수용액을 넣으면 변성이 일어날 수도 있으므로, 항상 수용액에 단백질을 첨가해야 한다. proteinase K가 완전히 용해될 때까지 뚜껑을 닫은 튜브를 천천히 흔들어준다. 녹이는 과정에서 voltexing을 하면 단백질 변성돼 거품이 생기므로 voltexing을 하지 않도록 한다. 최종 10 mL 부피로 적정한다.

소량씩 분주해 -20℃에 보관한다. 일반적으로 이 용액은 멸균하지 않는다.

(13) 알엔에이즈 에이 10 mg/mL RNase A (DNase-free)

RNase A 오염을 피하려면, 장갑을 끼고 어떠한 실험실 표면이나 RNA 작업용 장비와도 접촉하지 않도록 주의한다.

pancreatic RNase A 10 mg을 10 mM sodium acetate (pH 5.0) 1 mL에 녹인다.

오염된 DNase가 불활성화되도록 끓는 물에 15분간 둔다. 1 M Tris-Cl로 pH를 7.5로 적정한다.

-20℃에 보관한다. 일반적으로 이 용액은 멸균하지 않는다.

(14) 연어정자디엔에이 10 mg/mL Salmon Sperm DNA

초음파 처리되고 변성된 salmon sperm DNA는 10 mg/mL 농도로 판매되지만 매우 비싸다.

실험실에서 이 salmon sperm DNA 용액을 만들 경우, 경제적인 공급이 가능하나 그 과정이 매우 까다롭다. 그 저장액을 준비하려면, 먼저 건조되어 있는 salmon sperm DNA 1 g을 물 100 mL에 넣고 최소 하루 동안 잘 섞어주며 용해시킨다.

최종 농도 100 mM이 되도록 NaCl을 첨가하고 phenol로 추출한다. 초음파나 16~18게이지 바늘로 DNA를 10~20회 반복적으로 통과시켜 추출된 DNA를 변형시킨다. 적당한 크기를 결정하기 위해 적당한 분자량의 marker를 함께 아가로즈 젤에 걸고 분석한다(예를 들어 hybridization에 이용될 경우, 적당한 크기는 500~1,000 bp이다. 효모의 lithium acetate 형질전환의 경우, 훨씬 더 큰 salmon sperm DNA [5~10 kb]가 운반체로 이용에 용이하다). 에탄올로 DNA를 침전시키고(부록 2 참고) 최종 10 mg/mL 농도가 되도록 물에 녹인다. 10 mL씩 분주해 끓는 물에 10분간 두어 DNA를 변성시킨다. 변성된 DNA는 신속히 얼음에 식혀 -20℃에 보관한다.

어떤 연구자들은 사용 바로 직전에 salmon sperm DNA를 끓이고 식히도록 권고하고 있다. 일반적으로 이 용액은 멸균하지 않는다.

Phenol (부록 주의 참고)

(15) 소디움아세테이트 3 M Sodium Acetate

sodium acetate trihydrate (분자량 = 136.1 g/mole) 40.8 g을 물 90 mL에 녹인다. 빙초산으로 pH를 5.2로 적정한 후 물을 더 넣어 최종 부피가 100 mL가 되도록 맞춰준다.

빙초산(부록 주의 참고)

(16) 염화나트륨 5 M NaCl

NaCl 29.2 g을 물에 녹인 후 최종 100 mL를 만든다.

(17) 소디움하이드록사이드 10 N NaOH

농축된 10 N NaOH 용액 과정에는 발열반응이 일어난다. 화학연소나 유리그릇의 파손을 막기 위해 각별한 주의가 요구된다. 가능하면 무거운 플라스틱 비커를 사용토록 한다.

10 N NaOH을 준비하려면, 먼저 혼합막대가 담긴 비커에 물 0.9 L를 넣고 잘 섞으면서 NaOH (분자량 = 40 g/mole) 400 g을 첨가한다. NaOH 알맹이에 물을 첨가하지 않도록 주의한다. 비커를 얼음 통에 담가두는 것도 좋다. 알맹이가 완전히 녹으면, 물을 더 넣어 최종 1 L 부피가 되도록 적정한다. 멸균할 필요는 없다. 10 N NaOH 준비 시 알맹이 사용을 피하려면, 판매 중인 고농도의 NaOH 용액을 사용한다. 잘 섞으면서 물 466 mL에 50% NaOH 524 mL를 처리한다.

NaOH (부록 주의 참고)

(18) 소디움도데실설페이트 10% (W/V) SDS

조심스레 측정한 SDS 100 g을 물 0.9 L가 든 비커에 천천히 옮긴다. 완전히 녹을 때까지 자석 막대로 잘 혼합한다. 물로 최종 1 L 부피가 되도록 적정한다. 필요에 따라 20% SDS 저장액(1 L에 200 g)을 만들어 사용할 수 있다. 멸균할 필요는 없다.

SDS (부록 주의 참고)

(19) 소르비톨 2 M Sorbitol

sorbitol (분자량 = 182.2 g/mole) 36.4 g을 적당량의 물에 녹여 최종 100 mL 부피가 되도록 만든다. 일반적으로 이 용액은 멸균하지 않는다.

(20) 소디움 클로라이드 소디움사이트레이트 20×SSC sodium chloride-sodium citrate

성분 및 최종 농도	L당 처리할 양
300 mM trisodium citrate (dihydrate)	88.2 g
3 M NaCl	175.3 g
H_2O	1 L가 되도록

trisodium citrate dihydrate (분자량 = 294.1 g/mole)과 NaCl을 약 0.9 L의 물에 녹인다. 10 N NaOH를 몇 방울 떨어뜨려 pH를 7.0으로 적정한다. 물을 더 처리해 최종 1 L 부피를 만든다.

NaOH (부록 주의 참고)

(21) 100% (W/V) TCA Trichloracetic acid

TCA 저장액을 만드는 가장 안전한 방법은 다음과 같이 화학물질이 기타 다른 주위환경에 묻지 않도록 주의하는 것이다. 500 g의 TCA가 담긴 병에 물 100 mL를 넣고 완전히 녹을 때까지 자석 막대로 잘 섞어준다(이 물질은 물에 매우 잘 녹는다). 필요에 따라 물을 더 첨가해 최종 500 mL 부피가 되도록 만든다. 갈색 병에 보관하며 멸균할 필요는 없다.

TCA는 30% 농도 이하에서 분해되므로 사용 직전에 희석해 사용해야 한다.

TCA (부록 주의 참고)

(22) 2.5% X-gal 5-Bromo-4-chloro-3-indolyl β-D-galactopyranoside

X-gal 25 mg을 DMF 1 mL에 녹인다. 호일로 싼 폴리에틸렌 튜브에 담아 -20℃ 에 보관한다. 멸균할 필요는 없다.

농축 산과 염기의 몰 농도

	용액 % (W/W)	몰 농도 (M)
Acids		
glacial acetic acid	99~100	17.4
formic acid	90	23.4
HCl	36	11.6
nitric acid	70	15.6
phosphoric acid	85	14.6
sulfuric acid	95	18
Bases		
ammonium hydroxides	28(NH_3)	14.8
KOH	50	13.5
NaOH	50	19.1

3) 실험실에서 자주 사용하는 시약들

(1) DEPC (Diethylpyrocarbonate) – 처리된 H_2O

DEPC 100 μL를 물 100 mL에 넣어 최종 1% 농도가 되도록 만든다. 최소한 12시간 동안 37℃에서 방치하고 15 psi에서 20분간 멸균해 잔여 DEPC를 불활성화시킨다.

주의 : DEPC는 아민류와 반응하므로 트리스 완충액과 함께 처리하지 않도록 주의한다.

(2) 70% (V/V) Ethanol

70% 용액을 준비하려면 순수 에탄올 70 mL과 물 30 mL을 혼합한다. 멸균하지 않는다. 필요시 만들거나 미리 만들어 -20℃에 보관한다.

(3) 탈이온화 (Formamide)

시약 수준의 formamide를 직접 사용하기도하나 보관하는 동안 formic acid와 ammonia로 분해될 수 있다. 탈이온화된 formamide (혹은 분자생물학적 수준으로 불리는)를 필요시 구입하거나 준비할 수도 있다. 노란색의 formamide는 사용하지 않는다.

formamide를 탈이온화시키려면, 유리 비커에 담긴 formamide에 Dowex XG8 mixed-bed resin을 첨가하고 1시간 동안 자기막대로 잘 섞어준다. Whatman No. 1로 그 용액을 걸러 resin을 제거한다(Dowex XG8 resin는 formamide로부터 acid가 제거되는 노란색 변화를 확인할 수 있는 pH에 민감한 blue indicator를 구입하는 것이 좋다). 소량씩 분주해 -80℃ nitrogen에 보관해 산화를 막는다. 멸균할 필요는 없다.

formamide (부록 주의 참고)

(4) 80% Glycerol

잘 마른 플라스틱 실린더에 glycerol 80 mL을 측정해 250 mL 유리병이나 비커에 옮긴다. 물 20 mL을 넣고 균일하게 섞일 때까지 자기막대로 잘 섞는다. 멸균한다.

(5) PBS

역사적으로 흔히 사용하는 이 시약은 sodium phosphate-buffered saline (150 mM NaCl과 10 mM sodium phosphate)이다. PBS는 적당히 변형돼 사용하기도 한다. D-PBS (8 mM sodium phosphate, 2.7 mM KCl [pH 7.4]에 0.5 mM $MgCl_2$와 0.9 mM $CaCl_2$가 포함되거나 빠진)는 1×와 10× 저장액으로 구입이 가능하다. PBS의 조성이 아래 나와 있다.

조성 및 최종 농도	L당 처리량
137 mM NaCl	8 g
2.7 mM KCl	200 mg
10 mM Na_2HPO_4 (dibasic, anhydrous)	1.44 g
2 mM KH_2PO_4 (monobasic, anhydrous)	240 mg
H_2O	1 L가 되도록

각 성분들을 물 0.9 L에 녹인다. HCl로 pH를 7.4로 적정하고 최종 1 L 부피가 되도록 물을 처리한다. 농축 HCl (부록 주의 참고)

(6) Phosphate Buffers

1 M NaH_2PO_4 (monobasic) 와 NaH_2PO_4 (dibasic)의 stock solution을 하단 table에 맞도록 섞어 준다. 1 M의 stock solution을 준비하기 위해서는 138 g의 $NaH_2PO_4 \cdot H_2O$ (monobasic : m.w. = 138 g/mol)을 증류수에 녹인 후 최종 1 L에 맞춘다. 142 g의 Na_2HPO_4 (dabasic, anhydrous : M.W. = 142 g/mol)을 증류수에 녹인 후 최종적으로 1 L 에 맞춘다.

volume of 1 M NaH_2PO_4 (mL)	volume of 1 M Na_2HPO_4 (mL)	Final pH
877	123	6.0
850	150	6.1
815	185	6.2
775	225	6.3
735	265	6.4
685	315	6.5
625	375	6.6

volume of 1 M NaH_2PO_4 (mL)	volume of 1 M Na_2HPO_4 (mL)	Final pH
565	435	6.7
510	490	6.8
450	550	6.9
390	610	7.0
330	670	7.1
280	720	7.2

(7) T.E

compmnent and final concentration	Amount to add per 100 mL
10 mM Tris-Cl	1 mL of 1 M (pH 7.4~8.0 at 25)
1 mM EDTA	200 ul of 0.5 M (pH 8.0)
H_2O	98.8 mL

이와 같은 standard buffer는 DNA를 resuspend 하거나 저장할 때 사용한다.
1 M Tris-Cl을 이용하여 만들며 pH 범위는 7.4에서 8.0이다.

(8) Tris-Cl Buffers

121 g의 tris base (m.w. = 121 g/mole)를 1 L에 맞추는데 농도 및 pH는 하단의 table을 참조하여 준비한다. pH는 2~5 사이가 되도록 한다.

volume of concentrated HCl (mL)	pH
8.6	9.0
14	8.8
21	8.6
28.5	8.4
38	8.2
46	8.0
56	7.8
66	7.6
71.3	7.4
76	7.2

Note : 일부 pH electrode는 Tris solutuion의 정확한 pH 측정이 어려운 경우도 있으므로 제조사의 설명서를 따른다. Tris 성분은 온도에 영향을 미치는데 시약 내 온도가 25℃에서 5℃ 사이로 감소하면 pH는 섭씨 1℃당 평균 0.03 pH unit의 증가를 나타낸다. 반대로 온도가 25℃에서 37℃로 상승하면 pH는 섭씨 1℃당 평균0.025 unit 감소한다.

(9) Electrophoresis buffers, Dyes and Gel-loading solutions 50× TAE buffer

component and final concentration	amount to add per 1 liter
2 M Tris base	242 g
1 M acetate	57.1 mL of glacial acetic acid (17.4 M)
100 mM EDTA	20 mL of 0.5 M (pH 8.0)
H_2O	to make 1 liter

이 buffer는 TBE buffer의 buffering capacity를 갖지 못한다.

1× TAE buffer (pH 8.1)는 40 mM Tris, 20 mM acetate, 2 mM EDTA가 되도록 준비한다.

glacial acetic acid (부록의 주의 참조)

(10) 5× TBE buffer

component and final concentration	amount to add per 1 liter
445 mM tris base	54 g
445 mM borate	27.5 g of boric acid
10 mM EDTA	20 mL of 0.5 M (pH 8.0)
H_2O	to make 1 liter

TBE buffer는 5× 혹은 10× 로 준비할 수 있으나 10× stock의 경우 보관 시 침전이 생길 수 있다.

1× buffer의 경우 89 mM Tris, 89 mM borate, 2 mM EDTA가 되도록 준비한다.

1% Bromophenol blue 1 g의 bromophenol blue를 H_2O 100 mL에 녹인다. 완전히 녹을 때까지 stirrer이나 voltexing 한다. 일반적으로 멸균은 하지 않는다.

10 mg/mL Ethidium Bromide

분자생물학에 일반적으로 사용되는 chemical이며 100 mL의 stock solution을 준비한다.

1 g의 ethidium bromide의 무게를 측정 후 wide-mouth bottle에 옮긴 후 증류수 100 mL을 첨가 한다. 완전히 녹을 때까지 strring 한다. foil로 덮은 후 4℃ 저장한다.

상품화된 solution도 구입이 가능하고 100 mg tablet (sigma E 2525)을 증류수 10 mL에 녹여서 사용할 수도 있다. 멸균은 필요하지 않다.

부록의 주의 편 참조

(11) 1% Xylene Cyanole FF

1 g의 xylene Cyanole FF을 적당량의 증류수에 녹인 후 최종 100 mL이 되도록 한다. 멸균은 필요하지 않음.

(12) gel–loading solution

gel-loading solution은 agarose나 acrylamide gel상의 DNA를 분석하기 위하여 첨가되며 sucrose, glycerol, ficcol과 같은 성분이 sample의 density를 높여주는 agent로 포함되어 있다. 농축된 sample이 gel well에 균일하게 모이게 된다.

tracking dye는 전기영동상의 거리를 나타낸다. bromophenol blue는 0.5×TBE buffer 내에서 약 300-bp liner double-stranded DNA의 거리만큼 이동하고 xylene cyanole FF는 약 4-kb liner double-stranded DNA의 거리만큼 이동한다.

dye marker의 최종 농도 0.15~0.25%는 하단의 표를 참고하여 준비한다.

total sample 10 μL당 6× buffer 2 μL를 첨가한다. 혹은 10× buffer 1 μL를 첨가한다.

(13) 6× alkaline gel–loading solution

component and final concentration	amount to add per 10 mL
0.3 N NaOH	300 μL of 10 N
6 mM EDTA (pH 8.0)	120 μL of 0.5 M
18% ficol (type 400)	1.8 g
0.15% bromocresol green	15 mg
0.25% xylene cyanole FF	25 mg
H_2O to make	10 mL

상온보관

부록의 주의 참조

(14) 6× Ficol gel-loading solution

component and final concentration	amount to add per 10 mL
0.15% broinophenol blue	1.5 mL of 1%
0.15% xylene cyanole FF	1.5 mL of 1%
5 mM EDTA	100 μL of 0.5 M (pH 8.0)
15% Ficol (type 400)	1.5 g
H_2O	to make 10 mL

상온보관

(15) 6× BP/XC/Ficol gel-loading solution

component and final concentration	amount to add per 10 mL
98% deionized formamide	9.8 mL
10 mM EDTA	200 μL of 0.5 M (pH 8.0)
1 mL씩 분주하여 −20℃ dp 보관한다.	

Note : 형광 자동 DNA 염기서열 분석을 위해서는 gel-loading solution에 tracking dye를 첨가하는 것은 필요하지 않다. 방사능이 있는 DNA 염기서열 분석을 위해서는 0.025% bromophenol blue와 0.025% xylene cyanol FF가 필요하다. 각각의 dye 2.5 mg을 gelloading solution 10 mL에 첨가한다.

2. 시약 사용 시 안전 주의사항(Safety cautions)

이 부록에서는 책에 나와 있는 특수화학물질에 대한 안전관리요령에 대해 설명하고자 한다. 여기에는 전반적인 안전관리에 대해서는 언급하지 않는다. 유해한 시약을 공급하는 자는 Occupational Safety and Health Administration이 요구하는 Material Safety Data Sheets를 첨부해야 한다. 시약에 대한 좀 더 완벽한 자료는 이 sheet를 참조해야 한다.

A cetonitrile : 휘발 및 인화성이 강하다. 흡입, 섭취, 피부 접촉 등에 의해서 영향을 받을 수 있는 화학물질이다. 심한 노출의 경우는 시안화물의 경우와 동일하다. 글러브와 보호 안경을 끼고 이용하며 케미컬 후드에서 작업한다.

Concentrated acids : 글러브와 마스크를 착용하고 조심해서 다루어야 한다.

A crylamide 와 bisacrylamide : 피부를 통해서 흡수되는 신경독소 물질이다(체내축적). 분말 상태로 다룰 경우는 글러브와 마스크를 착용하며, 가능하면 케미컬 후드에서 작업하며, 흡입하지 말아야 한다. 용액상태로 되어 있는 경우에는 글러브, 보호안경, 보호의류를 착용하여 다룬다. Polyacrylamide는 독성이 없으나, 적은 양의 acrylamide가 포함되어 있으므로 조심해서 다룬다.

A ctinomycin D : 돌연변이, 발암 물질이다. 흡입하거나 피부로 흡수되면 치명적이다. 글러브, 보호안경, 마스크를 착용한 후 케미컬 후드에서 다룬다.

Ammonium hydroxide (concentrated bases 참조)

Aprotinin : 흡입, 피부접촉 등에 의해 유해할 수 있고, 알러지 반응을 일으킬 수 있다.

시약에 노출 시 위장관 장애, 근육 통증, 혈압 변화, 기관지경련 등이 나타날 수 있다. 글러브, 보호 안경, 마스크 등을 착용하고 다루어야 하며, 흡입하지 않도록 한다.

Concentrated bases : 글러브와 마스크를 착용하고 다룬다.

Bisacrylamide (acrylamide를 참조)

H uman blood, blood products, tissues : B형 간염이나 에이즈 바이러스 등에 감염될 우려가 있다. EBV-transformed lympoblastoid cell lines으로 실험하는 연구자는 EBV 감염에도 주의해야 한다. 글러브, 보호의류, 보호안경 등을 착용하며, 클린벤치에서 1회용 파이펫 등을 사용하여 실험하며, 원심분리나 볼텍스 믹스 등을 할 때 공기 중으로 오염되는 것을 주의해야 한다. 실험에 관련된 모든 재료들은 멸균하여 폐기한다. 오염된 용액은 10% (v/v) 표백제로 30분 이상 처리하여 방치한 후 버린다. 특별한 조작이나 폐기 절차는 local institutional safety officer에 확인한다.

BrdU : 돌연변이 유발물질로 흡입이나 피부접촉 시에 유해하며, 염증을 유발한다. 글러브, 보호 안경을 착용하고 케미컬 후드에서 작업한다.

n-Butanol, 2-butanol, sec-butanol : 눈 점막, 호흡기계, 피부 등에 염증을 유발한다. 글러브, 보호 안경, 마스크 등을 사용하며, 증기를 들이마시지 않도록 한다. 인화성이 있다.

C hloroform : 피부, 눈, 점막, 호흡기 등에 염증을 유발한다. 발암물질이며, 간과 신장에 해를 입힐 수 있다. 글러브, 보호안경을 착용하며, 케미컬 후드 안에서 작업한다.

m-Cresol : 호흡기, 눈, 피부 점막에 유해하다. 흡입하거나 피부를 통해 삼키면 치명적이다. 시약에 노출 시 화상을 입을 수 있으며, 신장과 눈에 유해하다. 글러브, 보호의류, 보호안경을 착용하고 케미컬 후드에서 작업해야 한다.

D iethylamine : 피부, 눈, 점막, 상기도에 특히 유해하다. 흡입, 피부를 통해서 흡수되었을 때에는 치명적이며, 알레르기 반응을 일으킬 수 있다. 글러브, 보호의류, 보호안경, 마스크 등을 착용하고, 케미컬 후드에서 작업하여야 하며, 인화성이 강하다.

D iethyl ether : 휘발성, 인화성이 강하다. 눈, 점막, 피부에 염증을 일으킨다. 마취효과를 갖고 있는 중추신경계 진정제이다. 흡입, 섭취, 피부를 통한 흡수로 인해 작용을 나타낸다. 글러브, 보호안경을 착용하고 케미컬 후드에서 작업해야 한다. 보관 중이거나 공기, 빛에 노출 시 폭발적인 과산화물이 형성될 수 있다.

D EPC : 단백질 변성제이며, 발암물질이다. 시약병을 열 때 병 속의 압력으로 인해 시약이 튈 수 있으므로 병을 멀리 한 채로 연다. 글러브, 보호 의류를 착용하고 케미컬 후드에서 작업한다.

D MF : 눈, 피부, 점막에 염증을 유발한다. 흡입, 피부를 통한 흡수에 의해서 독성효과가 나타난다. 만성적인 흡입은 간과 신장에 해가 된다. 글러브, 보호안경, 마스크 등을 착용하고 케미컬 후드에서 작업한다.

E thidium bromide : 강력한 돌연변이원이다. 이 물질이 포함된 용액으로 실험을 할 경우에 글러브를 착용해야 한다. 이 시약을 다룰 때나 버릴 경우에는 local institutional safety officer에 확인한다.

Formaldehyde (CH_2O, FW 30.03)

Formaldehyde는 유독하고 발암성 물질이다. formaldehyde는 피부를 통하여 쉽게 흡수되고, 염증을 일으키게 하거나 혹은 피부, 눈, 점막, 그리고 상기도에 유해하다. 장갑과 보호안경을 착용하고 항상 chemical fume hood에서 작업해야 한다.

Formaide (CH_3NO, FW 45.04)

Formaide는 기형 발생 물질이다. 증기는 눈, 피부, 점막, 그리고 상기도에 염증을 일으킨다.

formaide는 공기를 통하여 흡입하거나, 음식물 등으로 섭취하거나 혹은 피부로 흡수되면 인체에 해롭다. 장갑과 보호안경을 착용하고, formaide의 농축된 용액을 사용할 때에는 항상 chemical fume hood에서 작업하고, 가능하면 실험 용액은 마개를 덮어야 한다.

Acetic acid, glacial ($C_2H_4O_2$, FW 60.05)

Acetic acid, glacial은 폭발하기 쉽다. 농축된 산은 매우 조심해서 다루어야 한다. 장갑과 보호안경을 착용하고, 항상 chemical fume hood에서 작업해야 한다.

Glutaraldehyde ($C_5H_8O_2$, FW 100.1)

Glutaraldehyde는 유독하다. glutaraldehyde는 피부를 통하여 쉽게 흡수되고, 염증을 일으키게 하거나 혹은 피부, 눈, 점막, 그리고 상기도에 유해하다. 장갑과 보호안경을 착용하고 항상 chemical fume hood에서 작업해야 한다.

Hydrochloric acid concentrate (HCl, FW 36.46)

Hydrochloric acid concentrate는 폭발하기 쉽다. 농축된 산은 매우 조심해서 다루어야 한다.

장갑과 보호안경을 착용하고, 항상 chemical fume hood에서 작업해야 한다.

Hydroxylamine ($NH_2OH.HCl$, FW 69.49)

Hydroxylamine은 피부, 눈, 점막 그리고 상기도에 대단히 유해하다. hydroxylamine은 흡입하게 되면 해롭고, 삼키거나 피부에 묻게 되면 치명적이다. 장갑, 보호의, 그리고 보호안경을 착용하고 항상 chemical fume hood에서 작업해야 한다.

8-Hydroxyquinoline (C_9H_7NO, FW 145.2)

8-Hydroxyquinoline은 눈, 피부, 점막, 그리고 상기도에 염증을 일으킨다. 8-hydroxyquinoline은 흡입, 섭취하거나 피부에 묻게 되면 해롭다. 장갑, 보호안경, 안면 마스크를 착용하고, 먼지

를 마셔서는 안 된다.

Liquid nitrogens

액체질소의 온도는 185℃이다. 냉동 검체를 다룰 때는 대단히 주의해야 한다. 액체질소로 부터 냉동 검체 튜브를 꺼낼 때 용기 안에 액체질소가 들어있을 경우에는 폭발할 수 있으니 주의해야 한다. 가능하면 O-ring이 있는 vials을 사용한다. 액체질소를 가지고 작업을 할 때에는 반드시 안면 보호기와 안전 장갑을 착용해야 한다.

β-Mercaptoethanol (C_2H_6OS, FW 78.13)

β-Mercaptoethanol은 흡입하게 되면 해롭고, 삼키거나 피부에 묻게 되면 치명적이다.

고농축액은 피부, 눈, 점막, 그리고 상기도에 대단히 해롭다. 장갑과 보호안경을 착용하고 항상 chemical fume hood에서 작업해야 한다.

Methanol, methyl alcohol (CH_3OH, FW 32.04)

Methanol은 유독하고 눈을 멀게 할 수 있다. 충분한 환기가 증기의 노출을 막는 데 필요하다.

Methotrexate ($C_{20}H_{22}N_8O_5$, FW 454.5)

Methotrexate는 발암성 물질이고 기형 발생 물질이다. methotrexate는 흡입, 섭취하거나 피부에 묻게 되면 해로운 물질이다. 노출은 gastrointestinal effects, 골수 생성 금지, 간과 신장손상의 원인이 된다. methotrexate는 피부 따위에 염증을 일으키기도 한다. 장갑과 보호안경을 착용하고 항상 chemical fume hood에서 작업해야 한다.

Osmium tetroxide, osmic acid (OsO_4, FW 254.2)

Osmium tetroxide는 흡입, 삼키거나 피부에 묻게 되면 매우 위험하다. 증기는 각막 조직에 반응할 수 있고 실명의 원인이 된다. 장갑과 보호안경을 착용하고 항상 chemical fume hood에서 작업해야 한다.

Pepstatin A ($C_{34}H_{63}N_5O_9$, FW 685.9)

Pepstatin A는 흡입하거나, 삼키거나 피부에 묻으면 해롭다. 장갑과 보호안경을 착용해야 한다.

Phenol (C_6H_6O, FW 94.11)

Phenol은 대단히 부식성이 강하고, 심한 화상의 원인이 된다. 장갑과 보호의, 그리고 보호안경을 착용하고, 항상 chemical fume hood에서 작업해야 한다. 피부에 phenol이 묻게 되면 많은 양의 물로 씻고, 비누로 닦는다. ethanol은 사용하지 않는다.

p-Phenylenediamine, 1,2-benzenediamine ($C_6H_8N_2$, FW 108.1)

p-Phenylenediamine는 삼키거나 흡입하거나 혹은 피부에 닿으면 해롭다. 장갑과 보호안경을 착용해야 한다.

Piperidine, hexahydropyridine ($C_5H_{11}N$, FW 85.15)

Piperidine은 눈, 피부, 기도, 그리고 위장관을 상하게 한다. piperidine은 산과 산화제에 격렬하게 반응한다. piperidine은 열과 화염으로부터 떨어져서 보관하고, 장갑과 보호안경을 착용하고, 증기를 흡입해서는 안 된다.

Phenylmethylsulfonylfluoride, PMSF, α-toluenesulfonylfluoride ($C_7H_7FO_2S$, FW 174.2)

Phenylmethylsulfonylfluoride는 매우 독성이 강한 cholinesterase (acylcholine + H_2O = choline + carboxylic acid anion의 화학 반응을 촉매하는 가수분해 효소의 하나) inhibitor이다. PMSF는 기도, 점막, 눈, 그리고 피부에 몹시 유해하다.

α-toluenesulfonylfluoride는 만일 흡입, 마시거나, 혹은 피부에 닿으면 치명적이다. 장갑과 보호안경을 착용하고 항상 chemical fume hood에서 작업해야 한다. PMSF가 묻을 경우에는, 즉시 눈을 물로 씻어 내리거나 많은 양의 물로 피부를 씻고, 오염된 옷은 버린다.

Potassium hydroxide (KOH, FW 56.11)

Potassium hydroxide는 매우 조심해서 다루어야 한다. 장갑과 안면 마스크를 착용해야 한다.

Propidium iodide ($C_{27}H_{34}N_4I_2$, FW 668.4)

Propidium iodide은 흡입, 삼키거나 혹은 피부에 묻으면 해롭다. propidium iodide는 눈과 피부, 점막, 그리고 상기도에 염증을 일으킨다. propidium iodide는 돌연변이를 유발하고 발암물질이다. 장갑, 보호안경, 그리고 보호의를 착용하고 항상 chemical fume hood에서 작업해야 한다.

Pyridine (C_5H_5N, FW 79.10)

Pyridine은 피부, 눈, 점막, 그리고 상기도에 몹시 해롭다. pyridine은 흡입하거나, 마시거나, 혹은 피부에 닿으면 매우 위험하다. pyridine은 또한 돌연변이 유발 물질이다. pyridine은 열과 불꽃으로부터 멀리해야 한다. 장갑과 보호 안경을 착용하고 항상 chemical fume hood에서 작업해야 한다.

Sodium dodecyl sulfate, sodium lauryl sulfate, SDS ($C_{12}H_{25}NaO_4S$, FW 288.4)

Sodium dodecyl sulfate는 흡입하면 해롭다. sodium dodecyl sulfate의 무게를 잴 때는 반드시 안면 마스크를 착용해야 한다.

Sigmacote

Sigmacote는 흡입하거나, 마시거나, 혹은 피부에 닿으면 해롭다. 증기는 눈, 피부, 점막, 그리고 상기도에 염증을 일으킨다. sigmacote는 또한 인화가 쉽다. 장갑, 보호안경을 착용하고 항상 chemical fume hood에서 작업해야 한다.

Silane, γ-methacryloxypropyltrimethoxysilane ($C_{10}H_{20}O_5Si$, FW 248.4)

Silane은 흡입하면 해롭다. silane은 대단히 타기 쉽다. 눈과 피부에 닿지 않도록 주의해야 한다. 장갑, 보호안경을 착용하고, 항상 chemical fume hood에서 작업해야 한다.

Sodium azide (NaN_3, FW 65.01)

Sodium azide는 매우 독성이 강하다. sodium azide는 cytochrome 전자전달 체계를 차단한다. sodium azide를 함유한 용액은 확실히 표시를 해야 한다. 장갑을 착용하고, sodium azide 취급 시에는 매우 조심해야 한다.

Sodium deoxycholate ($C_{24}H_{39}O_4Na$, FW 414.6)

Sodium deoxycholate는 점막과 기도에 염증을 일으키고, 삼키면 위험하다. 장갑, 보호안경을 착용하고, 가루를 다룰 때에는 안면 마스크를 쓰고, 먼지는 마시지 않도록 해야 한다.

Sodium hydroxide (NaOH, FW 40.00)

Sodium hydroxide는 부식성이 강해서 조심해야 하고, 취급 시에는 꼭 장갑과 안면 마스크를 착용해야 한다. 농축된 염기는 위와 유사한 방법에 의해 다루어져야 한다.

Sodium perchlorate ($NaClO_4$, FW 122.4)

Sodium perchlorate는 눈, 점막, 그리고 상기도에 염증을 일으킨다. sodium perchlorate는 흡입하거나 삼키면 해롭다. 장갑, 보호의, 그리고 보호안경을 착용하고 항상 chemical fume hood에서 작업해야 한다. sodium perchlorate는 강한 산화제이고 다른 물질과 함께 접촉했을 때 화재를 일으키기도 한다.

Trichloroacetic acid, TCA ($C_2HCl_3O_2$, FW 163.4)

Trichloroacetic acid는 매우 주의해서 다루어야 한다. 장갑과 안면 마스크를 착용해야 한다.

Toluene (C_7H_8, FW 92.14)

Toluene vapors는 눈, 피부, 점막, 그리고 상기도에 염증을 일으킨다. toluene은 흡입하거나 피부에 묻거나 섭취하게 되면 매우 해롭다. 장갑, 호호안경, 안면 마스크를 착용하고 증기를 마시면 안 된다. toluene은 대단히 타기 쉬운 용액이다.

UV radiation

UV radiation은 눈에 특히 위험하다. 노출을 최소화하기 위해서는, UV light source를 충분히 차단해야 한다. UV light를 확실히 차단하기 위해서는 보호안경과 안전 마스크를 착용해야 한다. UV light source 아래에서 어떤 물질을 잡을 때에는 보호장갑을 착용해야 한다. UV radiation은 또한 돌연변이를 일으키고 암을 발생시킨다.

Xylene (C_8H_{10}, FW 106.2)

Xylene은 가연성이고 마취 효과(narcotic effect), 폐 염증(lung irritation), 가슴 통증, 그리고 부종의 원인이 된다. 장갑과 보호안경을 착용하고 chemical fume hood에서 작업해야 한다.

3. Conversion Tables and Formulas

Metric Prefixes (International System)

Bigger			Smaller		
Symbol	Prefix	Multiplication factor	Symbol	Prefix	Multiplication factor
T	tera	10^{12}	m	milli	10^{-3}
G	giga	10^{9}	μ	micro	10^{-6}
M	mega	10^{6}	n	nano	10^{-9}
k	kilo	10^{3}	p	pico	10^{-12}
			f	femto	10^{-15}
			a	atto	10^{-18}

Moles, molar, molarity

Term	Symbol	Meaning	Example
Mole	mol	Absolute amount of a substance	1 mol ∧ 6.022 × 10^{23} molecules
Molar or Molarity	mol/1 or M	concentration of a Substance in a liquid	1 mol/ 1∧ 6.022 × 10^{23} molecules/liter ∧ a one molar solution ∧ a solution with a molarity of one

Example of molar equivalence

0.2 pmol in 100 μL means a concentration of 2 nM.

Example how to calculate : 0.2 pmol in 100 μL = 2 pmol in 11.

Physical conversions and formulas

Centrifugal force conversion (Dyson, 1991)

RCF = (1.11×10^{-5}) $(\text{rpm})^2$ r

RCF = relative centrifugal force (x g ; where g = 980 cm × sec^{-2})

rpm = rounds per minute

r= radius of rotor in mm

Nucleic Acid Data

Conversions

Spectral constants for nucleotides (Adapted from Sambrook, et al., 1989)

Compound	Molecular weight (MW)	λ max (pH7.0)	Absorbance at max (1 M solution)
ATP	207.2	259	15,400
dATP	491.2	259	15,400
CTP	483.2	271	9,000
dCTP	467.2	272	9,100
GTP	523.2	253	13,700
dGTP	507.2	253	13,700
UTP	484.2	260	10,000
dTTP	482.2	267	9,600

Note : Molar concentration of nucleic acid = (observed absorbance at λ_{max})÷absorbance at λ_{max} for 1 M solution.

Spectrophotometric equivalents

	Nucleic acid	Amount	Molarity(in nucleotides)
1A 260 unit	double-stranded DNA	50 μg/mL	0.15 mM
	single-stranded DNA	33 μg/mL	0.10 mM
	single-stranded RNA	40 μg/mL	0.11 mM
	oligonucleotide*	20~30 μg	0.06~0.09 mM

* For exact determination of the molecular weight, see table "Conversions between weight and molarity of various DNAs" page 160.

Calculations

Determining purity of nucleic acid preparations

For pure DNA : $A_{260}/A_{280} \geq 1.8$

For pure RNA : $A_{260}/A_{280} \geq 2.0$

Note : An A_{260}/A_{280} ratio of 〈1.8 (DNA) or 〈2.0 (RNA) means the nucleic acid preparation contains contaminations (i.g.protein), or phenol.

Calculating molecular weight of nucleic acids (Adapted from Ausubel ea al., 1988)

For molecular weight of	Use this calculation
DNA base pair (sodium salt)	1 base pair = 665 daltons
double–stranded DNA molecule	(number of base pairs) × (665 daltons/base pair)
single–stranded DNA molecule	(number of bases) × (325 daltons/base)
single–stranded RNA molecule	(number of bases) × (340 daltons/base)
oligonucleotide	For dephosphorylated oligonucleotides : [(number of A × 312.2) + (number of G × 328.2) + (number of C × 288.2) +(number of T × 303.2)] − 61 For phosphorylated oligonucleotides : [(number of A x 312.2) +(number of G × 328.2) + (number of C × 288.2) + (number of T × 303.2)] + 17

Conversions between picomoles and micrograms of DNA

- For single-stranded DNA (ds DNA) :

To convert	Calculate*
pmol to µg	$\text{pmol} \times \text{N} \times \frac{600\ \text{pg}}{1\ \text{pmol}} \times \frac{1\ \mu\text{g}}{10^6\ \text{pg}}\ \mu\text{g}$
µg to pmol	$\mu\text{g} \times \frac{10^6\ \text{pg}}{1\ \mu\text{g}} \times \frac{\text{pmol}}{660\ \text{pg}} = \text{pmol}$

*N = number of base pairs in DNA; 660, average molecular weight of a base pair.

- For single-stranded DNA (ssDNA) :

To convert	Calculate*
pmol to µg	$\text{pmol} \times \text{N} \times \frac{330\ \text{pg}}{1\ \text{pmol}} \times \frac{1\ \mu\text{g}}{10^6\ \text{pg}} = \mu\text{g}$
µg to pmol	$\mu\text{g} \times \frac{10^6\ \text{pg}}{1\ \mu\text{g}} \times \frac{\text{pmol}}{330\ \text{pg}} \times \frac{1}{\text{N}} = \text{pmol}$

*N = number of nucleotides in DNA; 330, average molecular weight of a nucleotide

Calculating moles of ends

- Moles of ends for double-stranded DNA molecule :

  2 × (grams of DNA) / (MW in daltons)

- Picomoles of ends per microgram of double-stranded DNA : $(2 \times 10^6)/(660 \times \text{number of bases})$

- Moles of ends generated by restriction endonuclease cleavage, circular DNA molecule : 2 × (moles of DNA) × (number of sites)

- Moles of ends generated by restriction endonuclease cleavage, linear DNA molecule : [2 × (moles of DNA) × (number of sites)] + [2 × (moles of DNA)]

Conversions between weight and molarity of various DNAs

Type	Size	pmol/μg	Molecules/μg	μg /pmol
oligonucleotide	20 nucleotides	152	9.1×10^{13}	0.0066
DNA	1,000 bp	1.52	9.1×10^{11}	0.66
pUC18/19 DNA	2,686 bp	0.57	3.4×10^{11}	1.77
pBR322 DNA	4,361 bp	0.35	2.1×10^{11}	2.88
M13 mp 18/19 DNA	7,250 bp	0.21	1.3×10^{11}	4.78
λ DNA	48,502 bp	0.03	1.8×10^{10}	32.01

Protein data

Conversion between DNA and protein

1 kb of DNA = 333 amino acids of coding capacity ∧ a protein of 3.7×104 daltons

Conversion between protein molecular weight and absolute weight

	MW of protein [kdaltons]	Amount in μg
100 pmol	100	10
	50	5
	10	1

Buffers and Gels for Electrophoresis

Running buffers for non-denaturing gel electrophoresis (Adapted from Brown, 1991)

Buffer	Components (1×buffer)	Recipe for 1 liter of 10×buffer
TBE[a,b] (Tris–borate)	89 mM Tris–borate (pH 8.3) 2 mM Na2EDTA	108.0 g Tris–base 55.0 g boric acid 9.3 g Na_2 EDTA
TAE (Tris–acetate)	40 mM Tris–acetate (pH 7.6) 1 mM Na_2 EDTA	48.4 Tris–base 11.4 mL glacial acetic acid 20.0 mL 0.5 M Na_2 EDTA (pH 8.0)
TPE (Tris–phosphate)	89 mM Tris–phosphate 2 mM Na_2 EDTA	108.0 g Tris–base 15.5mL phosphoric acid(85%) 40.0mL0.5 M Na_2 EDTA (pH 8.0)

[a] 0.5×TBE can be used for agarose gels
1×TBE is the standard running buffer for DNA separation in polyacrylamide gels.

[b] Concentrated stocks solutions of TBE tend to develop a precipitate when stored for long periods of time. Store at room temperature and discard any solution that develops a precipitate.

Recommended agarose gel concentration for resolving linear DNA

% Agarose	DNA size range (bp)
0.40	20,000~30,000
0.75	10,000~15,000
1.00	500~10,000
1.25	300~5,000
1.50	200~4,000
2.00	100~2,500

Gel loading buffers for non-denaturing agarose gel electrophoresis (Adaped from Brown, 1991)

Loading buffer	Recipe for 6×buffer
SBX (store at RT)	40%(w/v) Sucrose 0.25%(w/v) Bromphenol blue 0.25%(w/v) Xylene cyanol
FBX (store at 4℃)	15%(w/v) Ficoll© 400 0.25%(w/v) Bromphenol blue 0.25%(w/v) Xylene cyanol
GBX (store at 4℃)	30%(v/v) Glycerol 0.25%(w/v) Bromphenol blue 0.25%(w/v) Xylene cyanol

Denaturing agarose gel electrophoresis

	Alkaline gels (McDonell et al., 1977)	Glyoxal gels (Bailey and Davidson, 1976)	Formaldehyde gels (10) (Rueger et al., 1996)
Nucleic acid	DNA only	DNA, RNA	RNA (DNA)
Principle	Gels run in alkaline buffer which denatures DNA	Nucleic acids are denatured with glyoxal prior to electrophoresis	Gels are run in the presence of formaldehyde to denature nucleic acids
Gel buffer	50 mM NaCl 1 mM Na_2EDTA(neutral pH, because at high temperatures alkaline pH hydrolyzes agarose)	10 mM sodium phos-phate, pH7.0 (neutral pH, because glyoxal dissociates from nucleic acids at pH 〉 8.0)	1 × MOPS* 2%(v/v) Formaldehyde
Running buffer	30 mM NaOH, 1 mM Na_2EDTA (Soak gel in running buffer 30 min before loading.)	Same as gel buffer (The running buffer must be circulated during electrophoresis.)	1 × MOPS
Loading buffer	Resuspend DNA in : 50 mM NaOH 1 mM Na_2EDTA 3%(w/v) Ficoll® 400 0.025%(w/v) Bromocresol green 0.025%(w/v) Xylene cyanol	Resuspend DNA/RNA in: 8 μL 1 M glyoxal 50%(v/v) DMSO 10 mM sodium phosphate, pH 7.0 Incubate at 50℃ for 1 h; cool, then add: 2 μL 10 mM sodium phosphate, pH 7.0 50%(v/v) glycerol 0.4%(w/v) Brom-phenol blue	Prepare fresh!!! 250 μL formamide (deionized) 83 μL formaldehyde, 37%(w/v) 50 μL 10 × MOPS buffer* 0.01%(w/v) Bromphenol blue Add RNA and incubate for 10 min at 65℃; then immediately cool on ice.

Nondenaturing polyacrylamide gels: Recommended polyacrylamide gel concentration for resolving dsDNA and behavior of maker dyes.

(Adapted from Sambrook et al., 1989)

%Acrylamide	DNA size range (bp)	Bromphenol Blue*	Xylene Cyanol
3.5	100~1,000	100	460
5.0	75~500	65	260
8.0	50~400	45	160
12.0	35~250	20	70
15.0	20~150	15	60
20.0	5~100	12	45

*Approximate size of DNA fragments(in base pairs) with which the dyes would migrate.

Denaturing polyacrylamide gels : Migration of marker dyes
(Adapted from sambrook et al., 1989)

%Acrylamide	Bromphenol Blue*	Xylene Cyanol*
5.0	35	130
6.0	26	106
8.0	19	76
10.0	12	55

Approximate size of DNA fragments(in nucleotides) with which the dyes would migrate
(Acrylamide : Bisacrylamide (w/w) should be 29 : 1.)
Stains and tracker dyes

Compound	MW	Application	Concentration
Acridine Orange	301.8	DNA, RNA stain in gel electrophoresis	1~10 μg/mL in staining solution
Bromphenol Blue	670	Gel electrophoresis marker dye	0.01~0.05% in gel loading buffers
Ethidium bromide	394.3	Fluorescent dye for DNA/RNA in density gradients and electrophoresis gels	1 μg/mL in running buffer or staining solution
Xylene Cyanol	554.6	Gel electrophoresis marker dye	0.01~0.05% in gel loading buffers

4. 위험물질의 종류

법령명 : 산업안전기준에 관한 규칙 별표 1-별표 6(제10조 제11조 및 제254조 관련)

1) 폭발성 물질

가열, 마찰, 충격, 또는 다른 화학물질과의 접촉 등으로 인하여 산소나 산화제의 공급이 없더라도 폭발 등 격렬한 반응을 일으킬 수 있는 고체나 액체로서 다음 각목의 1에 해당하는 물질

가. 질산에스테르류
나. 니트로 화합물
다. 니트로소 화합물
라. 아조 화합물
마. 디아조 화합물
바. 하이드라진 및 그 유도체

사. 유기과산화물

아. 기타 가목 내지 사목의 물질과 동등한 정도의 폭발의 위험이 있는 물질

자. 가목 내지 아목의 물질을 함유한 물질

2) 발화성 물질

스스로 발화하거나 물과 접촉하여 발화하는 등 발화가 용이하고 가연성 가스가 발생할 수 있는 물질로서 다음 각목의 1에 해당하는 물질

가. 리튬

나. 칼륨·나트륨

다. 황

라. 황인

마. 황화인·적린

바. 셀룰로이드류

사. 알킬알루미늄·알킬리튬

아. 마그네슘분말

자. 금속분말(마그네슘분말을 제외한다)

차. 알칼리금속(리튬, 칼륨 및 나트륨을 제외한다)

카. 유기금속화합물(알킬알루미늄 및 알킬리튬을 제외한다)

타. 금속의 수소화물

파. 금속의 인화물

하. 칼슘탄화물·알루미늄탄화물

거. 기타 가목 내지 하목의 물질과 동등한 정도의 발화성이 있는 물질

너. 가목 내지 거목의 물질을 함유한 물질

3) 산화성 물질

산화력이 강하여 열을 가하거나 충격을 줄 경우 또는 다른 화학물질과 접촉할 경우에 격렬히 분해되는 등의 반응을 일으키는 고체 및 액체로서 다음 각목의 1에 해당하는 물질

가. 차아염소산 및 그 염류

나. 아염소산 및 그 염류

다. 염소산 및 그 염류

라. 과염소산 및 그 염류

마. 브롬산 및 그 염류

바. 요오드산 및 그 염류

사. 과산화수소 및 무기과산화물

아. 질산 및 그 염류
자. 과망간산 및 그 염류
차. 중크롬산 및 그 염류
카. 기타 가목 내지 차목의 물질과 동등한 정도의 산화성이 있는 물질
타. 가목 내지 카목의 물질을 함유한 물질

4) 인화성 물질

대기압하에서 인화점(1기압 상태에서 태그밀폐식, 페스키마텐식, 클리브랜드 개방식 또는 세탁식의 인화점 측정기로 측정한 값을 말한다. 이하 같다)이 섭씨 65도 이하인 가연성 액체

가. 에틸에테르·가솔린·아세트·데히드·산화프로필렌·아황화탄소 기타 인화점이 섭씨 영하 30도 미만인 물질
나. 노르말헥산·산화에틸렌·아세톤·메틸에틸케톤 기타 인화점이 섭씨 영하 30도 이상 0도 미만인 물질
다. 메틸알코올·에틸알코올·크실렌·아세트 산아밀 기타 인화점이 섭씨 0도이상 30도 미만인 물질
라. 등유·경유·테레핀유·이소펜틸알코올(이소아밀알코올)·아세트산 기타 인화점이 섭씨

5) 가연성 가스

폭발한계농도의 하한이 10퍼센트 이하 또는 상하한의 차가 20퍼센트 이상인 가스로서 다음 각목의 1에 해당하는 가스

가. 수소
나. 아세틸렌
다. 에틸렌
라. 메탄
마. 에탄
바. 프로판
사. 부탄
아. 기타 섭씨 15도 1기압하에서 기체상태인 가연성 가스

6) 부식성 물질

금속 등을 쉽게 부식시키고 인체에 접촉하면 심한 상해(화상)를 입히는 물질로서 다음 각목의 1에 해당하는 물질

가. 부식성 산류
(1) 농도가 20퍼센트 이상인 염산, 황산, 질산 기타 이와 동등 이상의 부식성을 가지는 물질

(2) 농도가 60퍼센트 이상인 인산, 아세트산, 불산 기타 이와 동등 이상의 부식성을 가지는 물질

나. 부식성 염기류

농도가 40퍼센트 이상인 수산화나트륨, 수산화칼륨 기타 이와 동등 이상의 부식성을 가지는 염기류

7) 독성물질

다음 각목의 1에 해당하는 물질

가. 쥐에 대한 경구투입실험에 의하여 실험동물의 50퍼센트를 사망시킬 수 있는 물질의 양, 즉 LD50 (경구, 쥐)이 킬로그램당 200밀리그램(체중) 이하인 화학물질

나. 쥐 또는 토끼에 대한 경피흡수실험에 의하여 실험동물의 50퍼센트를 사망시킬 수 있는 물질의 양, 즉 LD50 (경피, 토끼 또는 쥐)이 킬로그램당 400밀리그램(체중)이하인 화학물질

다. 쥐에 대한 4시간 동안의 흡입실험에 의하여 실험동물의 50퍼센트를 사망시킬 수 있는 물질의 농도, 즉 LC50 (쥐, 4시간 흡입)이 2,000 PPM 이하인 화학물질

참고문헌

1. 김영설 이홍규 외. 유전자 진단의 이론과 실제. 도서출판 한의학
2. 유전자 진단의 이론과 실제. 김영설. 이홍규외. 도서출판 한의학
3. 최영길, 김영설, 김진우, 양인명, 김성운, 우정택, 김광원, 김덕윤, 정호연 : 임상 분자생물학 기법. 제 1판, 제 3장, 고려의학, 1993
4. Ausbel FM, Albright LM. DNA 염기서열분석. In : Current Protocols in Molecular Biology. p. 7.0.4.
5. Bioinformatics, Sequence and Genome Analysis; David W Mount, CSHL Press, 2001.
6. Bothwell A: Methods for cloning and analysis of eukaryotic genes. 1st ed., Chapter 1, Jones and Bartlett Publishhers, Inc., 1990.
7. Cai QQ, Touitou I. Excess PCR primers may dramatically affect SSCP efficiency. Nucl Acids Res 21:3909-3910, 1993.
8. Current protocols in molecular biology. Ausubel et al. Wiley.
9. ftp://ftp.ncbi.nih.gov/genbank/gbrel.txt
10. Fundamentals of Molecular Diagnostics, David E. Bruns et. al., Saunders, 2007
11. Hayashi K, Yandell DW. How sensitive is PCR-SSCP? Hum Mut 2;338-346, 1993.
12. Hayashi K. PCR SSCP. In: Landegren U, ed. Laboratory protocols for mutation detection. 1st ed. New York: Oxford University Press, 1996:14-22.
13. Hayashi K. PCR-SSCP: A method for detection of mutations. Genet Anal Tech Applic 9;73-79, 1992.
14. http://www.ddbj.nig.ac.jp/
15. http://www.ebi.ac.uk/
16. http://www.ncbi.nlm.nih.gov/Education/BLASTinfo/query_tutorial.html
17. http://www.ncbi.nlm.nih.gov/entrez/query.fcgi
18. Innis et al. PCR stratagies. ACADEMIC press
19. Kaufman PB, Wu W, Kim D, Cseke LJ: Handbook of Molecular and Cellular Methods in Biology and Medicine. 1st ed., Chapter 1, CRC Press, Inc., 1995
20. Michaelides K, Schwaab R, Lalloz MRA, Schmidt W, Tuddenham EGD. Mutational analysis: new mutation. In: Mcpherson MJ eds. PCR 2 a practical approach. New York: Oxford Univesity Press, 1995:255-66.
21. Molecular cloning. Sambrook, Fritsch and Maniatis. CSH press
22. Monckton DG, Jeffreys A. Minisatellite isoalleles can be distinguished by single-strand conformational polymorphism analysis agarose gel. Nucl Acids Res 22:2155-2157, 1995.
23. Orita M, Suzuki Y, Sekiya T, Hayashi K. Rapid and sensitive detection of point mutations and DNA polymorphisms using the polymerase chain rection. Genomics 5:874-879, 1989.
24. PCR 2 : A practical approach Editor McPherson MJ et al. IRL press

25. PCR applications manual Boehringer Mannheim
26. PCR protocols. Innis et al, ACADEMIC press
27. PCR stratagies. Innis et al, ACADEMIC press
28. PCR technology : Current innovation. Griffin et al, CRC press
29. PCR technology. Editor H.A. Erlich, Stockton Press
30. QIAGEN product guide
31. Suzuki Y, Sekiya T, Hayashi K. Allele-specific polymerase chain reaction: a method for amplification and sequence determination of a single component among a mixture of sequence variants. Anal Biochem 192;82-84, 1991.
32. Tabor S, Richardson CC. A single residue in DNA polyme-rase of the E. coli DNA polymerase I family is critical for distinguishing between deoxy-and dideoxyribonucleotides. Proc Natl Acad Sci USA 1995;92:6339-6343.
33. TAKARA Biotechnology
34. WebBLAST 2.0 : an integrated solution for organizing and analyzing sequence data. Ferlanti ES, Ryan JF, Makalowska I, Baxevanis AD. Bioinformatics 1999 May;15(5):422-3
35. www.lifetechnologies.com
36. www.illumina.com
37. www.nanostring.com
38. www.raindancetech.com

한글 찾아보기

ㄱ

ㄴ

ㄷ

ㅁ

ㅂ

ㅅ

ㅇ

ㅈ

ㅊ

ㅋ

ㅌ

ㅍ

ㅎ

영문 찾아보기

S

T

U

W

임상분자생물학

정가 28,000원

ISBN 978-89-7043-964-8

2014년 3월 10일 발 행
2017년 12월 20일 1판 2쇄 발 행
2020년 12월 25일 1판 3쇄 발 행

대표 저자 : 김봉철 · 김윤식 · 김은중 · 김지용
김진관 · 김현숙 · 김혜영 · 김효신
박기호 · 박재승 · 엄용빈 · 이동섭
이석준 · 이재식 · 정석률 · 정운원
조규봉 · 조윤경

발 행 자 : 최 병 진

편집 : 이성림
표지 : 서상석
제작 : 이창용

발 행 처 : 도서출판 **고 려 의 학**
(02880) 서울시 성북구 성북로9길 1 보문빌딩 3층
Tel. 765-0333, 0337
Fax. 743-2288
등록번호 : 제 1-519호 1978. 6. 29.